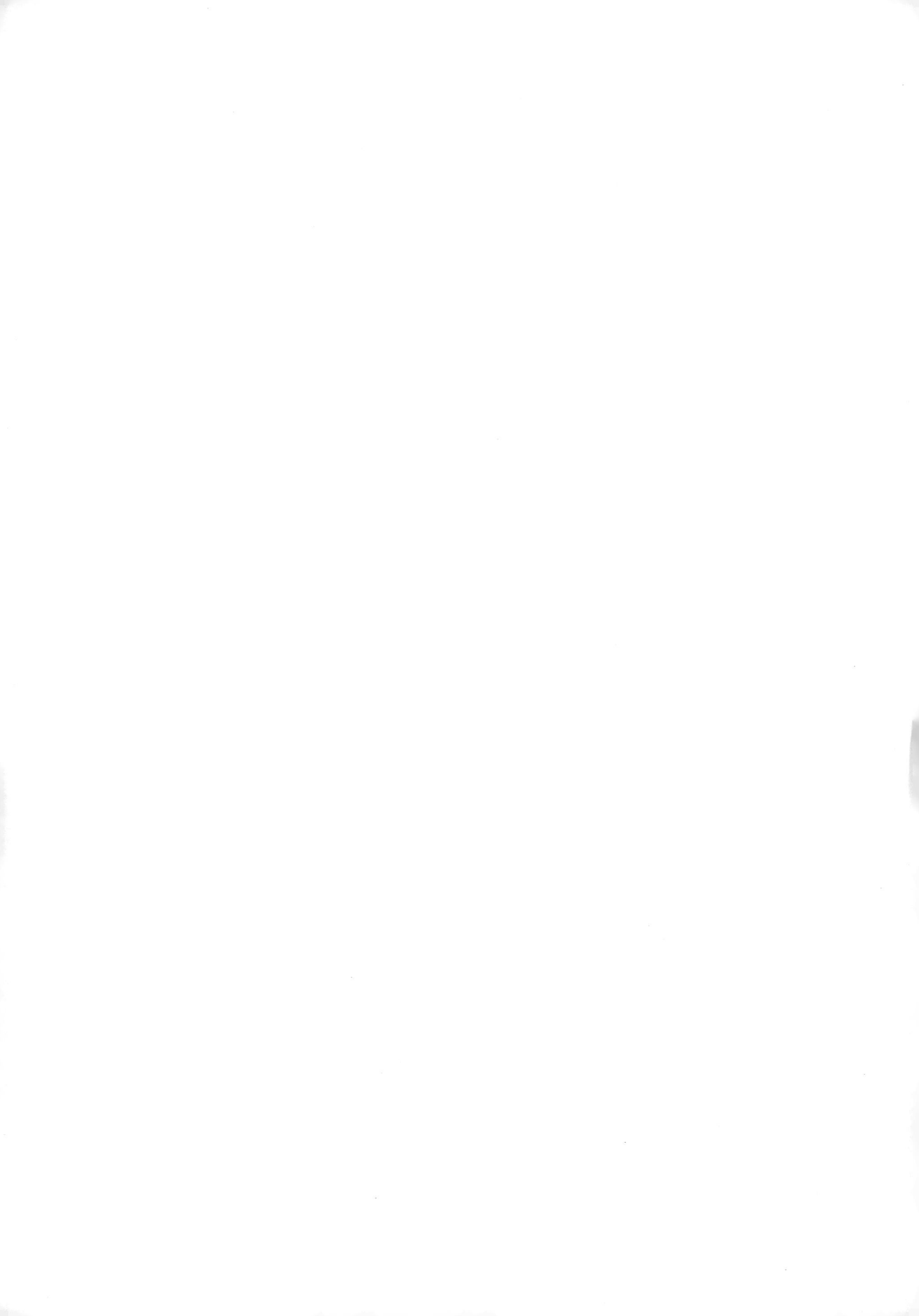

筋疾患診療ハンドブック

［監修］
内野　誠
熊本大学名誉教授・杏和会城南病院院長

［編集］
青木正志
東北大学大学院医学系研究科神経内科教授

■執筆者 (執筆順)

前田　寧	熊本大学医学部附属病院分子神経治療学特任教授
山下　賢	熊本大学大学院生命科学研究部神経内科学講師
森　麗	熊本大学大学院生命科学研究部神経内科学
埜中征哉	国立精神・神経医療研究センター病院名誉院長
内田友二	崇城大学薬学部薬理学准教授
熊本俊秀	大分大学医学部総合内科学第三講座教授
菅　智宏	熊本大学大学院生命科学研究部神経内科学
清水　潤	東京大学医学部附属病院神経内科講師
鈴木直輝	東北大学大学院医学系研究科神経内科
小牧宏文	国立精神・神経医療研究センター病院小児神経科医長
杉江秀夫	自治医科大学小児科教授
竪山真規	東北大学病院神経内科
森　まどか	国立精神・神経医療研究センター病院神経内科
石垣景子	東京女子医科大学医学部小児科講師
大澤真木子	東京女子医科大学医学部小児科教授
石﨑雅俊	国立病院機構熊本再春荘病院神経内科医長
竹島泰弘	神戸大学大学院医学研究科小児科こども急性疾患学特命教授
木村重美	熊本大学医学部附属病院発達小児科准教授
小篠史郎	熊本大学医学部附属病院発達小児科
池田真理子	神戸大学大学院医学研究科小児科こども急性疾患学特命講師
戸田達史	神戸大学大学院医学研究科神経内科学/分子脳科学教授
髙橋俊明	国立病院機構西多賀病院神経内科医長
大矢　寧	国立精神・神経医療研究センター病院神経内科医長
林　由起子	国立精神・神経医療研究センター神経研究所疾病研究第一部室長
樋口逸郎	鹿児島大学大学院医歯学総合研究科神経内科・老年病学准教授
砂田芳秀	川崎医科大学神経内科学教授
中森雅之	大阪大学大学院医学系研究科神経内科学
高橋正紀	大阪大学大学院医学系研究科神経内科学
松村　剛	国立病院機構刀根山病院神経内科医長
永田哲也	国立精神・神経医療研究センター神経研究所遺伝子疾患治療研究部室長
武田伸一	国立精神・神経医療研究センタートランスレーショナル・メディカルセンターセンター長 神経研究所遺伝子疾患治療研究部部長
中村治雅	Institute of Genetic Medicine, Newcastle University (現 医薬品医療機器総合機構新薬審査第3部審査役代理)
尾方克久	国立病院機構東埼玉病院臨床研究部長
川井　充	国立病院機構東埼玉病院院長
木村　円	国立精神・神経医療研究センタートランスレーショナル・メディカルセンター室長

監修の序

　筋疾患の領域で，筋ジストロフィーをはじめ，先天性ミオパチー，糖原病，ミトコンドリア病，遠位型ミオパチー，炎症性筋疾患などにおいて日本の研究者がその疾患単位の確立や病態解明，原因遺伝子の発見などに貢献している疾患は少なくない．江橋，杉田らにより筋疾患でクレアチンキナーゼが上昇することが世界で初めて明らかにされ，前後して今日福山型筋ジストロフィー，三好型遠位型筋ジストロフィー，垂井病，埜中ミオパチーなどと呼ばれる筋疾患が日本人の研究者により次々と報告されていった．優れた研究者の存在に加えて，1968 年に始まった厚労省特別研究費，筋ジストロフィー研究班なども日本独自の研究システムとして日本の筋疾患の研究・診療を推進するのに寄与したと考えられる．すなわち日本のトップリーダーが参加する班会議において，若い医師，研究者が大いなる刺激を受けて筋疾患に対する興味と研究心を持つようになり，第二世代，第三世代の筋疾患研究者が育ち，世界に向って羽ばたいているのはご承知の通りである．

　一方，一昔前までは関連学会などでは筋疾患はシンポジウムの対象として頻繁に取り上げられ，筋疾患に関心を示す研修医は少なくなかったが，最近は脳血管障害，パーキンソン病，認知症，てんかん，頭痛などの common disease に関心が集まり，相対的に筋疾患への関心が薄れて来ているようにも感じられる．本書は筋疾患について学びたい研修医，若手の医師などを対象に，臨床現場では遭遇する機会が決して少なくはない筋疾患に関して，現在第一線で研究や診療に活躍されている先生方が，最新の研究動向を含む総論的な知識から臨床現場で役立つ実際の診断・治療に関わる各論的知見までを解説している入門書である．筋疾患に関心を持って頂き，臨床現場で診断・治療に活用して頂ければ幸いである．

　　　2013 年 4 月

　　　　　　　　　　　　　　　　　　　　　　　　　　熊本大学名誉教授
　　　　　　　　　　　　　　　　　　　　　　　　　　杏和会城南病院病院長　内　野　　誠

序

　江橋先生・杉田先生らが筋ジストロフィー患者でクレアチンキナーゼ（CK）高値を発見されてから50年余りが経過しましたが，その間に医学は急速に進歩しました．分子生物学の発展する中でも筋疾患の研究が世界をリードし1980年代後半にはDuchenne型筋ジストロフィーの原因遺伝子が発見されました．その後も続々と原因遺伝子が発見され，その病態も明らかになりつつあります．

　このような筋疾患研究の歩みのなかで，わが国の研究者が果たした役割は非常に大きく，筋疾患の名称にも三好先生，埜中先生，福山先生をはじめとする日本人の先生方の名前がついているものが沢山あります．すなわち，筋疾患の臨床と研究はまさにわが国の医師および研究者がリードしてきました．

　さらに最近ではPompe病に対する酵素補充療法が可能になっただけではなく，縁取り空胞型遠位型ミオパチーではシアル酸補充療法，Duchenne型筋ジストロフィーではエクソンスキッピングによる治療法の治験も開始になっており，急速に治療法の開発が進められています．

　本書は筋疾患の診療を行うために初めて勉強をする若手の医師向けに企画されました．最初に大切な点をおさえるために「ポイント」を箇条書きにしてあり，本文もできるだけわかりやすい内容にしました．さらには患者さんに対してどのようにお話しをしたら良いのかの参考に「患者へのアドバイス」も記載しています．

　筋疾患は筋炎とよばれる炎症性筋疾患から様々な筋ジストロフィーまで幅が広く，これを担当するのは大人であれば神経内科，小児であれば小児神経科が中心となりますが，いずれも人数が少ない中で，とても幅広い領域をカバーしています．その中で，一人でも多くの医師が筋疾患に親しみを持っていただければと考えています．

　最後になりましたが，快く監修を引き受けていただいた内野誠先生，お忙しい中に執筆をいただいた皆様と中外医学社の皆様に感謝申し上げます．

2013年4月

東北大学大学院医学系研究科神経内科　青木正志

目次

1 総論

1 筋疾患の診断 ……＜前田　寧＞ 1
- A．定義 …… 2
- B．分類 …… 2
- C．筋疾患を拾い上げるために重要な神経診察 …… 2
- D．筋疾患を拾い上げるために重要な病歴聴取時のポイント …… 6
- E．筋疾患診断のための検査 …… 7

2 電気生理・ミオトニアなど ……＜山下　賢, 森　麗＞ 9
- A．筋疾患診断における電気生理検査の有用性 …… 9
- B．針筋電図検査の実際 …… 9
- C．ミオパチーにおける刺入時電位・安静時電位 …… 10
- D．特徴的な電気生理所見 …… 11

3 病理診断のポイント ……＜埜中征哉＞ 14
- A．筋生検，検体処理 …… 14
- B．組織化学染色標本の読み方 …… 14
- C．NADH-tetrazolium reductase（TR）染色 …… 17
- D．その他の組織化学染色 …… 19
- E．免疫組織化学染色 …… 20

4 薬物療法 ……＜内田友二＞ 22
- A．周期性四肢麻痺 …… 22
- B．内分泌性/代謝性ミオパチー …… 23
- C．炎症性筋疾患 …… 24
- D．先天性ミオパチー …… 25
- E．糖原病 …… 25
- F．筋ジストロフィー …… 25

2　内科疾患に伴うミオパチー

1　周期性四肢麻痺と内分泌性ミオパチー　＜前田　寧＞　29
- A．周期性四肢麻痺　29
- B．内分泌性ミオパチー　34

2　サルコイドミオパチー　＜熊本俊秀＞　39
- A．臨床所見　39
- B．検査　40
- C．診断　42
- D．治療　43
- E．予後　43

3　代謝性ミオパチー：脂肪蓄積ミオパチー　＜熊本俊秀＞　45
- A．進行性の筋力低下（ミオパチー）を伴うもの　45
- B．反復性横紋筋融解症を伴うもの　47

4　横紋筋融解症　＜菅　智宏＞　51
- A．病因　51
- B．病態，診断　53
- C．治療，予後　54

5　薬剤性ミオパチー・ステロイドミオパチー　＜山下　賢＞　57
- A．薬剤性ミオパチーの疾患概念と原因薬剤　57
- B．薬剤性ミオパチーの組織学的分類　57
- C．主な原因薬剤と障害機序　59
- D．治療　62

3　炎症性筋疾患

1　多発筋炎・皮膚筋炎，SRP陽性筋症など　＜清水　潤＞　63
- A．疫学　64
- B．臨床像　64
- C．検査所見　65
- D．多発筋炎・皮膚筋炎の病理所見と病態機序　68
- E．壊死性筋症（抗SRP抗体陽性筋症を含む）の臨床像と病理所見　70

  F．筋炎の治療……………………………………………………………… 71
  G．ステロイドミオパチー………………………………………………… 71
  H．リハビリテーション…………………………………………………… 71

2 封入体筋炎   ＜鈴木直輝＞ 75
  A．臨床症状・検査所見…………………………………………………… 75
  B．筋病理所見……………………………………………………………… 76
  C．診断基準について……………………………………………………… 77
  D．病態……………………………………………………………………… 79
  E．治療の現状……………………………………………………………… 80
  F．新規治療の試み………………………………………………………… 80

4 先天性ミオパチー   ＜小牧宏文＞
  A．先天性ミオパチー各病型の概要……………………………………… 83
  B．鑑別診断………………………………………………………………… 87
  C．遺伝カウンセリング…………………………………………………… 87
  D．治療……………………………………………………………………… 88

5 ミトコンドリア病   ＜小牧宏文＞
  A．ミトコンドリア病を理解するための基本的事項…………………… 90
  B．ミトコンドリア病の臨床的事項・各論……………………………… 94
  C．治療……………………………………………………………………… 97

6 糖原病

1 ミオグロビン尿症の診断と鑑別   ＜杉江秀夫＞ 99
  A．ミオグロビンとは……………………………………………………… 99
  B．一般検尿検査でみるミオグロビン尿の鑑別………………………… 100
  C．糖原病とミオグロビン尿症…………………………………………… 101
  D．ミオグロビン尿と腎障害……………………………………………… 102

2 Pompe 病   ＜竪山真規＞ 104
  A．Pompe 病（糖原病Ⅱ型）とは………………………………………… 104
  B．病型……………………………………………………………………… 104
  C．検査所見………………………………………………………………… 105

   D．筋生検所見……………………………………………………………… 105
   E．診断 …………………………………………………………………… 106
   F．治療とケア …………………………………………………………… 107

7　遠位型ミオパチー：GNE ミオパチー（縁取り空胞を伴う遠位型ミオパチー）　　＜森　まどか＞

   A．病態・病因 …………………………………………………………… 109
   B．臨床経過 ……………………………………………………………… 109
   C．検査 …………………………………………………………………… 111
   D．診断 …………………………………………………………………… 113
   E．治療 …………………………………………………………………… 113

8　筋ジストロフィー

1　DMD/BMD …………………………………………………………………… 115
  a．小児の臨床・ケア ……………………………………＜石垣景子，大澤真木子＞ 115
   A．病因，疫学，病態 …………………………………………………… 115
   B．症状，検査所見 ……………………………………………………… 115
   C．臨床的ケア …………………………………………………………… 116
  b．成人の臨床・ケア …………………………………………………＜石﨑雅俊＞ 122
   A．DMD/BMD における臨床的事項 …………………………………… 122
   B．臨床的ケア，治療 …………………………………………………… 123
  c．遺伝子診断 …………………………………………………………＜竹島泰弘＞ 127
   A．ジストロフィン遺伝子 ……………………………………………… 127
   B．DMD/BMD 発端者の遺伝子診断 …………………………………… 128
   C．保因者診断 …………………………………………………………… 132
   D．根治治療への応用 …………………………………………………… 132
  d．新規治療の開発 ……………………………………＜木村重美，小篠史郎＞ 134
   A．エクソン・スキップ療法 …………………………………………… 134
   B．リード・スルー療法 ………………………………………………… 135
   C．マイオスタチン発現抑制療法 ……………………………………… 136
   D．イデベノン …………………………………………………………… 137
   E．コエンザイム Q10 …………………………………………………… 137

2　福山型先天性筋ジストロフィー ……………＜池田真理子，戸田達史＞ 139
   A．臨床的特徴 …………………………………………………………… 139

B．検査所見 ……………………………………………………………… 140
　　C．筋病理所見 …………………………………………………………… 140
　　D．画像所見 ……………………………………………………………… 140
　　E．診断 …………………………………………………………………… 140
　　F．病態機序と新たな展開 ……………………………………………… 141
　　G．予後 …………………………………………………………………… 142
　　H．遺伝について ………………………………………………………… 142
　　I．治療上でのポイント ………………………………………………… 143

3　Dysferlinopathy　＜髙橋俊明＞ 145
　　A．診断 …………………………………………………………………… 147
　　B．治療 …………………………………………………………………… 149

4　顔面肩甲上腕型筋ジストロフィー　＜大矢　寧＞ 152
　　A．臨床症状 ……………………………………………………………… 152
　　B．診断のための検査 …………………………………………………… 157
　　C．合併症について ……………………………………………………… 157
　　D．診断での問題点 ……………………………………………………… 158

5　Emery-Dreifuss 型筋ジストロフィー　＜林　由起子＞ 160
　　A．臨床症状 ……………………………………………………………… 160
　　B．原因遺伝子 …………………………………………………………… 161

6　Ullrich，ベスレムミオパチー　＜樋口逸郎＞ 165
　　A．臨床症候 ……………………………………………………………… 166
　　B．筋病理所見 …………………………………………………………… 167
　　C．遺伝子変異 …………………………………………………………… 168
　　D．治療 …………………………………………………………………… 168

7　カルパイノパチー（カルパイン3異常症）　＜砂田芳秀＞ 171
　　A．臨床像 ………………………………………………………………… 171
　　B．検査所見 ……………………………………………………………… 172
　　C．診断 …………………………………………………………………… 173
　　D．カルパイン3の機能と発症メカニズム …………………………… 174
　　E．治療 …………………………………………………………………… 174

| 8 | 筋強直性ジストロフィー……………………………＜中森雅之，高橋正紀＞ | 176 |

　　A．筋強直性ジストロフィーとは………………………………………………… 176
　　B．臨床型と遺伝的原因…………………………………………………………… 176
　　C．臨床症状………………………………………………………………………… 177
　　D．検査と診断……………………………………………………………………… 178
　　E．病態……………………………………………………………………………… 178
　　F．治療・医学的管理……………………………………………………………… 179

| 9 | DMDの診療ガイドライン…………………………………………＜松村　剛＞ | 182 |

　　A．診療ガイドライン作成の流れ………………………………………………… 183
　　B．CQの公募……………………………………………………………………… 183
　　C．系統的レビュー………………………………………………………………… 184
　　D．推奨協議………………………………………………………………………… 184
　　E．ガイドライン文章作成と公開………………………………………………… 186

9　新規治療法の開発

| 1 | エクソン・スキップ……………………………………＜永田哲也，武田伸一＞ | 187 |

　　A．エクソン・スキップの原理…………………………………………………… 187
　　B．基盤的研究……………………………………………………………………… 189
　　C．DMD患者への応用/臨床試験の状況………………………………………… 190

| 2 | 国際共同開発について………………………………………………＜中村治雅＞ | 192 |

　　A．医薬品開発の国際化…………………………………………………………… 192
　　B．日本の状況……………………………………………………………………… 192
　　C．オーファンドラッグの国際共同開発………………………………………… 193
　　D．筋疾患における国際共同開発のためにわが国で必要なこと……………… 193

| 3 | 筋ジストロフィー治療開発のネットワーク……………………＜尾方克久＞ | 195 |

　　A．筋ジストロフィーの治療開発にネットワーク構築が重要なのはなぜか？…… 195
　　B．海外における神経筋疾患を対象とする臨床試験ネットワーク…………… 196
　　C．わが国の「筋ジストロフィー臨床試験ネットワーク（MDCTN）」………… 196
　　D．結語：わが国が希少・難治性疾患の臨床試験に取り組む意義…………… 197

コラム　筋ジストロフィー研究の歴史……………………………………………＜川井　充＞ 198

コラム　神経・筋疾患患者情報登録……………………………………………＜木村　円＞ 200

索　引……………………………………………………………………………………… 203

1 総論

1 筋疾患の診断

> ■ポイント
> - 筋疾患診療のポイントは,「骨格筋に異常がありそうかどうか？」を神経診察と病歴聴取から拾い上げる作業から始まる．
> - 拾い上げ作業を的確に実施するには標準的な手技の神経診察を習得すると同時に,骨格筋障害の異常徴候を理解し,見出さなければいけない．
> - さらに骨格筋障害時の特徴的な訴えを理解し,患者から聞き出してゆかなければいけない．

　中年男性患者が「疲れやすくなった．これまで長時間立ったまま難なくできていた作業が疲れやすくてできない」などと訴えて受診された．このようなケースはよく遭遇する場面である．話を聞いていると不定愁訴が多く,一見するとうつ病のようにみえる．しかし話の中に「こむらがえりが容易に起こる」などの「おやぁ？」と感じる訴えが混じるようであれば話は変わってくる．神経診察をすると下肢近位筋に軽度の筋力低下がみられ,アキレス腱反射の戻りが遅い．さらに筋腹を打腱器で殴打すると筋肉が膨隆する現象が確認できる．診断は甲状腺機能低下症によるミオパチーである．

　また別の日には,子供を生んで子育てを始めたばかりの 30 歳前の女性が「最近歩き方がおかしいと指摘され,自覚的にも子供を抱っこするのが大変な感じがする」との訴えで受診．診察室に入ってくる時の歩行が動揺性歩行で仮性肥大もみられ,高 CK 血症が確認され精査を行い Duchenne 型筋ジストロフィーの顕性保因者との診断になる．この患者の場合には,筋疾患患者が診断に到達するまでに経験する典型的問題点があった．大学卒業後の職場検診で AST・ALT 異常高値が指摘されて,肝機能障害を疑われ肝生検を受けるも長年診断が確定していない点である．骨格筋疾患がまったく鑑別されておらずそのまま妊娠・分娩し症状が悪化した例である．

　ここに記載した例はいずれも実例であり,診断に至るまでに数件の病院を回ってきている．これらが示す重要な点は,うつ病のような患者や肝疾患を思わせる患者から筋疾患を抽出していくことが意外に難しいことである．

筋疾患の診断は，多種多様な疾患から，筋に原因がありそうかどうかを見出すことから始まる．特に神経疾患から分ける作業が重要であるが，それらは上にも書いたように意外に難しい．正確な神経診察が十分に行われることが必要であるので，まずは標準的神経診察技術を習得することから始めてもらいたいが，それが習得されれば，いくつかのコツを押さえることで筋疾患のアプローチは容易になり，決して敷居の高い領域ではなくなる．本稿では神経診察時にうまく筋疾患を抽出するポイントを述べてゆくが，症状を理解するにはまず筋疾患の定義・分類について大まかに理解する必要があり，下記にまとめることとする．

A 定義

筋疾患は，筋線維の機能異常により，主症状として筋力低下を，その他にも筋痙攣・筋強直などの症状をみる疾患の総称であり，ミオパチー（myopathy）とも表現される．原因として，非遺伝性と遺伝性のものに大きく分類され，さらにそれらが細分類される．

B 分類

1. 炎症性筋疾患
2. 筋ジストロフィー
3. 先天性ミオパチー
4. ミトコンドリア病
5. 代謝性筋疾患
6. 筋緊張症候群
7. 周期性四肢麻痺
8. 筋痙攣
9. 内科疾患などに伴うミオパチー
10. 神経筋接合部異常

C 筋疾患を拾い上げるために重要な神経診察

神経診察は神経・筋疾患を診察するにあたりきわめて重要である．そのなかでも本稿では「筋疾患ではないか？」と思わせる症候について述べることとする．ルーチンの神経診察項目にない診察項目が含まれているが，筋疾患が疑われた場合には，これらの診察項目を追加して診察することで，より精度高く筋疾患を拾い上げることが可能になるので，以下に述べる項目は知っておきたい．

1 徒手筋力テスト Manual Muscle Testing（MMT）

正確に評価しなければいけない，重要なポイントである．日本神経学会ホームページで公開されている「神経学的チャート」に示されている徒手筋力テスト項目は13項目と副神経支配の胸鎖乳突筋・僧帽筋と少ないので，それらは最低限評価できるように習得してもらいたい．手技についても日本神経学会ホームページに述べられているので参考にして練習していただきたい．

注意点としては，重力負荷がかかる肢位で，他動的な関節可動域の最終点でゆっくりと徐々に抵抗を加えて調べることである．また評価は0〜5の6段階評価であるが，3や2の評価は誰が評価し

ても同じでなければならないはずである．
　5：強い抵抗に抗して全関節可動域の運動が可能
　4：弱い抵抗に抗して全関節可動域の運動が可能
　3：重力に抗して全関節可動域の運動が可能
　2：重力を取り除けば全関節可動域の運動が可能
　1：筋収縮はふれるが関節の運動はみられない
　0：筋収縮もふれない

2　筋萎縮・筋肥大

　上下肢観察にあたっての注意点は，萎縮の主体が近位部なのか，遠位部なのか，それとも全体なのかを確認することである．また，大腿四頭筋や肩甲部などの一部の筋に限局していないかなども注意しなければいけない．当然左右差の有無にも注意を払いたいところである．場合によっては，肩関節を外転し外方挙上位や，前方挙上位にて僧帽筋の状態や翼状肩甲（図1）を確認することで，顔面肩甲上腕型筋ジストロフィーなどの肩甲帯を侵す疾患が観察しやすくなる．

　顔面筋萎縮がみられる場合，側頭筋萎縮がみられ顔を正面からみると細くみえ，唇がやや開口した状態を示す特徴的な表情となり，ミオパチー顔貌といわれる．

　筋肥大も時にみられ診断に重要である．全身性の場合には甲状腺機能低下症や先天性筋緊張症なども鑑別に上がってくる．有名なものに下腿の仮性肥大があるが，これは筋線維肥大による真の肥大ではなく，結合組織や脂肪組織が増えることで起こる現象なので仮性肥大（図2）とよばれている．

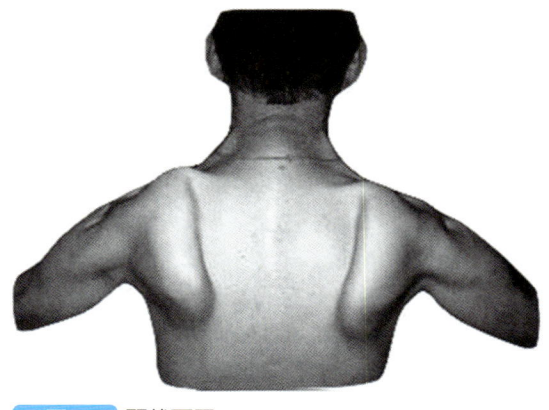

図1　翼状肩甲

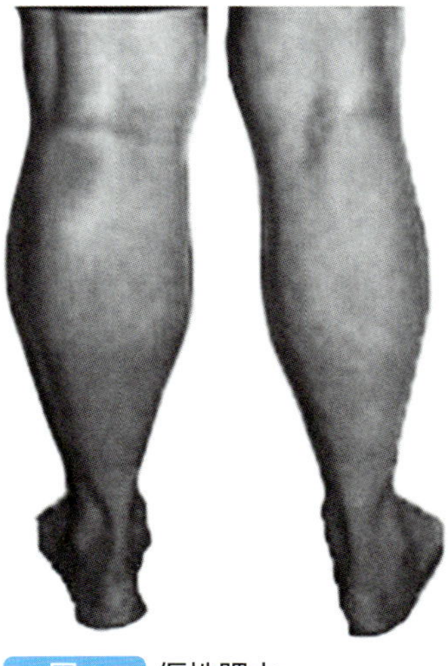

図2　仮性肥大

3　歩行

　外来診察時であれば，まず診察室への入室時の歩様をみただけで腰帯部筋力低下に気づくことがある．

　動揺性歩行 Waddling gait は筋疾患でみられる代表的歩行異常である．腰帯筋筋力低下により一

歩ごと骨盤が傾くことで生じ，結果的に腰と上半身を左右に振る歩行となる．

つま先歩行や踵歩きも観察しておきたい．つま先歩行ができない場合は，脛骨神経麻痺などの神経原性疾患のみならず，遠位型ミオパチーに分類され腓腹筋を障害する三好型ミオパチーなどの筋疾患の可能性があることを知っておかなければならない．それに対して，踵歩きができない遠位型ミオパチーもあり，前脛骨筋障害が早期に生じる縁取り空胞を伴う遠位型ミオパチー（distal myopathy with rimmed vacuole: DMRV）なども知っておきたい．

4 しゃがみ立ち

床にしゃがんだ状態から下肢の力だけで起立してもらうことで観察する．筋疾患の多くは腰帯筋筋力低下から始まることが多く，これらの筋力低下がある場合は上肢の補助を加えることで立ち上がるなどの異常がみられる．自分の大腿などに手を添えたり，周りにあるテーブルや椅子に手を少しでも添える動作がみられるようであれば異常ととらえてよい．登攀性起立やガワーズ徴候（Gowers sign）と表現される．

5 筋肉の打診

ミオトニア（筋強直）の診断にきわめて重要である．母指球を打腱器で叩打し母指球の内転が生じる場合，叩打性筋強直 percussion myotonia 陽性である．同様の現象は舌でも観察できる．ミオトニアの診察としては，手を強く握らせた後に急に手を開くように命じてみてもよい．しばらく握ったままで開くことができなければ把握性筋強直 grip myotonia が陽性である（図3）．

弛緩させた骨格筋を叩打すると数秒にわたり筋の一部の膨隆が観察されることがある．これは筋膨隆現象 mounding phenomenon とよばれ，甲状腺機能低下症などで観察される．

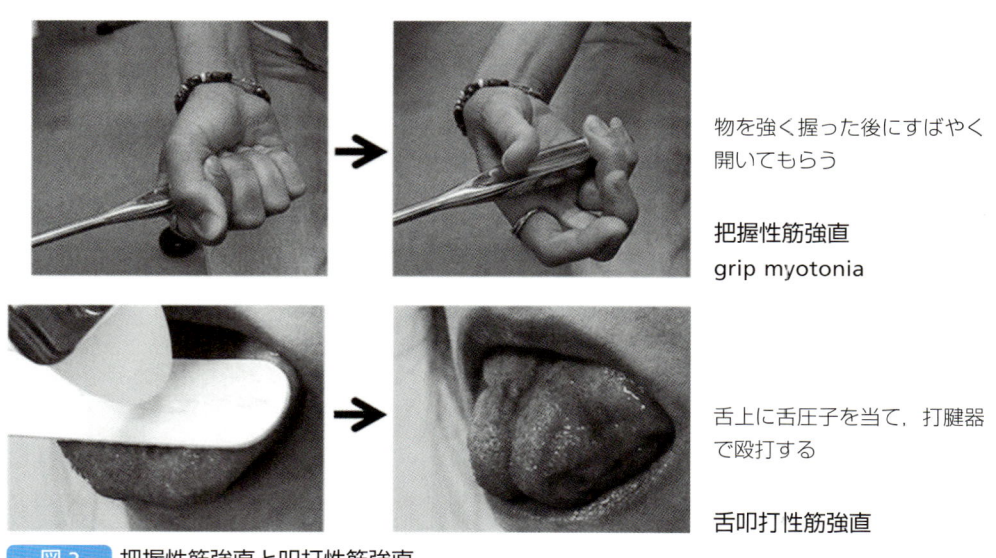

物を強く握った後にすばやく開いてもらう

把握性筋強直
grip myotonia

舌上に舌圧子を当て，打腱器で殴打する

舌叩打性筋強直

図3 把握性筋強直と叩打性筋強直

6 筋肉の触診

筋肉を把握すると，時に皮膚から離れた深い筋肉内に疼痛を感じることがある．筋把握痛として

表現され，筋内の炎症がある場合に感じることがあり，筋炎などの炎症性筋疾患が浮かぶ．

7 腱反射

腱反射を調べるには，手技が的確に行われなければいけないので十分な経験が必要である．また結果の解釈にも注意が必要で，全体的な亢進や減弱は神経系に異常がない場合でも起こりうるので，その他の病的徴候がなければ，腱反射のみで病的としてはいけない．最も重要な点は，左右差がみられたり，遠位部と近位部で異なっていたり，上下肢間で異なるときに病的と評価する点にある．特に筋疾患では通常四肢の近位部（上腕二頭筋反射，上腕三頭筋反射，膝蓋腱反射）で減弱，消失する．

8 眼瞼下垂・外眼筋麻痺

眼瞼下垂は通常動眼神経麻痺による眼瞼挙筋麻痺にて生じることが多いが，筋疾患でみられることがある．程度が軽い眼瞼下垂は見落としやすい．ポイントとしては上眼瞼の下端が瞳孔上縁にかかるかどうかである．この場合視野が障害されるので病的と考えられる．

外眼筋麻痺も筋疾患でみられる．水平眼球運動の正常範囲として，外転時には角膜外縁が外眼角に，内転時には瞳孔内縁が上下涙点を結ぶ線まで到達する．垂直眼球運動の正常範囲は，上転時には角膜下縁が下眼瞼上縁より上まで動き，強膜が現れる．また下転時には角膜上縁が内外眼角を結ぶ線まで到達しなければならない（図4）．当然この場合の麻痺では頭位変換眼球反射は消失しており，核下性麻痺として確認される．これらの異常がみられる場合，ミトコンドリア病，眼咽頭型筋ジストロフィー，外眼筋炎，甲状腺眼症などの筋疾患が鑑別にあがってくる．

9 眼輪筋・口輪筋麻痺

眼輪筋や口輪筋は顔面神経支配筋であり，眼瞼下垂との違いを理解する必要がある．中枢神経，末梢神経いずれの障害でもこれらの麻痺が生じるが筋障害でも閉眼や口を閉じる動きに脱力が生じる．顔面肩甲上腕型筋ジストロフィーをはじめ，多くのミオパチーでもみられる．

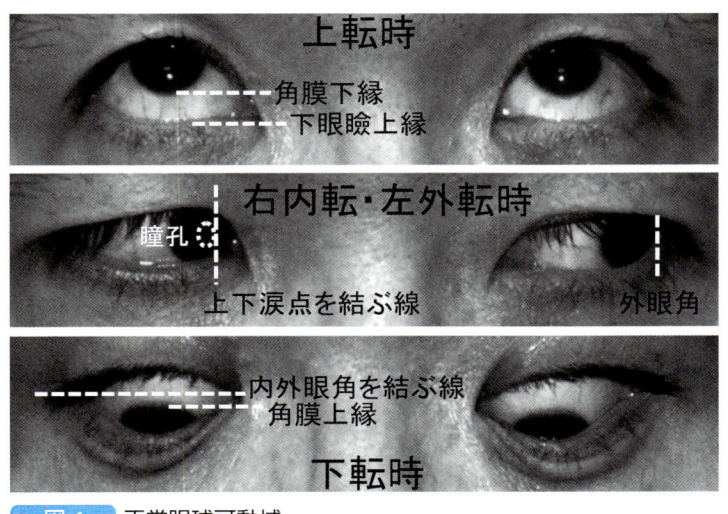

図4 正常眼球可動域

10 脊椎の屈曲具合

rigid-spine 症候群と称される疾患群がある（図5）．座位や立位で首の前屈や体幹を前屈することで，可動域制限が明らかとなる．この症候群は脊柱の屈曲に問題があるだけでなく，骨格筋の異常を伴っており，rigid-spine がみられるだけで診断をかなり絞りこむことが可能である．

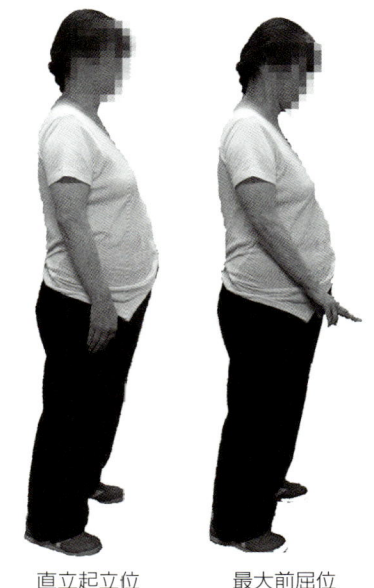

直立起立位　　最大前屈位

図5　rigid spine

D 筋疾患を拾い上げるために重要な病歴聴取時のポイント

診察と同時に重要なのが病歴の聴取であることは，周知のとおりである．診察をしていると，病歴を聞いている最中にも筋疾患を疑わせる訴えが聴取できることがあるが，こちらから症状を聞き出す努力を怠ってはいけない．

筋疾患の多くは頸・肩・上腕・大腿などをはじめとする上下肢近位筋や体幹筋に症状が生じやすい．また脳神経では眼球運動制限や球麻痺が生じるので訴えとして以下のようなものがしばしば聞かれる．

○日常生活のなかで何が難しく，何ができないのか？

　　階段昇降が難しい
　　歩いていて腰が落ち着かない
　　低い椅子やトイレから立ち上がりにくい
　　ドライヤーで十分に髪が乾かせない
　　髪をとかしにくい
　　重いものを持ち上げにくい
　　洗濯物を干しにくい
　　寝ている時に頭を持ち上げられない
　　つり革を握った手がパッと放せない
　　物がダブってみえる

飲み込みにむせが生じてしづらい

　　話すと声が鼻にぬける

むろん脳神経に問題が生じても複視や球麻痺はみられるのでさらなる診察が必要であることはいうまでもない．

○**学校体育での状況**

　若年発症の疾患も多く含まれているので，筋肉を使用する体育がきわめて苦手であったという病歴もしばしば聴取される．これらの情報は発症時期を推測させるうえで重要な情報であり，以下のような病歴が聞かれたら，幼少時にはすでに症状がみられていたことになる．

　　徒競走が飛びぬけて遅かった

　　逆上がりができない

　　跳び箱が飛べない

　　運動後の筋痛が長く続いた

○**検診でこれまでに指摘された異常はないか？**

　　肝機能障害

　　心筋症や不整脈

骨格筋にはトランスアミナーゼが多く含まれているために，通常の検診では骨格筋に問題があるにもかかわらず肝機能障害として扱われている症例にも多数遭遇する．これらの数値の異常が何時頃から指摘されているのかも，発症時期を推定するにあたり重要である．また骨格筋疾患の一部には心筋症をきたすものも含まれており，心筋症や場合によっては不整脈を指摘されている例も多い．これらの情報は既往歴のなかに含まれることも多いので注意を要する．

○**家族歴**

　　これはどのような疾患であろうとも聞き洩らしてはならない．

　　若い頃から杖を用いて歩いていなかったか？

　　若い頃から車椅子を用いていなかったか？

　　近親婚はないか？

　　場合によっては両親の出身地や母親の旧姓を聴取しておくことも重要である．

○**既往歴**

　　不整脈，心筋症，てんかん，膠原病，網膜症，低身長，難聴など筋疾患には多様な既往歴をもつ方がおり，それらの情報は診断をするうえで重要なヒントになることがある．

E　筋疾患診断のための検査

1　血清クレアチンキナーゼ値

　病歴聴取・神経診察にて筋疾患が疑われると，次に採血にて確認をすることになる．筋疾患が疑われる際にまず調べる項目は血清クレアチンキナーゼ（creatine kinase：CK）である．崩壊した骨格筋より放出され，値が上昇するので筋障害を鋭敏に現すよい指標である．CK測定の意義は後の章でも述べられるので，本稿ではCK測定の注意点をあげておきたい．

　CKにはM型とB型の2種類のサブユニットの組合わせで，MM（筋型），MB（心筋型），BB（脳

型）の3種類のアイソザイムが存在する．骨格筋障害ではMMが上昇するが，単位はIU/Lで活性値であり蛋白量ではない．CK測定の問題点の一つ目はマクロCK血症の存在である．CKに免疫グロブリンが結合しCKクリアランスを低下させ，CK活性を高くする．また結合抗体は，CK-MBを測定する際に用いられるM型サブユニット阻害抗体も阻害するためCK-MB活性値が見かけ上異常高値になる．よってCK検査で高値を示し，さらにCK-MB値が上昇している際にはマクロCKの存在を考慮しなければいけない．むろん急性心筋梗塞ではCK-MB値が高いが，骨格筋疾患をみつける場面とは異なることは明白である．マクロCKの意義については，時に悪性腫瘍などの存在を示すことがあるが，特異的な意義は不明である．マクロCKは電気泳動にて通常みられないピークとしてみられることがある．この問題を避けるにはAST，ALTなどを参考にするとよいであろう．これらの酵素値が高い際には肝障害として精査されてゆくことが多いが，骨格筋内にも多数含まれており，骨格筋崩壊にてこれらの値も高値になる．またアルドラーゼを測定するのもよい．アルドラーゼはCKと比べると組織特異性が低いが骨格筋に比較的多く含まれている解糖系酵素であり，この値も骨格筋障害を調べるには適当な検査である．ただし赤血球にはアルドラーゼが大量に含まれているので溶血したサンプルでは参考にならない．

　以上より，高CK血症をみた場合，ASTやALT，アルドラーゼなどの変化にも注意を払うようにしておくことを勧める．

　CK値の問題点の2番目として，運動ニューロン病のような場合でも時に軽度CK値上昇がみられることである．よってCK値のみで筋疾患と決めつけられない．常に神経診察など総合的に評価しなければならない．

　さらなる問題として，マラソンなどの激しい運動，筋肉注射，全身の痙攣発作，激しい転倒など，骨格筋崩壊や挫滅にて容易にCK値は一時的に高値をとるので注意をしたい．

2　骨格筋MRI

　MRIを用いることで非侵襲的に骨格筋の情報が得られる．T1強調画像は筋体積などの形態を評価でき，T2強調画像は筋内の水分量を表現しているので炎症などの評価に適している．最近では3テスラMRIも普及してきており年々解像度が増しており，障害を受けた骨格筋を細かく同定でき，その障害パターンを知ることが鑑別に有効であることも多い．

　撮像条件も脂肪抑制画像や造影などを用いることで炎症の有無も予測でき，筋生検実施筋をあらかじめ決めるためにぜひ行いたい検査である．

まとめ

　筋障害時にはどのような訴えがあり，どのような神経診察上の異常がみられるかを理解したうえで，聞き出す技術と診察技術を身につけ，さらに補助検査の意味を理解することで筋疾患を診療できるようになるので，常にこれらの点を意識しながら訓練して欲しい．

<前田　寧>

2 電気生理・ミオトニアなど

■ポイント
- 筋疾患の診断・治療において，筋生検部位の決定や筋疾患の鑑別診断，治療効果の評価など，筋電図検査のはたす役割はきわめて大きい．
- 針筋電図検査の実際の進め方，各種筋疾患における特徴的な電気生理所見について概説する．

A 筋疾患診断における電気生理検査の有用性

　筋疾患の診断には，病歴，筋力低下・筋萎縮の分布などの神経学的診察，針筋電図所見，骨格筋MRIなどの画像検査に加え，筋病理学的評価が不可欠である．しかし筋生検に至るまでの臨床的評価において，筋電図検査の役割はきわめて大きい．筋病理所見から多くの情報を得るためには，適切な生検部位を選択することが重要である．罹患部位を確認しながら，筋生検部位を決定するのに，針筋電図検査は有用である．また筋炎や筋ジストロフィーなどの壊死再生をきたす疾患において，後述する線維自発電位（fibrillation potential：fib）と陽性棘波（positive sharp wave：PSW）の出現頻度はきわめて高く，これらの疾患の存在の有無を診断するのに重要である．また炎症性ミオパチーにおいて安静時の筋線維膜の被刺激性の亢進と脱神経筋線維の存在は病勢を反映すると考えられ，治療により軽減・消失することから，治療効果の評価にも用いうる．

B 針筋電図検査の実際

　針筋電図検査は，細い針状の電極を筋肉内に刺入し，その活動電位を記録する検査である．検査にはある程度の熟練を要するが，各種神経・筋疾患の鑑別診断において重要な情報を得ることができる．以下に実際の方法を示す[1]．

1）被検者に安静を保たせ，被検筋の力を抜いてリラックスするように指示したうえで，「針を刺すときに多少痛みを伴うものの危険はない」ことを十分に説明する．針電極とコネクターを結合し，刺入部位を酒精綿などで消毒する．筋電計の増幅度は $100\,\mu V/div$，掃引速度は $10\,msec/div$ 程度にセットしておく．また音による判断も重要であることから，スピーカーのボリュームを適度に上げておく．

2）針電極を皮膚に垂直にすばやく刺入する．針が筋膜を貫いて筋内に刺入されると，一過性に活動電位（刺入時電位：insertion activity）が発生する．この刺入時電位は健常人ではすみやかに消失するが，刺入時電位の延長は脱神経による被刺激性の上昇により生じる．また後述のように，筋緊張性ジストロフィーや先天性ミオトニーなどでは数秒間にわたって陽性鋭波や陰性棘

波が連続して出現し，この時スピーカーからは急降下爆撃音やバイクの空ぶかし音と表現される特徴的な音が聞かれる．

3）針の動きが止まると健常人ではすぐに活動電位は消失し，安静により静止状態（電気的沈黙：electrical silence）が持続する．ただし針が運動終板付近に刺入されると，低振幅の終板雑音や陰性相に始まる終板棘波が出現して，被検者は疼痛を訴える．この場合，針先の位置を少しずらすことによって消失する．安静時に出現する異常電位としては fib と PSW が重要である．いずれも単一筋線維の放電により出現する初期陽性の電位であり，とくに fib では雨がトタン屋根にぱらぱらと落ちるような音がスピーカーから聞かれる．両者は神経支配が絶たれた場合に出現するため，脱神経電位（denervation potential）とよばれる．また安静時に出現する電位としては，線維束性電位（fasciculation potential）があり，単一の運動単位に属する筋線維集団が自発的に放電したものである．線維束電位は神経原性疾患で出現するとされるが，実際には筋萎縮性側索硬化症（ALS）と伝導ブロックを認める病態にかなり特異的である．

4）1カ所での検索が終了したら針先を移動させて，同様の検査を数カ所で繰り返し，各種安静時電位の出現頻度の再現性を確認するとともに，半定量的に評価する．

5）安静時の検索が一通り終了したら，次に被検筋に抵抗を加え，被検者にはこれに逆らって軽く筋を収縮させるように指示して運動単位電位（MUP: motor unit potential）の記録を行う．個々の電位が重ならずに分離されて記録されるように力の入れ具合や針の位置を調節し，また波形が明瞭に記録できるように筋電計の増幅度も適宜調節する．得られた MUP について，その振幅，位相，持続時間を計測し，評価する．正常の電位は振幅が 0.5～2 mV，2～3 相性で持続は 5～10 msec 程度であるが，筋によって多少異なる．

6）さらに被検者に等尺性最大収縮を行わせる．被検者の苦痛を和らげ，また針が変形することを防ぐためにいったん針は浅いところまで引き抜き，その後浅めに刺入する．モニターの掃引速度は 100 msec/div に調節する．通常では MUP の動員（recruitment）が増加して，基線がみえなくなる（干渉波形：interference pattern）．

7）上記の手順を，必要最小限の筋群において反復し，所見を得る．

C　ミオパチーにおける刺入時電位・安静時電位

後述のように，多発性筋炎などの筋疾患では fib や PSW などの脱神経電位がみられることがあり，診断的意義が高い．

1　ミオパチーにおける運動単位電位

一般に下位運動ニューロン疾患では高振幅，多相性で持続の長い MUP がみられるのに対して，筋疾患では低振幅，多相性で持続の短い MUP がみられることが多い．しかし実際には個々の MUP の波形異常だけで筋原性疾患，あるいは神経原性疾患の診断を確定するのは困難である．高振幅，多相性の電位は多発性筋炎でもみられ，一方神経損傷の再生時には低振幅，多相性で持続の長い MUP が出現することも留意する必要がある[2]．

2　ミオパチーにおける運動単位の動員と干渉波

干渉波形については，下位運動ニューロンの障害では運動単位数が減少するため基線が残ってみ

表1 各種筋原性疾患および神経原性疾患における代表的な筋電図所見（参考文献3より改変）

	正常	神経原性疾患	筋原性疾患		
			ミオパチー	ミオトニア	炎症性ミオパチー
刺入時電位	正常	増大	正常	ミオトニー放電	増大
安静時電位		線維自発電位 陽性棘波	線維自発電位 陽性棘波 （疾患による）		線維自発電位 陽性棘波
運動単位電位	正常	増大	縮小	ミオトニー放電	縮小
干渉波	十分	高頻度発射	低振幅	低振幅	低振幅

えるが，筋疾患では運動単位数そのものは減少しないものの，その支配下にある筋の収縮力が減弱しているため弱い収縮でも早期から多数の運動単位が動員されて干渉波形を形成する．

各種筋原性疾患および神経原性疾患における鑑別診断の要点を表1に示す[3]．

D 特徴的な電気生理所見

以下に，特徴的な電気生理所見を呈する筋疾患について紹介する[4]．

a）筋強直性ジストロフィーI型（図1）

被検筋のほとんどすべてから，ミオトニー放電が記録される．加えて反復放電やfib様の電気活動がみられる．随意収縮時所見として，萎縮筋に筋原性変化を呈するMUPと干渉波を認める．新生児型では，ミオトニー放電は低振幅で，放電持続時間が短く，出現率も低い傾向にある．

b）多発性筋炎，皮膚筋炎（図2）

安静時に，異常刺入時活動，偽ミオトニー放電，奇異高頻度放電，fib，PSWが記録され，

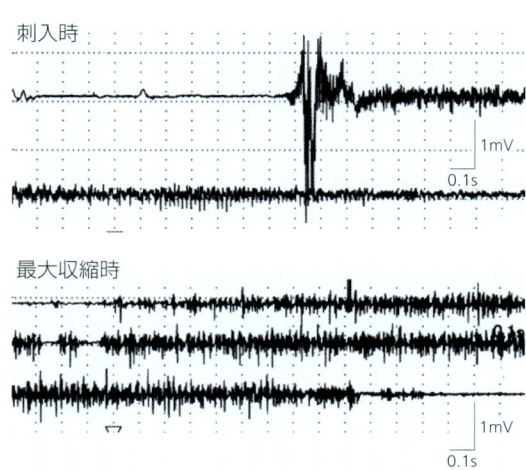

図1 筋強直性ジストロフィーI型（27歳，女性）：右第一背側骨間筋における刺入時電位（上段）および干渉波（下段）

筋線維膜の被刺激性の亢進と脱神経筋線維の存在を示唆する所見を認める．この脱神経は，限局性壊死による筋線維の断裂と終末神経枝の障害による機序が考えられている．随意収縮時には，ミオパチーに共通する筋原性変化（短持続，低振幅，多相性ないし偽多相性 MUP の増加と，早期リクルートメント）がみられる．①短持続，低振幅，多相性 MUP，②fib，PSW，異常刺入時活動，③奇異高頻度放電，偽ミオトニー放電の 3 所見は，炎症性ミオパチーの筋電図的 3 主徴とよばれており，診断的意義が高い．異常所見は傍脊柱筋や腸腰筋などのより近位筋で検出されやすいといわれており，安静時の筋線維膜の被刺激性の亢進と脱神経筋線維の存在は病勢を反映すると考えられている．

　c）**封入体筋炎**（図3）

安静時に，異常刺入時活動，偽ミオトニー放電などの筋線維膜の被刺激性の亢進と，脱神経筋線維の存在を示唆する所見を認める．加えて随意収縮時には，筋原性変化と神経原性変化の混在がみられる．これらの異常所見の検出頻度は，同一筋肉内や他筋肉間で差があり，通常非対称性である．

　d）**rimmed vacuole 型遠位型ミオパチー**

安静時に，fib や PSW が比較的よく記録される．随意収縮時には，典型的な筋原性変化を認め，障害の強い筋では筋原性減弱干渉型がみられる．これらの所見は，遠位優位，特に下肢に強く認められる．

　e）**進行性筋ジストロフィー**（図4）

萎縮筋を中心に典型的な筋原性変化を認め，通常脱神経電位の出現はまれである．しかし時に混在性変化を認めることがあり，長期慢性経過例で比較的筋力の保たれている筋，たとえば顔面肩甲上腕型の四肢遠位筋あるいは下肢近位筋では，高振幅 MUP と低振

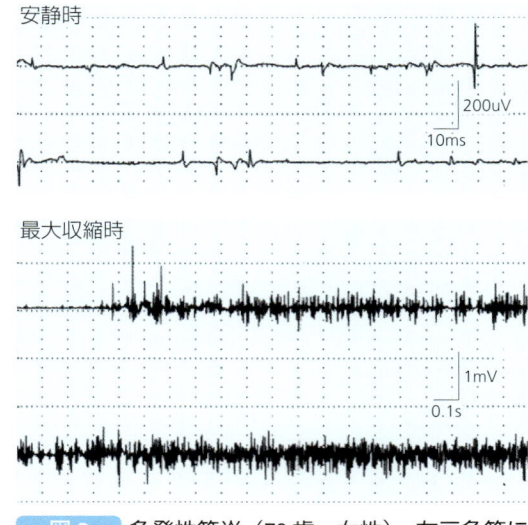

図2 多発性筋炎（70 歳，女性）：左三角筋における安静時電位（上段）および干渉波（下段）

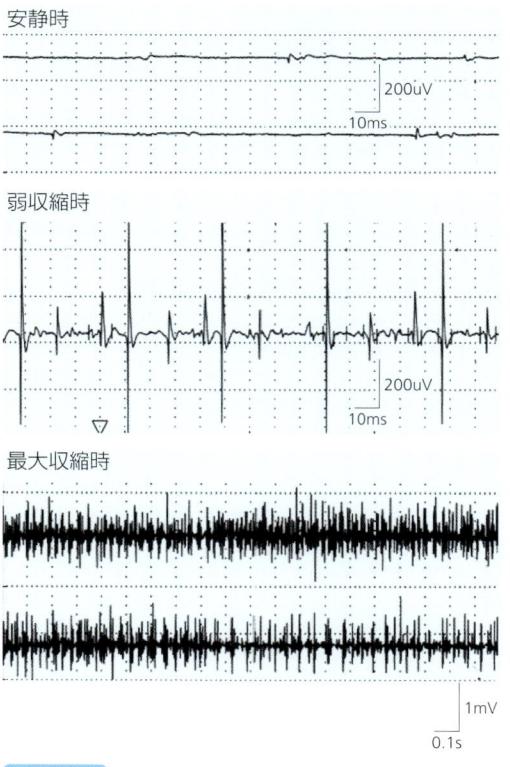

図3 封入体筋炎（69 歳，男性）：右大腿四頭筋における安静時電位（上段）および運動単位電位（中段），干渉波（下段）

幅MUPの混在した干渉型を示す場合がある．

f）低カリウム性ミオパチー

病勢極期には，刺入時および安静時にfibとPSWからなる活動電位が，多量にみられる．この電位は次第に減衰する傾向があり，筋線維膜の被刺激性の亢進を示す偽ミオトニー放電の一種と考えられている．また随意収縮時には，病勢に応じて筋原性干渉型の波形がみられ，これらの異常所見は回復に伴って正常化する．一方，低カリウム性周期性四肢麻痺では，刺入時活動はみられず，安静時はサイレントで，随意収縮時は無活動である．

g）Pompe病，酸性マルターゼ欠損症

刺入時および安静時に，偽ミオトニー放電や奇異高頻度放電を伴う異常刺入時活動を認める．またfibやPSWなどの脱神経電位がみられることも多い．随意収縮時には一般的な筋原性変化がみられる．

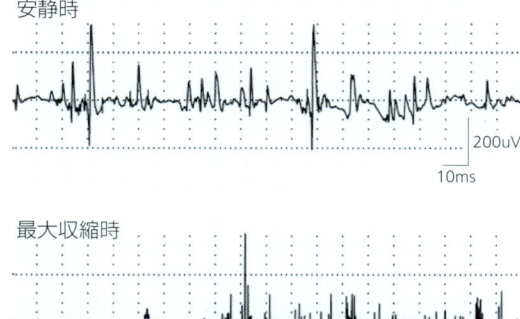

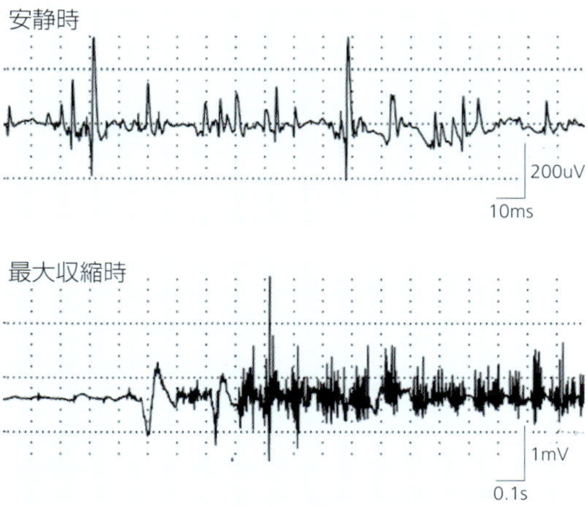

図4 顔面肩甲上腕型筋ジストロフィー（37歳，男性）：左三角筋における運動単位電位（上段）および干渉波（下段）

おわりに

針筋電図検査はある程度の熟練を要するが，各種神経・筋疾患の鑑別診断においてハンマーなどを用いた神経診察を補う重要な情報を得ることができる．患者さんにとって侵襲的な検査であることを理解したうえで，是非積極的に筋電図室に足を運んでいただけると幸いである．

文献

1) 関　晴朗, 木村　格. 筋電図・電気生理学的検査. In: 阿部康二, 編. 神経内科検査・処置マニュアル. 東京: 新興医学出版社; 2001.
2) 東原真奈. 筋電図検査. Clinical Neuroscience. 2012; 30: 270-2.
3) 針筋電図の概要. In: 木村　淳, 幸原伸夫, 編. 神経伝導検査と筋電図を学ぶ人のために. 2版. 東京: 医学書院; 2010. p.202-6.
4) 筋原性疾患. In: 廣瀬和彦, 編. 筋電図判読テキスト. 東京: 文光堂; 1995. p.280-312.

<山下　賢, 森　麗>

3 病理診断のポイント

> ■ポイント
> - 神経筋疾患の病理診断には詳細な臨床情報が不可欠である．
> - 臨床症状から診断が絞られると遺伝子検査で診断が確定できるものが増えつつある．
> - 画像が鑑別診断に大きな役割を果たすようになってきた．
> - 筋生検による病理学的診断が主役を演ずる病気も依然として多い．
> - 病理診断で最も大切なことは，筋生検部位の決定と，よりよい組織固定をすることである．
> - 各種抗体を使用しての免疫組織化学的染色，ときに電子顕微鏡的検索も診断確定の一助となる．

A 筋生検，検体処理

　筋生検をどこから行うか．最近では画像診断を行い，筋の変性が軽ないし中等度に侵されている場所を選ぶ．筋炎の疑いが強いときは，筋MRIでT2高信号域のところから行う．筋力低下が全身に及ぶようなときは，上腕二頭筋が好んで筋生検される．筋生検，検体処理法は他書を参照して欲しい[1]．

　生検筋は必ず瞬間凍結し，組織化学染色，免疫組織化学染色を施す．我々のところではまれな疾患も見逃さないように，多くの染色をしているが，hematoxylin and eosin（HE），Gomoriトリクローム変法，NADH-tetrazolium reductase（TR）の3種類の染色でほとんどの筋疾患は診断がつく．これら3種類の染色は簡単で，慣れれば1時間以内に終わる．それらの染色標本をどのようにみればよいか解説したい．

B 組織化学染色標本の読み方

1 hematoxylin and eosin（HE）染色

筋肉に限らず，すべての病理組織診断の基本的な染色である．

a）正常筋の構造

　光学顕微鏡では筋線維の横断面を観察する．正常筋では筋線維の大小不同はわずかで，個々の筋線維は円形ないし，多角形をしている．その直径は成人で60〜80 μm，新生児で10 μmである．間質には末梢神経，筋紡錘などが含まれ，その病変が診断に役立つことがある（図1）．高倍率でみると核は細胞の周辺にあり，1本の筋線維あたり5個以内である（図2A）．

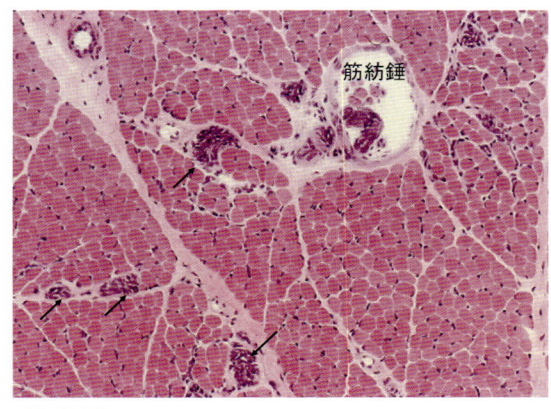

図1　正常ヒト骨格筋
筋線維は数十ないし数百本が間質組織によって囲まれ，筋束を作っている．間質には末梢神経（矢印）や筋紡錘がみられる．HE染色．

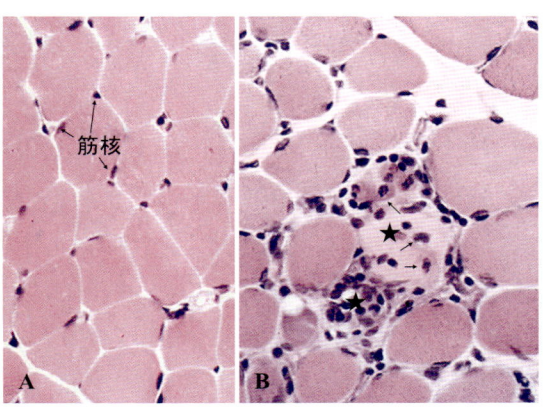

図2　壊死線維
正常筋（A）では大小不同は少なく，核は細胞の周辺にあり，1本あたり5個以内である．筋ジストロフィー筋（B）では胞体が融解した壊死線維（星印）が，ときに集合してみられる．壊死線維にはやや大型の核をもつマクロファージ（矢印）がみられる．HE染色．

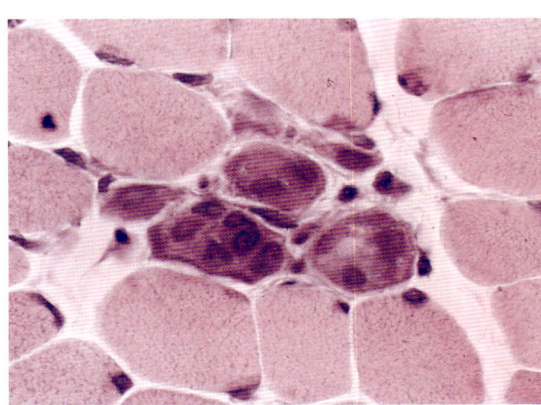

図3　再生線維
図はごく初期の再生線維で，好塩基性（青みがかった）胞体，大型の核を特徴としている．HE染色．

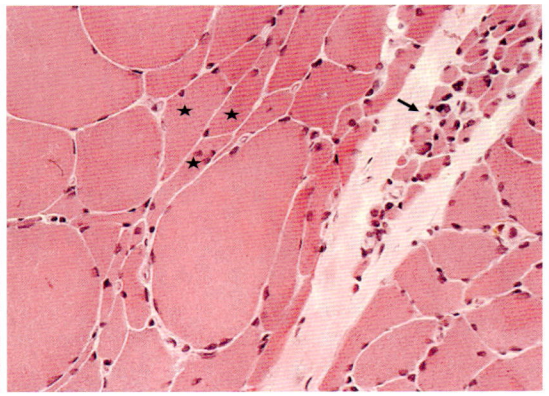

図4　神経原性筋疾患
群萎縮（矢印），多数の小角化線維（星印）がみられる．筋萎縮性側索硬化症．HE染色．

b）筋線維の壊死・再生

筋線維の壊死とそれに続く再生は筋ジストロフィー，筋炎の主な所見である（図2B）．壊死線維は胞体が液状となり，しばしばマクロファージを胞体内に入れる．再生線維は好塩基性（青色がかった）胞体，大型の核（しばしば中心核）で特徴づけられる（図3）．再生初期はアルカリフォスファターゼで染色される．ATPase染色では未分化なタイプ2C線維の反応を示す（表1B参照）．

c）筋線維径の異常

壊死・再生を主病変とする筋原性疾患では慢性に経過すると，筋線維の大小不同が著明となるが規則性はない．神経原性疾患では群萎縮（group atrophy），小角化線維（small angular fiber）の出現

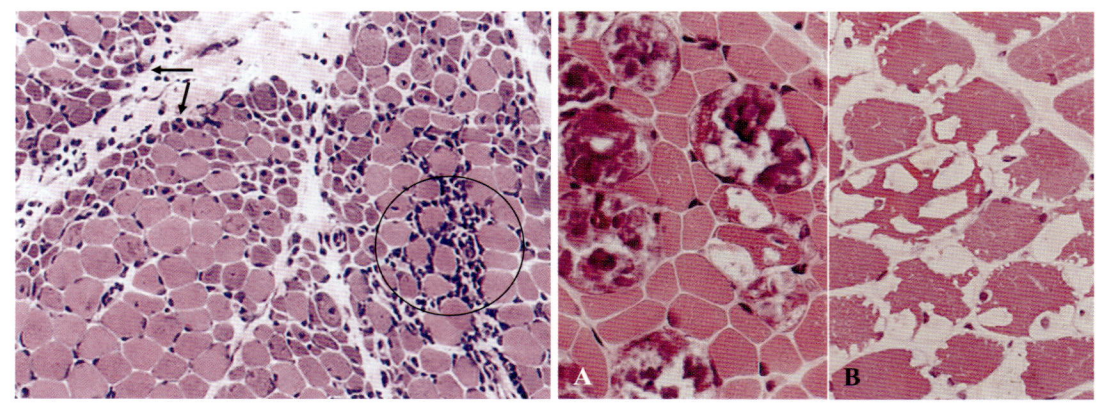

図5 筋束周辺萎縮（perifascicular atrophy）
筋束の周辺にある筋線維は萎縮して，やや青みを帯びた胞体をもっている（矢印）．炎症細胞浸潤（円内）がみられる．HE 染色

図6 糖原病
Pompe 病（A）では多くの空胞があり，紫色のもやもやした物質を入れている．これは貪食されたグリコーゲンと，その代謝物質をいれたライソゾームである．糖原病Ⅲ型（B）では空胞内には何も入れていない．HE 染色.

をみる（図4）．二峰性の分布をみるときは，タイプ1線維あるいはタイプ2線維いずれかの選択的萎縮を反映している．筋束の周辺の筋線維が選択的に萎縮する所見，筋束周辺萎縮（perifascicular atrophy）は皮膚筋炎の診断的所見である（図5）．

d）細胞内構築異常

最も顕著な変化は細胞内の空胞である．大型の空胞で空胞内に紫色に染まるもやもや物質を入れているのは糖原病Ⅱ型（Pompe 病，図6A）である．次に糖原病として頻度が高いⅢ型（debranching enzyme 欠損）でも空胞内にはグリコーゲンが溜まっている．グリコーゲンは染色のとき洗い流されるので単なる空胞としてみられる（図6B）．

小さな空胞が多くみられるのは脂肪滴が増加したもので，脂質蓄積ミオパチー（lipid storage myopathy）の可能性がある（図7B）．凍結不良でもよく似た空胞を認めるので（図7A），確認には脂肪染色（oil red O や Sudan black 染色など）が必要となる．縁取り空胞も HE 染色で存在が確認できる．

e）間質組織の異常

慢性に進行する神経・筋疾患では筋線維は萎縮し，間質の結合組織や脂肪組織が増加する．多発筋炎では血管周囲とともに筋細胞周囲への炎症細胞（リンパ球）浸潤がみられる．皮膚筋炎では主として，血管壁の肥厚，リンパ球浸潤など血管炎の所見をみる．

筋内を走る神経の大半は運動神経である（図1）．脊髄性筋萎縮症や筋萎縮性側索硬化症では病初期から有髄線維の脱落が認められる．また先天性ミエリン形成不全なども筋生検で診断がつけられることがある．

2 Gomori トリクローム変法（modified Gomori trichrome：mGt）染色

筋疾患の診断には不可欠な染色法である．

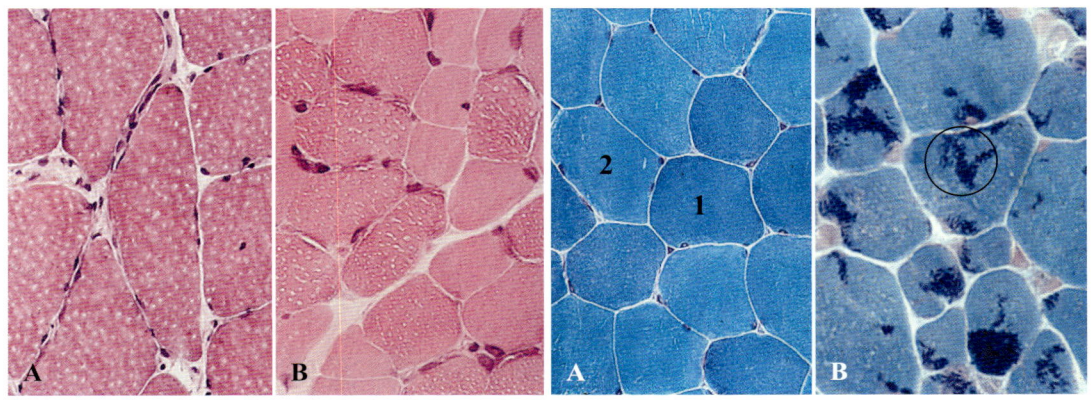

図7 細胞内小空胞
細胞内の空胞は凍結固定が不十分のときに高頻度にみられる（A）．脂質代謝異常で小脂肪滴が集積したときにも小空胞として認められる（B）．脂肪滴空胞は円形で，やや濃染するタイプ1線維に多くみられる．HE染色．

図8 ネマリン小体
正常筋（A）ではタイプ1（1）線維はやや濃染し，タイプ2（2）線維は淡染していて，区別がつく．ネマリンミオパチー筋（B）では大小不同が強く，多くの筋線維にネマリン小体（円内）をいれている．本症例で筋線維の染色性に濃淡がないのはすべての筋線維がタイプ1線維であったからである．mGt染色．

a）細胞内封入体

細胞内に存在する封入体をみつけることができる．代表的なのはネマリンミオパチーにみられるネマリン小体で黒紫色に染まる（図8B）．そのほか小円形のcytoplasmic bodyは鮮紅色に，spheroid bodyは青緑色に染まる．これらの封入体があり，筋原線維の乱れがあれば筋原線維ミオパチー（myofibrillar myopathy）を疑う．

ミトコンドリアは赤く染まる．ミトコンドリア病の多くは巨大化したミトコンドリアが筋線維内に集積する．そのために筋線維は赤染し，胞体は粗い感じとなる（赤色ぼろ線維 ragged-red fibers：RRF，図9）．また筋小胞体も赤染するので，小胞体由来のtubular aggregates（周期性四肢麻痺，家族性筋痙攣などにみられる）を見出すことができる．

縁取り空胞を縁取る小顆粒状の物質はライソゾーム由来の自己貪食空胞とその代謝産物であり，それは赤染する．縁取り空胞はHE染色でも同定できるが，mGt染色の方がより見出しやすい（図10）．

b）間質組織の異常

結合組織は緑色に染色されるので，結合組織の増加をみるのに優れている．また，末梢神経の有髄線維は赤色に染まるので，有髄線維の脱落も判断できる．

C NADH-tetrazolium reductase（TR）染色

Nicotinamide adenine dinucleotide（NADH）はミトコンドリア，筋小胞体，横管系，ライソゾームで高活性を示す．

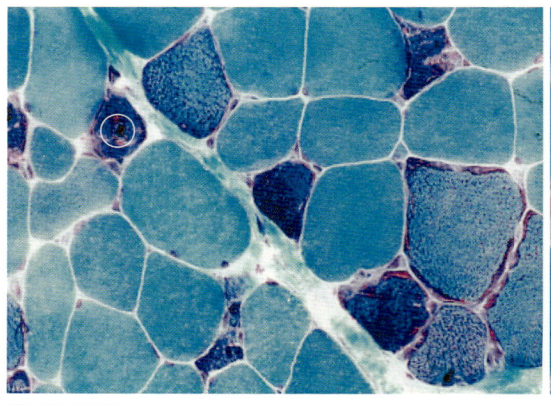

図9 赤色ぼろ線維（ragged-red fibers）

ミトコンドリアミオパチーでは筋線維の大小不同（高頻度にタイプ2線維萎縮をみる）と，多くの赤色ぼろ線維をみる．赤色ぼろ線維の中にはしばしば cytoplasmic body（円内）をみる．mGt 染色．

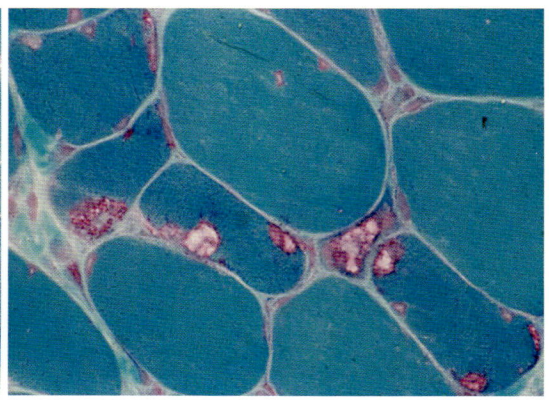

図10 縁取り空胞

遠位型ミオパチー，封入体筋炎などの診断的所見である．この空胞は小角化した萎縮線維に高頻度にみられる．mGt 染色．

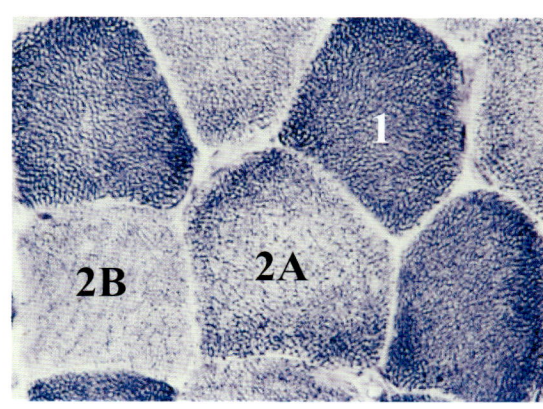

図11 正常骨格筋

正常筋ではタイプ1（1），2A（2A），2B（2B）線維がモザイクをなして存在することがわかる．またこの染色では，筋原線維間網（intermyofibrillar network）が明瞭にみえ，細かい筋原線維の異常もとらえることができる．NADH-TR 染色．

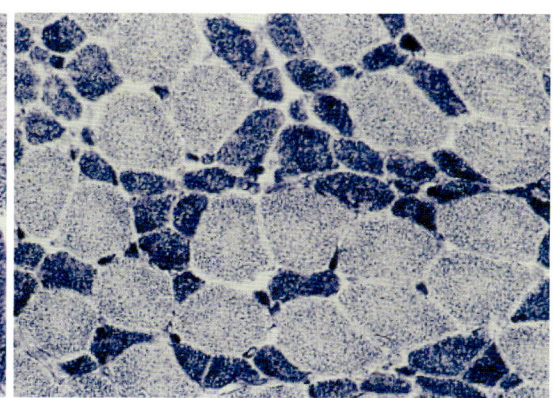

図12 タイプ1線維萎縮

濃染するタイプ1線維は選択的に小径である．このようなタイプ1線維萎縮は先天性ミオパチー，筋強直性ジストロフィー，微小重力下でみられる．本図は先天性筋線維タイプ不均等症例の組織である．NADH-TR 染色．

a）筋線維タイプの分別

骨格筋は赤筋（タイプ1線維）と白筋（タイプ2線維）に2大別されている（表1A）．正常筋であれば，タイプ1線維にはミトコンドリアや筋小胞体が多いので濃染し，タイプ2A，2B線維との比較ができる（図11）．タイプ1，2A，2B線維の染色性の特徴を表1Bに示した．

タイプ1線維だけが選択的に小径である病気は先天性ミオパチー（図12），筋強直性ジストロフィーが代表的疾患である．またギプス固定や微小重力下（宇宙飛行士）での不動性萎縮ではタイ

表 1A　赤筋と白筋の比較

	赤　筋（タイプ 1）	白　筋（タイプ 2）
生理学的特徴		
収縮時間	遅（tonic）	速（phasic）
神経伝導速度	遅	速
生化学的特徴		
酸化酵素活性	高	低
ミオグロビン	多	少
解糖系酵素活性	低	高
グリコーゲン	少	多
脂　質	多	少
電子顕微鏡的特徴		
ミトコンドリア数	多	少
Z 帯幅	広	狭
組織化学的特徴	（表 1B 参照）	

表 1B　各筋線維タイプの組織化学的特徴

筋線維タイプ	1	2A	2B	2C
ATPase（ルチーン）	淡	濃	濃	濃〜中
（pH 4.6）	濃	淡	濃〜中	濃
（pH 4.2）	濃	淡	中	濃〜中
NADH-TR（SDH）	濃	中	淡	中
PAS	淡	濃	濃	中
Phosphorylase	淡	濃	濃	中

● 濃染　　○ 中間　　○ 淡染

プ 1 線維が萎縮する．

　タイプ 2 線維は運動に関係があるので，この線維の選択的萎縮は中枢神経障害の麻痺筋にみられる廃用性萎縮，加齢，低栄養など多くの状態で観察され，疾患特異性がない．中枢神経系が侵されるミトコンドリア病などではほぼ全例にタイプ 2 線維萎縮をみる．

　神経原性疾患のような筋線維タイプ分布異常（筋線維タイプ群化：fiber type grouping）をみるのにも優れている（図 13）．ただ，神経・筋疾患の進行例や先天性ミオパチーで筋線維が極端に細い例などでは，本染色法による筋線維タイプの分別は難しく，ATPase 染色が必要となる．

b）筋原線維間網（intermyofibrillar networks）の構造異常

　筋原線維（myofibrils）を取り囲む筋小胞体やミトコンドリアが濃染するので，筋線維内の網目構造，筋原線維間網が明瞭に染色される（図 11，14 A）．

　この網目構造が乱れるのは多発筋炎，内分泌性ミオパチーなど多くの筋疾患でみられ，虫食い像（moth-eaten appearance）と表現される．筋線維の中心部に酵素活性が極端に低くなるのはセントラルコア病のコア（core）（図 14B），神経原性疾患にみられる target/targetoid 線維（図 13）が代表的である．筋ジストロフィーも急性の経過をとる Duchenne 型では筋原線維間網の乱れは壊死・再生線維以外はみられない．慢性に経過する肢帯型，顔面肩甲上腕型などの進行例ではその乱れは顕著となる．Myofibrillar myopathy でみられた封入体（cytoplasmic body，spheroid body）は NADH 活性がなく，抜けてみえるし，筋原線維間網の乱れがみられる．

　NADH 活性の高い顆粒状物質 tubular aggregates はほぼ例外なくタイプ 2 線維にみられる．

D　その他の組織化学染色

　以上の 3 染色でほぼ診断ができると述べたがより正確に診断するにはその他の染色が必要となる

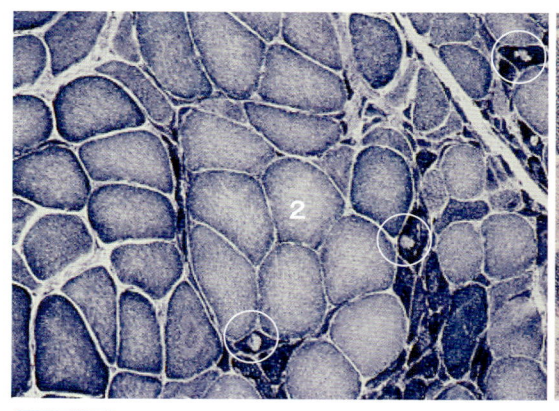
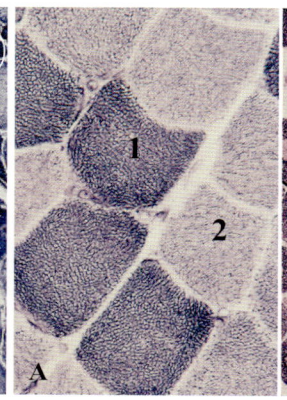
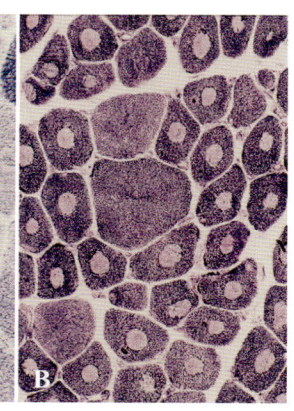

図13 筋線維タイプ群化（fiber type grouping）
神経原性疾患の代表的所見である．正常ないし肥大した線維は淡く染まりタイプ2（2）線維の集合で，萎縮した筋線維は濃染してタイプ1線維を示している．萎縮した筋線維の空胞は target/targetoid 線維（円内）である．NADH-TR 染色．

図14 セントラルコア病
正常筋（A）ではタイプ1（1）とタイプ2（2）線維はモザイクをなしている．セントラルコア病（B）では筋線維は細く，ほとんどすべての筋線維にコア構造を認める．筋線維はすべて濃染するタイプ1線維である．NADH-TR 染色．

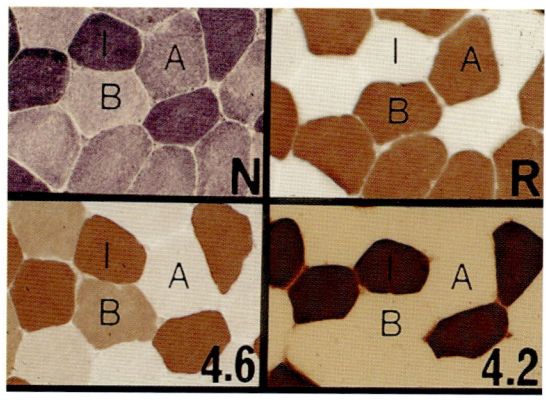

図15 正常骨格筋の筋線維タイプ
正常ヒト骨格筋ではタイプ1（1），2A（A），2B（B）線維がモザイクをなして存在する．その分別は ATPase 染色が最もすぐれている．
N: NADH-TR，R: ルーチン ATPase，4.6: ATPase 染色 pH 4.6 前処理，4.2: ATPase 染色 pH4.2 前処理

ことが多い．糖原病が疑われれば，PAS（periodic acid Schiff）染色が必要だし，ミトコンドリア病が疑われれば SDH（succinate dehydrogenase），チトクローム c 酸化酵素（cytochrome c oxidase：COX）染色が必要となる．

　筋線維のタイプをみるのは，NADH-TR 染色でもかなりの程度わかるが，細かいところは ATPase 染色が必要である．ATPase 染色でみるとヒト骨格筋はタイプ1，2A，2B 線維がモザイクをなして存在する（図15）．まだ未分化な筋線維はタイプ2C 線維とよばれ（表1B），タイプ2C 線維は胎児筋，再生筋，神経原性筋疾患で筋線維タイプ群化が盛んな筋にみられる．

E　免疫組織化学染色

　多くの筋疾患で遺伝子がクローニングされ，欠損蛋白が明らかにされてきた．その蛋白に対する

抗体も市販され，診断に応用される．たとえば，Duchenne 型ではジストロフィン抗体で免疫染色しても筋線維は染色されない．軽症の Becker 型ではジストロフィンは存在するが膜の染色性が乏しく，まだらである．

　我々のところでは，筋ジストロフィーの診断あるいは疑いのある例には dystrophin, dysferlin, sarcoglycan, laminin alpha-2, dystroglycan など数多くの免疫組織化学染色を行っている．また炎症性筋疾患では HLA-ABC や HLA-DR 抗体染色で高率に陽性になるので，多発筋炎，皮膚筋炎の診断に役立っている．

文献
1) 埜中征哉. 臨床のための筋病理. 4 版. 東京: 日本医事新報社; 2011.

＜埜中征哉＞

4 薬物療法

> ■ポイント
> - 周期性四肢麻痺：発作時の治療は血清K値により異なる．
> - ステロイドミオパチー，横紋筋融解症，低K血性ミオパチーなど薬剤性の筋障害に注意．
> - 炎症性筋疾患：ステロイド薬が第一選択，病状により免疫抑制薬やIVIgを追加．
> - 筋ジストロフィー：現状ではステロイド療法と心筋保護/心不全対策が中心，様々な薬物療法が研究開発中．

主な筋疾患の薬物療法について概説する．

A 周期性四肢麻痺

周期性四肢麻痺は様々な原因によって起こりうるが，原因疾患が治療可能であればその治療を行う．ここでは周期性四肢麻痺発作時の薬物療法と予防法について述べる．発作時の薬物療法は，発作時の血清カリウム（K）値によって分類すると理解しやすい．

1 発作時の薬物療法

低K血性の周期性四肢麻痺にはK製剤を投与する．K投与による細胞外液中のK^+の急激な濃度上昇に伴う心刺激伝導系や固有心筋への悪影響を最小限に抑えるため，投与方法は内服を原則とする．内服が困難な症例には，ブドウ糖を含まない輸液剤でK製剤を均一に薄め緩徐に点滴静注する．ただし，三方活栓など輸液ルートの途中から急速に静注してはいけない．Kを点滴静注する際は，K^+イオンとして，濃度を40 mEq/L以下，速度を20 mEq/hr以下，1日投与量を100 mEqを超えないようにする．投与中は致死性の不整脈や心停止を誘発する危険性があるため，心電図や血清K値の変化に注意する．低K血症時には低Cl血症を合併していることが多く，K製剤の種類は無機Kであるpotassinm chloride（塩化カリウム）を使用することが多い．ただしアシドーシスを合併している場合などは，有機酸K（グルコン酸カリウムやL-アスパラギン酸カリウム）を使用することもある．

一方，高K血性の周期性四肢麻痺には，calcium gluconate hydrate（カルチコール）の静脈注射を行う．また，正K血性に対してはsodium chloride（塩化ナトリウム）の経口投与を行うことが多い．

2 発作の予防法

原疾患の治療が可能であればまずその治療を行う．内服中の薬物の中に血清K値異常をきたしうる薬物が含まれていれば，中止や減量を行う．発作の予防には発作中の血清K値に関わらず，炭酸脱水酵素阻害薬のacetazolamide（ダイアモックス）が有効な場合が多い．Acetazolamideは，近位

尿細管細胞膜で炭酸脱水酵素を阻害して尿中への HCO_3^- の排泄を増加させ，代謝性アシドーシスをきたす．低 K 血性の場合，発作中は K^+ の細胞内への移行が認められるとの報告がある[1]．Acetazolamide により血液（細胞外液）から筋細胞内への K^+ の移行が抑制され，発作が抑えられると考えられる．また，低 K 血性には，spironolactone（アルダクトン A）などの K 保持性利尿薬を用いることもある．

B　内分泌性/代謝性ミオパチー

1　甲状腺機能障害

甲状腺機能亢進によるミオパチーは Basedow 病によるものが多く，原疾患の治療を行う．薬物療法としては抗甲状腺薬である tiamazole（メルカゾール）や β 受容体遮断薬である propranolol（インデラル）などを用いる．

甲状腺機能低下によるミオパチーは橋本病（慢性甲状腺炎）によるものが多く，甲状腺ホルモン製剤のうち T_4 製剤である levothyroxine（チラージン S）を用いる．

2　副甲状腺機能障害

筋症状をきたす割合は低いが，腺腫による原発性の副甲状腺機能亢進の場合には，腺腫の摘出が原則である．高カルシウム（Ca）血症の是正にはビスホスホネート薬などを使用する．続発性の機能亢進の場合は低 Ca 血症を補正する．テタニー発作を起こしていれば calcium gluconate hydrate（カルチコール）などの Ca 製剤の経静脈投与を，テタニー発作がなければ，低 Ca 血症の原因により，活性型ビタミン D 製剤や経口 Ca 製剤を用いる．機能低下による低 Ca 血症の治療法は続発性の機能亢進に対する治療法に準じる．

3　副腎皮質機能障害

Cushing 症候群（Cushing 病を含む）による副腎皮質機能亢進によるミオパチーの場合は，原則的に原疾患の治療を行う．手術適応とならない副腎癌や Cushing 症候群に対する薬物療法としては，副腎皮質細胞に選択的に毒性を示す mitotane（オペプリム）や，副腎皮質ホルモン合成阻害薬（3β-ヒドロキシステロイド脱水素酵素阻害薬）である trilostane（デソパン）などを用いる．

副腎皮質機能低下に対しては，副作用の発現に注意してステロイド薬の経口投与を行う．

4　ステロイドミオパチー

ステロイドミオパチーの治療の基本は，ステロイド薬を使用している原因疾患の病状を考慮したうえで可能であれば，ステロイド薬を中止することである．もしも中止できなければ可能な限りの減量を行う．また，使用中のステロイド薬が，トリアムシノロンやデキサメタゾンなどのフッ素化合物であれば，フッ素を含まないステロイド薬へ変更する．さらに，連日投与中であれば隔日投与にするなど投与間隔の変更も行う．

5　低 K 血性ミオパチー

低 K 血症の原因が治療可能であればその治療を行う．薬物が原因であれば投与を中止（不可能であれば可能な限りの減量）する．利尿薬やグリチルリチン内服中は特に注意すべきである．

6　横紋筋融解症

原因は多岐にわたるが，なかでも HMG-CoA 還元酵素阻害薬（スタチン系薬）などによる薬剤性

のものが問題となる．症状は筋障害の程度により大きく異なり，治療も安静や輸液で経過をみるものから人工透析などを含めた全身管理が必要なものまで様々である．

C 炎症性筋疾患

炎症性筋疾患には多発性筋炎や皮膚筋炎など病態機序や臨床所見が異なる疾患が含まれるが，それらに対する薬物療法が区別されてない．また，治療薬の選択に資するエビデンスが少なく，数少ないエビデンスや経験に基づき治療法が決定されているのが実状である．

1 副腎皮質ステロイド薬（合成コルチコイド）

現状ではステロイド薬が第1選択薬である．prednisolone（プレドニゾロン）として，60 mg/日または体重1 kgあたり1 mg/日で治療を開始し，少なくとも数週間は維持する．隔日投与のほうが連日投与に比べて副作用発現率が低いので[2]，経過がよければ連日投与から倍量の隔日投与への移行を検討する．ステロイド薬の減量は，血清クレアチンキナーゼの低下のみを指標とせず，治療開始前に筋力低下が認められた骨格筋の筋力が回復したのを確認した後に，2〜4週毎に経過をみながら慎重に行う．減量幅は，連日投与の場合は2.5〜5 mg，隔日投与の場合は5〜10 mg程度とする．ステロイド薬を内服するタイミングは，体内の副腎皮質ホルモンの日内変動や夜間の不眠の発現を考慮し，朝食後1回にすることが多い．内服期間が長期に及ぶため，治療開始と同時に消化性潰瘍や骨粗鬆症などの副作用対策として，ヒスタミン（H_2）受容体遮断薬，ビスホスホネート薬，活性型ビタミンD_3製剤などを併用する．血圧，血糖値，血清電解質などのデータにも注意をはらう．感染症のチェックや眼科受診も定期的に行う必要がある．

ステロイドパルス療法には，明確なエビデンスはないものの，有効性を示唆する報告もある[3]．筋症状が急速に進行する症例や間質性肺炎を合併する場合には，methylprednisolone（ソル・メドロール）1 g/日の連続3日間点滴静注などが経験的に実施されている．

2 免疫抑制薬

免疫抑制薬は，十分量のステロイド薬による治療を一定期間継続しても症状の進行が止められない症例や，ステロイド薬減量中に症状が再増悪した症例に対して用いられる．一般的に，治療開始までに時間を要していたり，間質性肺炎を合併している場合は治療抵抗性であり，免疫抑制薬は効果発現までに数カ月かかるため，早期からの免疫抑制薬の併用を検討すべきである．免疫抑制薬の種類としては，methotorexate（メソトレキセート）やazathioprine（イムラン）などが用いられることが多い[4]．

3 免疫グロブリン大量静注（IVIg）療法

IVIg療法はステロイド療法の効果が不十分な場合にステロイド薬と併用する．炎症性筋疾患のなかでも皮膚筋炎に対するエビデンスレベルが高い[4]．具体的にはポリエチレングリコール処理人免疫グロブリン（献血ヴェノグロブリンIH）を0.4 g/kg/日で連続5日間点滴静注する．重篤な副作用は少ないが，投与開始日を中心に灼熱感や発熱をきたす例がある．灼熱感は投与速度を緩めることである程度は改善する．IVIg療法は2010年に保険適応されたが使用条件に制約がある．また，高価であることと治療効果の持続が短い点が欠点である．

封入体筋炎に対してもステロイド療法をはじめ，免疫抑制薬やIVIg療法が経験的に試みられて

いるが，概して治療抵抗性である．

D 先天性ミオパチー

1 遠位型ミオパチー

縁取り空砲を伴う遠位型ミオパチー（distal myopathy with rimmed vacuole：DMRV）の原因は，シアル酸の合成過程の律速酵素である GNE 遺伝子の異常であることが解明された[5,6]．モデルマウスでは GNE 代謝産物の補充により治療が可能であることが報告されており[7]，医師主導治験によるシアル酸補充療法が計画中のようである．

2 脂質代謝異常によるミオパチー

心筋症や骨格筋の筋力低下をきたしうる全身性原発性カルニチン欠乏症に対して，低脂肪/高炭水化物食による食事療法とともに，カルニチン内服療法が有効である[8]．

E 糖原病

糖原病はライソゾーム病の一種であり，II 型〔acid α-glucosidase（GAA）欠損（Pompe 病）〕に対しては，ヒト型 GAA 製剤である alglucosidase alfa（マイオザイム）による酵素補充療法が本邦でも認可されている．同薬が細胞内に取り込まれ，ライソゾーム内でも酵素活性を有することで，細胞内に蓄積されたグリコーゲンが分解される．乳児型（完全酵素欠損）については，同療法により大幅な生命予後の改善がもたらされている[9]．

F 筋ジストロフィー

代表的な Duchenne 型筋ジストロフィー（DMD）の薬物療法について述べる．

1 ステロイド療法

DMD の小児に対するステロイド薬の有効性はかねてから認識されていたが[10]，過度の体重増加や骨粗鬆症などの副作用も指摘されていた[11]．ステロイド薬の投与量は，predonisone 0.75 mg/kg/日と 1.5 mg/kg/日では有効性に有意差はなく[12]，隔日投与では連日投与による有効性を維持できない[13]．これらの報告などを基に，2005 年に米国神経学会と米国小児神経学会から小児の DMD に対するステロイド療法に関するガイドラインが公開された[14]．それによれば，predonisone は筋力や運動機能面で有効性が確立しており，投与量を 0.75 mg/kg/日で維持することが適切だが，もしも急激な体重増加などの副作用が生じれば，0.3 mg/kg/日まで減量しても有効性は有意である．また，同ガイドラインは deflazacort 0.9 mg/kg/日も推奨している．Deflazacort は，10 歳代の DMD の患者さんに運動，呼吸，心機能面などで長期的に有効であり，predonisone の副作用としてしばしば問題となる過度な体重増加が少ない[15]．しかしながら同薬は本邦では未認可であり，国内で DMD の治療に使用されているステロイド薬は，2013 年 2 月より保険適用が可能となった predonisone の活性代謝物である predonisolone（プレドニゾロン）が中心である．なお，ステロイド療法の開始や中止の時期についてはコンセンサスが得られておらず，同ガイドラインでも言及されていない．

2 心筋保護/心不全対策

アンギオテンシン変換酵素（ACE）阻害薬である captopril（カプトリル）は，本邦での多施設共同

研究でDMDの慢性心機能障害に対する安全性と有効性が確認されている[16]．また，lisinopril（ゼストリル）について医師主導治験が計画中のようである．発症早期から心負荷の軽減を目的にACE阻害薬が用いられる[17]．

アンギオテンシンAT_1受容体遮断薬（ARB）は，現段階ではDMDに対するエビデンスが確立していないが，すでにDMD以外の疾患を原因とする慢性心不全に対してはACE阻害薬と同様に広く使用されている．DMDモデルマウスでは，losartan（ニューロタン）により心機能が維持されており[18]，今後はDMD症例に対するエビデンスの構築が望まれる．

β受容体遮断薬は一般的に心不全には禁忌であるが，心臓の仕事量を減少させて心臓保護を図る目的で少量用いられる．なかでもcarvedilol（アーチスト）は，DMDに対する安全性と有効性が示されている[19]．

3　血管拡張薬

ホスホジエステラーゼ（PDE）はサイクリックGMP（cGMP）の分解酵素であり，なかでもPDE V型は骨格筋や心筋などに多く発現しており，これらの組織への血液の供給を調節していると考えられる．PDE阻害薬は血管平滑筋細胞内でcGMPの濃度を高める．cGMPはcGMP依存性プロテインキナーゼを活性化して平滑筋を弛緩させることで血管を拡張させる．DMDモデルマウスにおいて，選択的PDE V型阻害薬のうち，tadalafil（シアリス）は骨格筋の障害を[20]，sildenafil（バイアグラ）は心筋の変化を[21]，それぞれ抑制することが報告されている．PDE V型阻害薬は勃起不全改善薬としてすでに上市されており，DMDに対する安全性と有効性の評価が待たれる．

4　イデベノン／コエンザイムQ10

Idebenone（アバン）は脳代謝賦活薬として以前に本邦で承認されていた時期がある．同薬は細胞内で発生するフリーラジカルによる毒性を中和することで細胞保護作用を有すると考えられている．DMDモデルマウスでは運動耐久能や心機能について効果がある[22]．小児に対して450 mg/日を投与した臨床治験第Ⅱa相の結果，忍容性は高く，心機能や呼吸機能の指標の一部に改善傾向が認められ[23]，欧米で第Ⅲ相が実施されている．

コエンザイムQ10の作用機序はイデベノンと同様であると考えられる．国内で医師主導治験が計画中のようである．

5　リード・スルー（読み飛ばし）療法

DMD症例の10～15％は点変異によってストップコドンが生じるナンセンス変異が原因である．ナンセンス変異には，ストップコドンを読み飛ばしてジストロフィン遺伝子を最後まで読み終えさせて不完全ながらもジストロフィン蛋白を合成させるリード・スルー療法が有効である．ゲンタマイシンやネガマイシンなどのアミノグリコシド系抗菌薬の一部はリード・スルー活性を有するが，活性強度が十分ではないため，活性の強い他の薬物の探索が進められている．DMDに対するアルベカシンによる医師主導治験が計画されている．アミノグリコシド系抗菌薬以外にも，リード・スルー活性を有する経口投与可能な低分子化合物PTC124 (ataluren) が開発され，DMDモデルマウスでは骨格筋の機能が回復したが[24]，臨床治験第Ⅱ相では有意な効果を示せなかった[25]．本療法はDMDの一部（点変異）にしか適用できず，全ての患者さんが治療対象となるわけではない．

6 マイオスタチン阻害療法

　マイオスタチンは筋肉量の増加を抑制する蛋白である．マイオスタチンに対する中和抗体（MYO-029）を用いた臨床治験では，忍容性はあったものの，明らかな筋力や運動機能の改善効果は認められず，研究開発が中止された[26]．また，activin receptor type ⅡB に抗体の Fc 部分を融合させたデコイレセプター（ACE-031）は，DMD モデルマウスでの骨格筋量と機能の改善が認められ[27]，カナダで臨床治験第Ⅱa相が行われている．

7 エクソン・スキッピング療法

　エクソンの欠失が原因である DMD の患者さんでは，ジストロフィン遺伝子の読み取り枠にズレが生じてしまうために完全なジストロフィン蛋白が合成されない．これに対して，欠失の近くのエクソンに操作を加えて読み取り枠のズレを修正することで，小さいながらもジストロフィン蛋白の合成を回復することができる[28]．エクソン 51 をスキップすると読み取り枠のズレが解消されるタイプの変異ジストロフィン遺伝子を有する歩行可能な患者さんを対象に，人工的な核酸類似化合物であるアンチセンス・モルフォリノを繰り返し注射したところ，重篤な副作用はなく，ジストロフィン陽性の筋線維数が増加した[29]．現在は国際共同治験第Ⅲ相が行われており，本邦の施設も参加している．

文献

1) Zierler KL, Andres R. Movement of potassium into skeletal muscle during spontaneous attack in family periodic paralysis. J Clin Invest. 1957; 36: 730-7.
2) Uchino M, Yamashita S, Uchino K, et al. Long-term outcome of polymyositis treated with high single-dose alternate-day prednisolone therapy. Eur Neurol. 2012; 68: 117-21.
3) Matsubara S, Sawa Y, Takamori M, et al. Pulsed intravenous methylprednisolone combined with oral steroids as the initial treatment of inflammatory myopathies. J Neurol Neurosurg Psychiatry. 1994; 57: 1008.
4) Dalakas MC. Immunotherapy of inflammatory myopathies: practical approach and future prospects. Curr Treat Options Neurol. 2011; 13: 311-23.
5) Nishino I, Noguchi S, Murayama K, et al. Distal myopathy with rimmed vacuoles is allelic to hereditary inclusion body myopathy. Neurology. 2002; 59: 1689-93.
6) Noguchi S, Keira Y, Murayama K, et al. Reduction of UDP-N-acetylglucosamine 2-epimerase/N-acetylmannosamine kinase activity and sialylation in distal myopathy with rimmed vacuoles. J Biol Chem. 2004; 279: 11402-7.
7) Malicdan MC, Noguchi S, Hayashi YK, et al. Prophylactic treatment with sialic acid metabolites precludes the development of the myopathic phenotype in the DMRV-hIBM mouse model. Nat Med. 2009; 15: 690-5.
8) Matsuishi T, Hirata K, Terasawa K, et al. Successful carnitine treatment in two siblings having lipid storage myopathy with hypertrophic cardiomyopathy. Neuropediatrics. 1985; 16: 6-12.
9) Kishnani PS, Corzo D, Nicolino M, et al. Recombinant human acid [alpha]-glucosidase: major clinical benefits in infantile-onset Pompe disease. Neurology. 2007; 68: 99-109.
10) 姜　進．Duchenne muscular dystrophy に対する prednisolone の治療効果．筋ジストロフィーの臨床・疫学及び遺伝相談に関する研究　平成 5 年度研究報告書．1994: 263-7.
11) Drachman DB, Toyka KV, Myer E. Prednisone in Duchenne muscular dystrophy. Lancet. 1974; 2: 1409-12.
12) Mendell JR, Moxley RT, Griggs RC, et al. Randomized, double-blind six-month trial of prednisone in Duchenne's muscular dystrophy. N Engl J Med. 1989; 320: 1592-7.
13) Fenichel GM, Mendell JR, Moxley, RT 3rd, et al. A comparison of daily and alternate-day

14) Moxley RT 3rd, Ashwal S, Pandya S, et al. Practice parameter: corticosteroid treatment of Duchenne dystrophy: report of the Quality Standards Subcommittee of the American Academy of Neurology and the Practice Committee of the Child Neurology Society. Neurology. 2005; 64: 13-20.
15) Biggar WD, Harris VA, Eliasoph L, et al. Long-term benefits of deflazacort treatment for boys with Duchenne muscular dystrophy in their second decade. Neuromuscul Disord. 2006; 16: 249-55.
16) 田村拓久, 澁谷統壽, 飯田光男, 他. Duchenne型筋ジストロフィー患者の慢性心機能障害に対するカプトプリル治療の臨床評価. 臨床医薬. 1996; 12: 3635-46.
17) 松村 剛. 筋ジストロフィーの心筋障害の治療. In: 柳澤信夫, 他編. Annual Review 神経 2009. 東京: 中外医学社; 2009. p.252-9.
18) Bish LT, Yarchoan M, Sleeper MM, et al. Chronic losartan administration reduces mortality and preserves cardiac but not skeletal muscle function in dystrophic mice. PLoS One. 2011; 6: e20856.
19) Rhodes J, Margossian R, Darras BT, et al. Safety and efficacy of carvedilol therapy for patients with dilated cardiomyopathy secondary to muscular dystrophy. Pediatr Cardiol. 2008; 29: 343-51.
20) Asai A, Sahani N, Kaneki M, et al. Primary role of functional ischemia, quantitative evidence for the two-hit mechanism, and phosphodiesterase-5 inhibitor therapy in mouse muscular dystrophy. PLoS One. 2007; 2: e806.
21) Khairallah M, Khairallah RJ, Young ME, et al. Sildenafil and cardiomyocyte-specific cGMP signaling prevent cardiomyopathic changes associated with dystrophin deficiency. Proc Natl Acad Sci U S A. 2008; 105: 7028-33.
22) Buyse GM, Van der Mieren G, Erb M, et al. Long-term blinded placebo-controlled study of SNT-MC17/idebenone in the dystrophin deficient mdx mouse: cardiac protection and improved exercise performance. Eur Heart J. 2009; 30: 116-24.
23) Buyse, GM, Goemans N, van den Hauwe M, et al. Idebenone as a novel, therapeutic approach for Duchenne muscular dystrophy: results from a 12 month, double-blind, randomized placebo-controlled trial. Neuromuscul Disord. 2011; 21: 396-405.
24) Welch EM, Barton ER, Zhuo J, et al. PTC124 targets genetic disorders caused by nonsense mutations. Nature. 2007; 447: 87-91.
25) Finkel, RS. Read-through strategies for suppression of nonsense mutations in Duchenne/Becker muscular dystrophy: aminoglycosides and ataluren (PTC124). J Child Neurol. 2010; 25: 1158-64.
26) Wagner KR, Fleckenstein JL, Amato AA, et al. A phase I/II trial of MYO-029 in adult subjects with muscular dystrophy. Ann Neurol. 2008; 63: 561-71.
27) Pistilli EE, Bogdanovich S, Goncalves MD, et al. Targeting the activin type IIB receptor to improve muscle mass and function in the mdx mouse model of Duchenne muscular dystrophy. Am J Pathol. 2011; 178: 1287-97.
28) 武田伸一. モルフォリノをもちいたDuchenne型筋ジストロフィーの治療. 臨床神経. 2009; 49: 856-8.
29) Cirak S, Arechavala-Gomeza V, Guglieri M, et al. Exon skipping and dystrophin restoration in patients with Duchenne muscular dystrophy after systemic phosphorodiamidate morpholino oligomer treatment: an open-label, phase 2, dose-escalation study. Lancet. 2011; 378: 595-605.

<内田友二>

2 内科疾患に伴うミオパチー

1 周期性四肢麻痺と内分泌性ミオパチー

■ポイント
- 周期性四肢麻痺は救急外来では比較的遭遇する疾患である．本邦では甲状腺機能亢進症に伴う一過性四肢麻痺が多い．
- 診断は発症状況を問診にて確認することで可能である．
- その他の四肢麻痺の頻度は遺伝子変異によるもので少ないが，チャネロパチーとして理解することがまず必要である．
- 内分泌性ミオパチーの原因として，甲状腺機能低下症とステロイドミオパチーは少なくない．
- 甲状腺機能低下を診断するには，高CK血症と特徴的な神経徴候を見落とさないことを心がけるとよい．
- ステロイドミオパチーの診断は難しいが，ステロイド治療開始時から，腰帯部筋力の変化に注意すべきである．

A 周期性四肢麻痺

名前が示すとおり周期的に，つまり発作性に四肢に弛緩性麻痺を生じる疾患群である．発作時のカリウム値と遺伝性の有無により表1のように分類されている．

1 甲状腺機能亢進症を伴う低カリウム血性周期性四肢麻痺

表1に示したようにいくつかの原因があるが，頻度高く遭遇するものとしては甲状腺機能亢進症が原因であるものが多い．日本人を含む東洋人ではこのタイプが多く，圧倒的に若年男性に生じる．典型例を理解し，鑑別診断にあげさえすれば診断に苦慮することはないが知らなければ慌てる疾患である．

以下に典型例でみられる特徴を記載するので無条件に覚えて欲しい．

年齢・性別：10〜20歳代の若年男性に起こり，30歳以降になると発作は減少する．

症状：両下肢の弛緩性麻痺にて発症し，数時間かけて上肢へと進展するが，脳神経の障害や呼吸

表1　周期性四肢麻痺分類

	低カリウム性	高カリウム性
1次性（遺伝性）	CACNL1A3 SCN4A KCNE3	SCN4A
2次性	甲状腺機能亢進症 原発性アルドステロン症 カリウム喪失性利尿薬 腎尿細管性アシドーシス アルコール依存症　　など	腎不全 副腎不全（Addison病） 抗アルドステロン薬　など

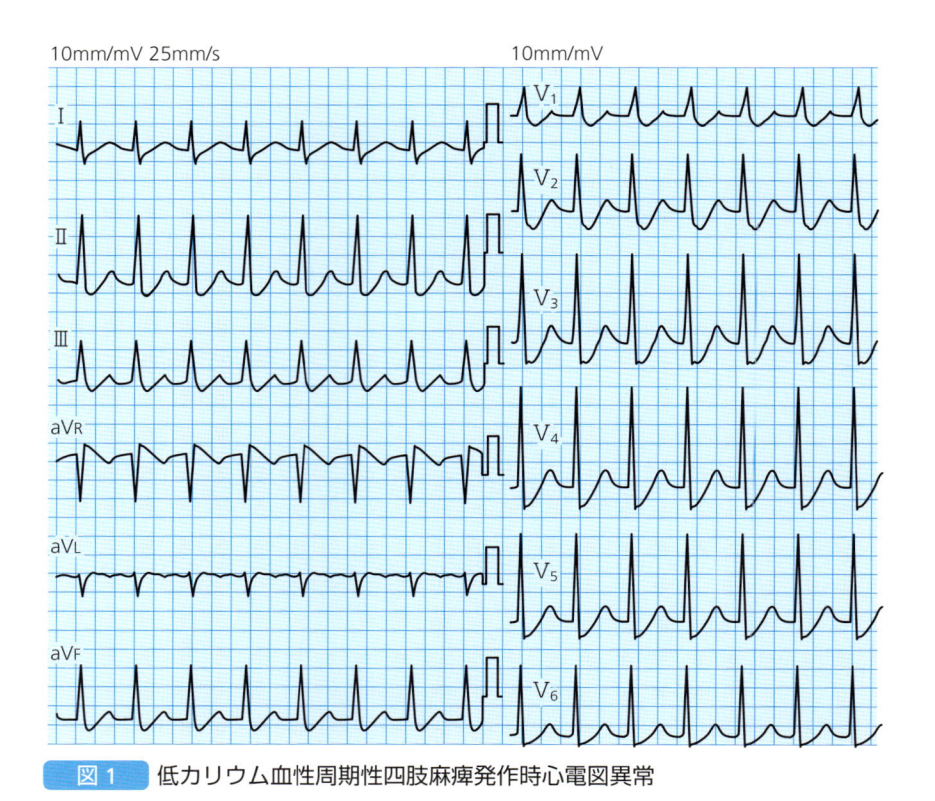

図1　低カリウム血性周期性四肢麻痺発作時心電図異常

筋麻痺になることはほとんどない.
発症時刻：早朝，起床時などから脱力が生じることが多い.
症状持続時間：数時間で回復することが多く，長くても2～3日で回復する.
誘発要因：大量炭水化物食の摂取や過激な運動
検査データ：低血清カリウム値，甲状腺ホルモンFT_3，FT_4の高値と TSH の低値，血清 CK 値は多くの場合正常，心電図異常が低カリウム血症にてみられる（図1）.

2 チャネロパチーとしての周期性四肢麻痺

a）イオンチャネルの概念

　細胞膜は脂質二重層よりできており，高電気抵抗を有する絶縁体である．よって電荷を帯びたイオンが膜を通過するには，チャンネルといわれる膜貫通型の蛋白質が形成する"ゲート"の中を通過しなければいけない．これをイオンチャンネルといい，その中を通過するイオンにより，ナトリウムチャンネル，カリウムチャンネル，カルシウムチャンネル，クロライドチャンネルなどと称される．またゲートは，いつもイオンが透過できるという状態にはなく，開口状態と閉口状態を繰り返している．開口状態のみでイオンは通過できるが，この開口を起こさせるために膜電位の脱分極が必要な場合，そのチャンネルは電位依存性イオンチャンネルといわれ電位依存性ナトリウムチャンネルや電位依存性カルシウムチャンネルなどが代表的なものである．またリガンドが結合することでゲートが開口する場合，そのようなチャンネルはリガンド依存性イオンチャンネルといわれ，ニコチン性アセチルコリン受容体やグルタミン酸受容体ファミリーなどがある．

　イオンチャンネルを学ぶにあたり誤解しやすいいくつかの点があげられるので注意を要する．1つめとしては，あるイオンを通すイオンチャンネルには多種類あることを理解しなければいけない．例えばナトリウムチャンネルとひと言で表現しても決して1種類でなく多種類存在する．異なる遺伝子にコードされ，薬理学的特性が異なり，電気生理学的特性も異なり，分布する組織もそれぞれ異なる複雑なファミリーと理解した方がよい．2つめとしては，カルシウムチャンネルなどは，電位依存性のチャンネルやグルタミン酸をリガンドとするリガンド依存性チャンネルなど全く異なる複雑なものであることを理解したい．最後に，チャンネルは細胞表面だけにあるのではないことを理解しなければいけない．脂質二重層にて形成される細胞内小器官にもイオンを透過するチャンネルが存在する．細胞内に存在する小胞体がその代表である．小胞体からはカルシウムが細胞質へ放出されるが，その経路は小胞体膜上のリガンド依存性カルシウムチャンネルを通して行われる．細胞外からのシグナルが細胞内のイノシトール三リン酸（IP_3）のようなセカンドメッセンジャーを変化させると，それは小胞体上のIP3受容体（この受容体がIP_3依存型カルシウムイオンチャンネルである）にリガンドとして結合しチャンネルを開口させ，小胞体内カルシウムが細胞質へ放出される．

b）電位依存性カチオン（陽イオン）チャンネルの構造

　イオンチャンネルは多種多様な複雑なものであることを述べたが，一方で構造的には共通する部分が多い．おそらく進化の過程で多様性を獲得していったと思われるので，構造上は共通する部分が多いのであろう．

　周期性四肢麻痺を起す原因チャンネルとして電位依存性カルシウムチャンネルや電位依存性ナトリウムチャンネルのような電位依存性カチオンチャンネルが知られているので，これらに共通する構造的特徴を示す．

　各チャンネルは複数のサブユニットからなる巨大複合体であるが，いずれも中心的機能を担っているサブユニットはαサブユニットと名づけられている．αサブユニットにも多種類あり，それぞれが異なる遺伝子にコードされている．次に示す表2，3をみることでこのことが実感できるのではないだろうか．

表2 電位依存性カルシウムチャンネル α サブユニット

	遺伝子座	発現組織	疾患
α1A	19p13	脳	家族性片麻痺性片頭痛, 脊髄小脳失調症 6 型
α1B	9q34	中枢・末梢神経系	
α1C	12p13.3	心・脳・平滑筋	
α1D	3p14.3	脳・内分泌組織	
α1E	1q25-31	脳・骨格筋	
α1F	Xp11.23	網膜	
α1G	17q22	脳	
α1H	16p13.3	脳・心	
α1I	22q13.1	脳	
α1S	1q32	骨格筋	低カリウム血性周期性四肢麻痺

表3 電位依存性ナトリウムチャンネル α サブユニット

	遺伝子座	発現組織	疾患
SCN1A	2q24.3	脳	
SCN2A	2q24.3	脳・心	
SCN3A	2q24	脳・心・骨格筋	
SCN4A	17q23.3	骨格筋	高カリウム血性周期性四肢麻痺 パラミオトニア
SCN5A	3p21	心・骨格筋	Long Q-T 症候群
SCN6A	現 SCN7A		
SCN7A	2q21-23	心・骨格筋	
SCN8A	12q13.1	脳	
SCN9A	2q24	甲状腺・副腎・心	
SCN10A	3p22.2		
SCN11A	3p22.2	脳・心・肺	

HGNC: HUGO Gene Nomenclature Committee
URL: http://www.genenames.org/

c）電位依存性カチオンチャンネル α サブユニットのトポロジーと機能

図2は，上段左は電位依存性カルシウムチャンネル α サブユニット，上段右は電位依存性ナトリウムチャンネル α サブユニットであるが，これらはリピートⅠ～Ⅳより構成されるきわめて類似した構造であることがわかる．またリピートⅢ～Ⅳは，いったんチャンネルが活性化した後に生じる不活化に重要な部位であることが知られている．これらのリピートに変異が生じるとチャンネルは開口された状態が続き，骨格筋は易興奮性を示しミオトニアが生じる．さらに脱分極が持続すると膜電位低下が持続し，次の活動電位を誘発できない脱分極性ブロックが生じ，骨格筋には麻痺が生じる．

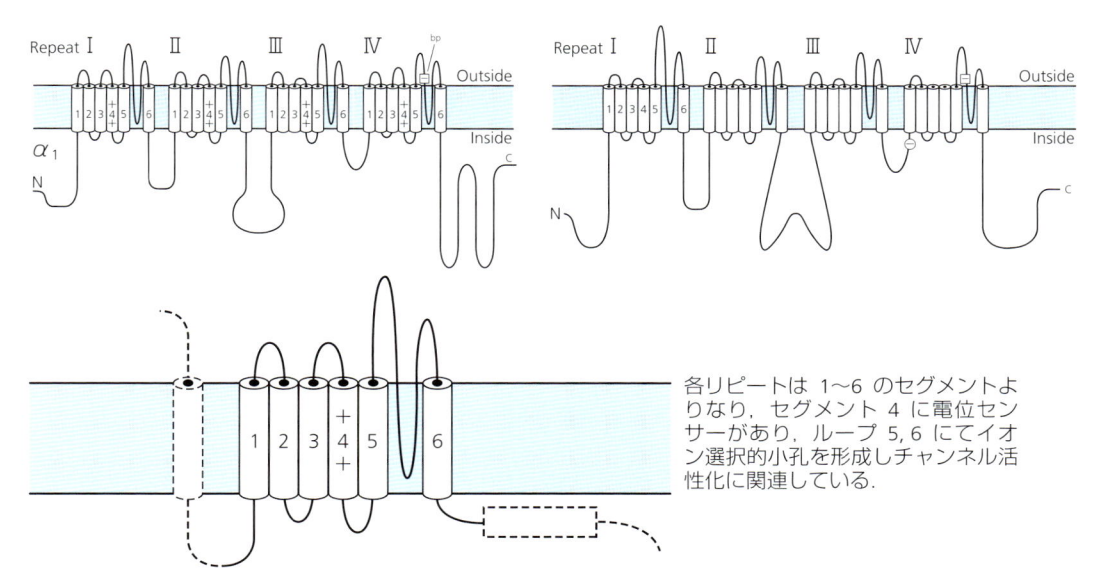

各リピートは1〜6のセグメントよりなり，セグメント4に電位センサーがあり，ループ5,6にてイオン選択的小孔を形成しチャンネル活性化に関連している．

図2 電位依存性カルシウムチャンネルのサブユニット（上段左）と電位依存性ナトリウムチャンネルのサブユニット（上段右）の類似するリピート構造と，各リピートの共通するセグメント構造

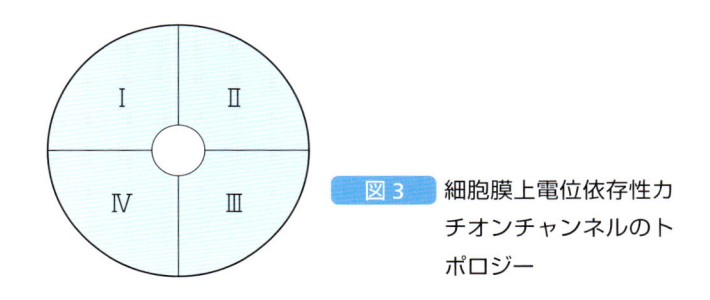

図3 細胞膜上電位依存性カチオンチャンネルのトポロジー

　細胞膜上電位依存性カチオンチャンネルをトップから見るとリピートⅠ〜Ⅳが図3のように折りたたまれ，中央にイオン透過小孔を形成していることがわかる．さらにこのサブユニットに他のサブユニットが結合し巨大なカチオンイオンチャンネルが形成される．

d）周期性四肢麻痺

1）低カリウム血性周期性四肢麻痺

　電位依存性カルシウムチャンネル *CACNL1A3* 遺伝子の変異が原因である．遺伝形式は常染色体優性遺伝形式をとるが患者は男性が多い．女性の浸透率が低く，症状がみられても軽い．頻度は欧米の調査では10万人に1名程度とまれな疾患である．症状は甲状腺機能亢進症を伴う低カリウム血性周期性四肢麻痺の症状と同じであるが発症年齢は遺伝性疾患ということもあり10歳前後である．一方で遺伝性疾患であるにもかかわらず30歳代になると発作の頻度は減少してゆく．

　原因遺伝子がわかり，遺伝子変異もいくつか明らかになっているが，その変異と四肢麻痺の発現機序については不明である．

　すでに述べたように，甲状腺機能亢進症による低カリウム血性周期性四肢麻痺と臨床症状がきわ

めて類似しており，男性に多いという点も類似しているので，これら2つの鑑別は家族歴の有無の聴取や，甲状腺機能の確認を漏らさないようにしなければいけない．

2）高カリウム血性周期性四肢麻痺と先天性パラミオトニア

電位依存性ナトリウムチャンネル SCN4A 遺伝子の変異が原因である．遺伝形式は常染色体優性遺伝形式で，女性の場合も浸透率は高く，男女間に差はみられない．周期性四肢麻痺の頻度は欧米の調査では20万人に1名程度でかなりまれな疾患である．症状はこれまでに述べた周期性四肢麻痺症状と同様の四肢の弛緩性麻痺を数時間示すことが多い．寒冷により発作が強くなることがあることが特徴である．発作時の血清カリウム濃度はその名前が示すとおり高値をとる．

高カリウム血性周期性四肢麻痺患者のなかにはパラミオトニアも示す患者がおり，その同一性がいわれていたが，1990年代初頭にはこれらの疾患は同一遺伝子の変異によるものであることが示された．パラミオトニアは運動や寒冷刺激にて症状が増悪する点でミオトニアと異なっている．特に顔面は寒冷に暴露されやすく，顔面に症状が出やすいが，寒冷暴露が四肢に生じれば上下肢でも症状がみられる．

四肢麻痺とパラミオトニアでは遺伝子変異の部位が少し異なっているが，多くはリピートⅢ，Ⅳに多く見出される．これらの部位はナトリウムチャンネルの開閉に関連しているが，特に素早い閉鎖（不活性化）が変異のために阻害され活動電位が反復して生じ，結果としてミオトニアが起こると考えられる．

B 内分泌性ミオパチー

骨格筋は脊椎動物に運動能力を与えることが重要な機能である．しかし，骨格筋の機能はそれだけではない．身体は，骨格筋の大きな質量・体積を利用し，ホルモンのコントロールの元でエネルギー代謝・熱産生・糖代謝などの恒常性を保持している．すなわち骨格筋はホルモンの標的臓器であり，ホルモン環境が破綻すると骨格筋は何らかの症状を呈することになる．逆に言えば，骨格筋症状はホルモン産生臓器異常を発見するにあたりきわめて重要なヒントになり，内科医として絶対知っておかなければいけない．

骨格筋症状をきたす内分泌疾患として代表的なものがいくつか知られているが，特に甲状腺機能低下症，ステロイドミオパチーは頻度が高い．

本稿で記載する内容はあくまで骨格筋に関連する項目のみである．内分泌異常症では全身に症状を生じるが，それらは内分泌疾患を詳細に記述した成書を参考にて学んで頂きたい．

1 甲状腺機能低下症

a）分類

甲状腺機能低下症は甲状腺ホルモンが不足することで起こる．原因がどこにあるかで大きく分類され，甲状腺性，下垂体性，視床下部性，ホルモン不応症などと分類される．このなかでもほとんどは甲状腺性であるが，さらに原因として，橋本病や腺腫や悪性腫瘍転移やアミロイドーシスなど多彩である．

b）骨格筋症状

近位筋筋力低下，筋易疲労性，有痛性筋痙攣 cramp，筋痛

　甲状腺ホルモンは，骨格筋内ミトコンドリアでの転写や cytochrome C oxidase 活性を上げ，酸素消費増大を起こさせ，ATP 産生を増大させる．つまり解糖系に作用し糖代謝をコントロールしている．よって甲状腺ホルモンが欠乏すると，エネルギー産生が低下するので，これらの症状が生じることは容易に理解できる．

アキレス腱反射弛緩相の遅延

mounding 現象

　筋をハンマーにて叩打すると局所的に膨隆する現象を示す．

Hoffman 症候群

　筋肥大，近位筋筋力低下，有痛性筋痙攣を示す．筋肥大は筋線維間質に glycosaminoglycan が蓄積するためである．

　c）一般採血による異常データ

　総コレステロール値の上昇・高 CK 値は一般的採血にて甲状腺機能低下症を疑わせる重要な異常値である．

　甲状腺ホルモンは，肝細胞表面の LDL コレステロール受容体を増加させ，血中から肝細胞へのコレステロール取り込みを誘導し血中コレステロール値を低下させる．またコレステロールから胆汁酸を合成させる酵素活性を亢進させ，腸管へコレステロールを排出させ，血中コレステロール値を下げさせる作用を有している．ゆえに，甲状腺機能低下症では，これら血中コレステロールを下げるメカニズムが抑制され，コレステロール値が高くなる．

　甲状腺ホルモンは骨格筋での ATP 産生を起こさせるが，甲状腺機能低下症では ATP 欠乏が起こることで，骨格筋膜透過性が亢進してしまい，骨格筋に多量に含まれる CK が漏出するために高 CK 血症が生じると考えられている．

　d）骨格筋病理

　本症特異的変化はない．CK 値が高いにもかかわらず壊死，再生がほとんどみられないことが特徴といえる．壊死，再生がないため，膜透過性亢進が高 CK 値の原因と考えられている理由である．

2　甲状腺機能亢進症

骨格筋症状

　甲状腺で過剰の甲状腺ホルモンを生成・分泌する場合を甲状腺機能亢進症という．多様な原因があるが，最も遭遇するのは何といっても Basedow 病（Graves 病）である．体重減少や振戦などの甲状腺ホルモン亢進による全身症状は当然であるが，骨格筋症状として，近位筋の筋力低下と筋萎縮がみられるが，血清 CK 値は正常〜軽度の上昇程度である．

3　甲状腺性眼症 （Bahn RS. N Engl J Med. 2010; 362: 726-38）

　甲状腺疾患に関連する学んでおくべき筋症として甲状腺眼症があげられる．原因は外眼筋の炎症，線維化および眼窩内結合組織の変化であるため，本疾患も内分泌性ミオパチーに含めて説明する．

a）概念

甲状腺刺激ホルモン受容体抗体（thyroid stimulating antibody: TSAb）による自己免疫異常にて，眼窩に炎症性病変が生じる．眼球突出と眼球運動制限が強く，複視を訴える．眼筋の肥大が画像検査で確認される．

b）原因と病態

眼窩内の線維芽細胞が一次標的臓器であると考えられている．この細胞には甲状腺刺激ホルモン受容体の発現が高く，TSAb が刺激を加え眼窩内での免疫反応が始まる．刺激された線維芽細胞と共に眼窩内に浸潤してきた T 細胞やマクロファージは IL-1 や Hyaluronan やプロスタグランジン E2, TGF-β を産生し眼窩内脂肪組織の増大や外眼筋間質物質の増大，さらに線維化をもたらす．この外眼筋間質物質の増大が肥大の原因である．

c）症状

眼球突出

眼球運動制限：下直筋が最も障害されやすく上転制限が強い（図4）．複視が生じる．

眼瞼の異常：上眼瞼後退，眼瞼腫脹が生じる．

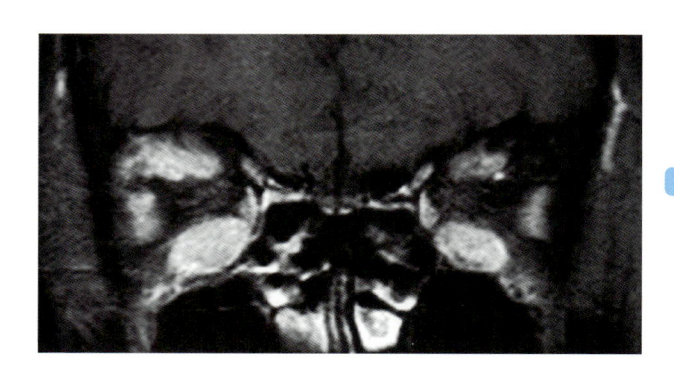

図4 甲状腺眼症
外眼筋全体の肥大を認めるが特に下直筋の肥大が著しい（脂肪抑制 MRI）．34 歳男性 TSH・FT_3・FT_4 いずれも正常の euthyroidism であるが，TSAb 264%（基準値＜180%）TR-Ab 25.8%（基準値＜10%）である．

d）その他の注意事項

a）概念で解説したように，本症は甲状腺ホルモン自身が原因ではない．TSAb が原因であるので，必ずしも甲状腺機能亢進症がある必要はない．機能低下症や機能正常の場合でも起こり得るので，TSAb などの自己抗体測定が診断に重要になる．

本疾患では喫煙が増悪因子として知られている．喫煙は発症リスクを上げるだけでなく（非喫煙群に対するオッズ比は 7.7），1 日の喫煙量と重症度は正の相関を示し，治療抵抗性は喫煙量と相関するので，喫煙は絶対に止めるべきである．治療法としてはステロイドホルモンと放射線治療を組み合わせる場合が多いが，外眼筋炎やサルコイドーシス，リンパ腫などが鑑別診断としてあげられ，これらの治療とは若干異なることを考慮すると，しっかりとした診断をしなければいけない．

4 副腎機能亢進症，Cushing 症候群

骨格筋症状を起こす副腎機能亢進症は，副腎自身が産生する内因性ステロイドが過剰な場合（Cushing 病）だけでなく，ステロイド剤内服による外因性ステロイド過剰状態でも生じる．特に問題になるのは筋炎の治療目的でステロイド剤を使用する場合である．ステロイド剤を用いた治療経

過中に下肢筋に脱力が生じた場合，筋炎コントロールが不良なのか，それとも治療に用いているステロイド剤によりステロイドミオパチーが生じているのか判断に苦慮することがある．前者ではステロイド剤の増量，後者では減量という全く逆の治療になるため，鑑別診断はしっかりとすべきであるが，現実には簡単ではない．

a）症状・治療

内因性ステロイドが原因である場合は近位筋優位の筋力低下や易疲労性が生じる．一方でステロイドミオパチーは，開始後直ちに発症することはなく，継続的に3カ月以上使用したところで腰帯部の筋力低下で始まり，上肢近位筋や頸筋の筋力低下へと緩徐に広がってゆく．ステロイド使用患者の60％で生じるとされ，特にデキサメタゾンのようなフッ化ステロイドにてたびたび生じる．ステロイドは骨格筋に蛋白質合成の抑制と異化の亢進を起こさせ筋萎縮が生じる．

治療はステロイドの減量であるが，可能であれば中断である．フッ化ステロイドを使用している場合は非フッ化ステロイドへ変更するのも選択肢である．実験的には分岐鎖アミノ酸やクレアチン，テストステロンやデヒドロエピアンドロステロン（DHEA）のようなアンドロゲンの使用やグルタミンの有効性が示されている．特殊な治療としてはインスリン様成長因子（IGF-I）の使用があげられる（Pereira RM, et al. Joint Bone Spine. 2011; 78: 41-4）．

b）検査・筋病理

ミオパチーでは通常CK値は高値を示すが，ステロイドが原因である場合は正常である．高値になることがあっても軽微な上昇にとどまるので，筋炎治療中にCK値が上昇する場合は，コントロールが十分にできていないと考えたほうがよい．

筋病理では壊死などの変性所見はなく，筋線維大小不同やタイプ2B線維萎縮のような非特異的変化しかみられない．

ステロイドミオパチーでは尿中へのクレアチン排泄量が増加するとされている．しかしクレアチン排泄量にはもともと性差があり，腎機能や食事内容などの影響を受けるために，この値のみで判断することには慎重でなければいけない．

まとめ

ミオパチーを始め，周期性四肢麻痺には甲状腺機能異常が隠れていることがある．特徴的筋症状や病歴で診断可能であるので十分に理解し，鑑別にあげなければいけない．

ステロイド治療を長期にわたり継続する場合にはステロイドミオパチーを常に念頭におき発見に努めなければいけない．

患者へのアドバイス

＜甲状腺機能亢進症を伴う低カリウム血性周期性四肢麻痺＞
- 甲状腺機能亢進症の治療やカリウム保持性利尿薬にて改善する．
- 通常は短期間で筋力は回復し筋力低下を残さない．しかし低カリウム血症による筋崩壊が繰り返し生じ，高CK血症がみられる場合は筋力低下が常態化してしまうことがある．

- 手足の麻痺が生じるが，呼吸は障害されないので脱力が生じても慌てない．
- ただし，低カリウム血症は致死的不整脈の原因になるので，発作時には病院を直ちに受診する．
- 発作は，激しい運動や大量炭水化物を摂取した後に生じやすいので，これらを避ける．

＜内分泌性ミオパチー＞
- 原因である内分泌疾患を治療することで改善する．
- 甲状腺機能亢進症によるミオパチーは，ときに急速に全身症状へと進行するので注意を要する．
- ステロイドミオパチーは，原因薬剤を中止すれば筋症状は改善する．

＜甲状腺眼症＞
- 禁煙しなければならない．
- 甲状腺ホルモン値が正常にコントロールされても本症は改善しない．
- 本症治療は眼窩内で生じている炎症を抑えることを目的とするので，ステロイドホルモンなどを用いる．
- 十分な治療の前にステロイドホルモンを急速に減量すると再燃しやすい．
- 眼窩内へ浸潤している免疫細胞などを抑制するために眼窩への放射線治療を行う．これはステロイドホルモンによる治療とは異なり，局所照射なので安全性が高い．

＜前田　寧＞

2 サルコイドミオパチー

■ポイント
- 筋サルコイドーシスの多くは無症候性だが，症候性は腫瘤型，ミオパチー型（急性・亜急性発症，慢性発症）に大別される．
- 両者は臨床所見，画像所見，筋崩壊機序，予後が異なる．腫瘤型は腫瘤を触知し，筋痛以外の筋症状を欠き，特徴的な画像所見を示す．
- 慢性ミオパチー型は筋力低下，筋萎縮が高度で，画像所見は非特異的で，筋障害を残しやすい．
- 診断確定には筋生検で肉芽腫性炎症病変を認める．
- 治療にはステロイド薬，免疫抑制薬が有効である．

　サルコイドーシス（サ症）は，類上皮細胞，マクロファージ，Langhans 型巨細胞，中心部の CD4 陽性 T 細胞，周辺部に CD8 陽性 T 細胞よりなる非乾酪性類上皮細胞肉芽腫（肉芽腫）があらゆる臓器組織に形成されて発症する全身性疾患である．筋組織に形成されれば筋サ症と診断される．肉芽腫の形成機序には Th1 型免疫応答が関与する[1]．原因は P. acnes などの感染，環境因子，遺伝性素因，自己免疫機序などが考えられているが，未だ不明である．

　筋サ症の十分な疫学はないが，一般には無症候性も含めて全身性サ症の 50～81％，症候性は 1.4～2.3％と推定されている[2]．画像診断が発達した現在，頻度はより高くなると推測される．

　症候性の筋サ症は腫瘤型，急性・亜急性筋炎型，慢性型の 3 型に分けられるが，後 2 者は，発症様式を除けば，臨床症状，検査所見はほぼ類似しており[3]，ここでは腫瘤触知（腫瘤）型，ミオパチー型（急性・亜急性発症，慢性発症）に分類して概説する．

A 臨床所見

　無症候性は画像検査で偶然みつかることが多い．症候性は筋症状を認め，筋痛（自発痛，把握痛・圧痛），筋痙攣，腫瘤触知，筋力低下，筋萎縮を伴うが，病型によって症状が異なる．

1 腫瘤触知（腫瘤）型

　中高年に多く，平均発症年齢は 51±16 歳である．性差はない．筋の触知，ついで筋痛で気づかれることが多い．筋サ症患者の初発臓器は筋が最も多く，ついで眼，リンパ節である．筋腫瘤は約 85％で触知するが，多くは筋力低下，筋萎縮を認めない．筋痛（自発痛，圧痛・把握痛）は半数にみられる．腫瘤は主に四肢や体幹にみられるが，比較的固く，大きさや数は様々である．関節部付近のものは，腱鞘，関節，骨の肉芽腫との鑑別が必要である[3]．

2 ミオパチー型

急性・亜急性発症と慢性発症がある．発症年齢は腫瘤型と変わらないが，急性・亜急性発症（48±18歳）に比べ，慢性発症（56±14歳）で年齢が高い．いずれも女性に多く（64〜74％），発症年齢も女性が高い（男性50±13歳，女性58±13歳）．サ症の初発は筋以外の臓器が多く，遅れて筋力低下，ついで筋痛，歩行困難で気づかれることが多い[3]．

筋症状では筋力低下が急性・亜急性発症，慢性発症で各々91％と100％にみられるが，筋萎縮は慢性発症（53％）に比べ，急性・亜急性では18％と少ない．一方，筋痛は慢性発症より急性・亜急性発症で多く（各々25％，73％），急性・亜急性発症では，緩徐進行性の慢性発症に比べ筋痛は多いが，筋萎縮は少ない．筋力低下，筋萎縮は両発症とも両側上下肢（近位筋≧遠位筋）が圧倒的に多いが，両側の上肢や下肢のみ，一側の上肢や下肢，肩甲部などの限局性の障害もみられる．急性発症では時に筋腫大がみられる[3]．

B 検査

1 血液生化学

ミオパチー型では血清クレアチンキナーゼ（CK），ミオグロビン，アルドラーゼが上昇するが，正常のことも多い．腫瘤型でもまれに上昇するが，概ね正常である．血清Ca高値は慢性ミオパチー型でより多くみられる傾向がある．

2 筋電図・末梢神経伝導検査

ミオパチー型では，正常のこともあるが，大多数の症例で多相性，低振幅・短持続時間の運動単位電位，早期動員，十分な干渉波形のミオパチーの所見に加え，時に線維自発電位や陽性棘波を混在する．腫瘤型では概ね正常である．末梢神経伝導速度は通常は正常だが，末梢神経病変合併例では遅延する[3]．

3 画像診断

腫瘤型の典型例では，骨格筋MRIできわめて特徴的な所見を示す．肉芽腫はT1強調画像（WI）では，筋と等〜淡い高信号域，T2WIでは高信号域を示す．その中心部は星形の等信号域を示すが，ガドリニウム造影では，中心部は造影されず，周囲の高信号域のみ著明に造影される（dark star）．また，冠状断では，その中心部の等信号域の両サイドに高信号域がサンドイッチ状に並ぶ3層構造がみられる（three stripes）[4]．この所見は腫瘤型にしかみられない疾患特異性の高い所見である（図1A, B）．中心部の等信号域は線維化，周囲の高信号域は肉芽腫性炎症の所見であると考えられている．治療後は造影効果の消失，腫瘤性病変の縮小・消失がみられる．骨格筋CTスキャンでは，しばしば造影効果をもつ低吸収域を認めるが，MRIに比べ診断力は落ちる．

Ga-67シンチグラムは，活動性のある筋肉内腫瘤を容易に検出できるが，個々の所見は非特異的であり，主に腫瘤性病変の検出と治療の評価に用いる．

ミオパチー型では，MRIは正常か筋萎縮像を示すが，時に淡く造影される結節状やびまん性の非特異的所見を認める（図1D）．Ga-67シンチグラムでは，正常か淡いびまん性の取り込み像を認める．Fluorodeoxyglucose PETでは，慢性ミオパチー型でも，活動性の腫瘤性病変を容易に検出できる[5]．

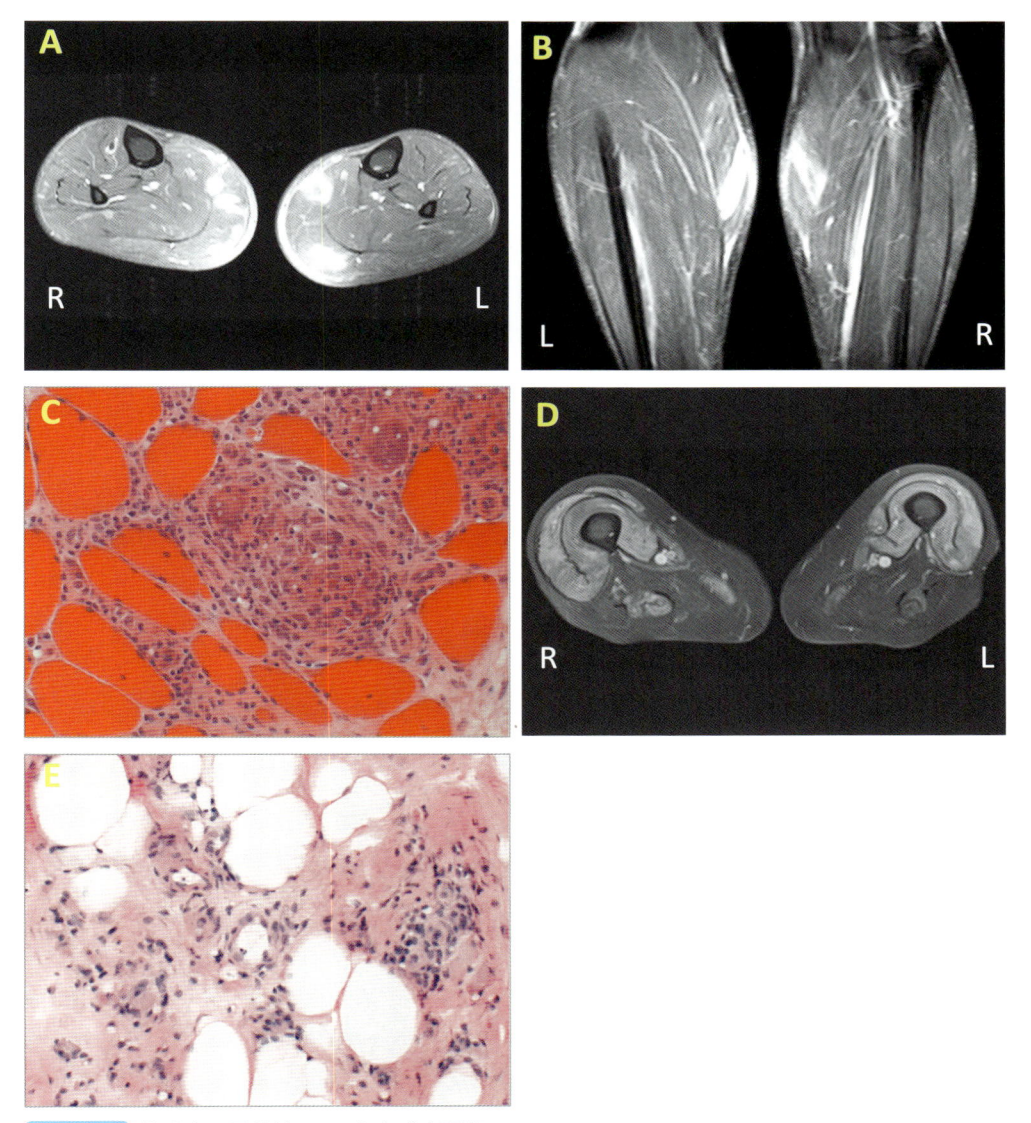

図1 筋サ症の骨格筋 MRI および病理像

腫瘤型の MRI（A, B）では，腫瘤の周囲は高信号域だが，中心部は等信号域を示す（A: dark star）．冠状断では層状構造がみられる（B: three stripes）．慢性型筋サ症（D）では，T2 の脂肪抑制像では，筋萎縮を認めるが，特異所見や造影効果はみられない．（C）腫瘤型の筋病理像では，典型的な肉芽腫性病変を認めるが，慢性筋サ症（E）では，高度の筋線維の脱落と線維化がみられる．

4 筋生検

確定診断には，筋生検が必須である．確実に肉芽腫性病変を捉えるために，Ga-67 シンチグラムや MRI などの画像所見を参考に生検部位を決定する．

肉芽腫は，筋周膜や筋内鞘の微小〜中血管周囲に形成され，筋線維束内の肉芽腫は周囲の筋線維を破壊しながら伸展し，肉芽腫を形成していく（図1C）．そして early/premature, mature, healing, fibrosis の各ステージを取りながら高度の線維化を残し，自然消褪する．したがって，筋生検では症例，部位によって種々のステージの肉芽腫がみられる[6]．

肉芽腫の基本構造は，中心部に CD68 陽性細胞（類上皮細胞，マクロファージ），Langhans 巨細胞，CD4 陽性 T 細胞，そして周辺部に CD8 陽性 T 細胞がみられる．CD68 陽性細胞はカルパイン，カテプシン B，ユビキチン・プロテアソームなどのプロテアーゼを強く発現する[6]．これは全ての全身の肉芽腫に共通した所見である．肉芽腫性炎症病巣には，しばしば小血管症や肉芽腫性血管炎を認める．

腫瘤型では筋線維束内の肉芽腫に直接接する筋線維は圧排，あるいは肉芽腫性炎症細胞の浸潤を認める．しかし，肉芽腫より離れた筋線維はいずれも正常である．病変部では，しばしば全周囲を筋基底膜蛋白に囲まれた肉芽腫が散見され，肉芽腫が筋線維内に形成されていることを示唆する[6]．この所見は肉芽腫性炎症細胞が筋線維内に浸潤し，そこに肉芽腫を形成していく過程で筋が崩壊していくという腫瘤型の筋崩壊機序を示唆するものであり，診断にも有用である．

慢性ミオパチー型の典型例では，著明な筋線維の崩壊と筋周膜，筋内鞘の高度線維化がみられ，しばしば筋線維束の基本構築は崩壊する（図 1E）．壊死，再生，小角化，小円形の各線維の他に中心核，肉芽腫性炎症細胞浸潤，rimmed vacuoles，ragged-red fibers，cytoplasmic body などを有する線維が散見される[3,7]．また，血管周囲に炎症細胞の浸潤がみられる[8]．腫瘤型と慢性ミオパチー型では筋病理像が異なり，前者が限局性であるのに比べ，前者はびまん性であり，肉芽腫病変のない筋線維でも著明な変性を認めること，基底膜蛋白に取り囲まれた肉芽腫がみられないこと，また，腫瘤型では腫瘤が全身性に形成されても筋力低下がみられないことより，ミオパチー型の筋崩壊には自己免疫機序や筋萎縮を誘導する内分泌因子や TNF-α，IL-6，IGF-1，TGF-β などの液性因子の関与があるかもしれない．慢性神経筋サ症では，Th2 型免疫機序でマクロファージが活性化されるという報告もある[9]．

C 診断

診断は，「サルコイドーシスの診断基準と診断の手引き—2006」に準じる[10]．筋疾患を強く示唆する臨床所見があり，他の疾患を除外できる症例について，①筋に組織所見，すなわち非乾酪性類上皮細胞肉芽腫炎症病変が得られ，全身反応を示す検査所見 6 項目中 2 項目を満たすものが「definite」，②筋以外の他臓器に組織所見を認め，全身反応を示す検査所見 6 項目中 2 項目を満たすものが「probable」，③全身反応を示す検査所見 6 項目中 2 項目を満たすが，いずれの臓器にも組織所見を確認できないものを「possible」とする．ちなみに全身反応を示す検査所見は，1) 両側肺門リンパ節腫脹，2) 血清 ACE 活性高値，3) ツベルクリン反応陰性，4) Ga-67 シンチグラムにおける著明な集積所見，5) 気管支肺胞洗浄検査でリンパ球増加または CD4/CD8 比高値，6) 血清あるいは尿中 Ca 高値の 6 項目である．診断には，原則的にこれらの検査を行う．しかし，この診断基準の感受性，特異度は不明であり，組織診断ができないものは確定診断に至らず，isolated 筋サ症はしばしば除外される．また，全身性サ症に他の筋疾患が合併した例ではしばしば過剰診断となる[11]．

腫瘤型では，骨格筋 MRI で dark star と three stripes 像が得られれば，診断はほぼ確実と思われる．

D 治療

　これまで無作為対照前向き多施設臨床試験の報告はない．サ症による筋病変の診断確定と他臓器病変の合併を明らかにし，全身疾患として治療方針を立てる．「probable」群もステロイドに奏効することがあるので積極的にサ症治療を行う[11]．

　無症候性や腫瘤型で腫瘤触知のみの場合は経過観察し，筋痛などを伴う場合は，経口ステロイドを単独投与する．

　ミオパチー型は，軽症～中等度の場合は経口ステロイドを投与する．急性・亜急性発症，中等度～高度障害では，パルス療法（メチルプレドニゾロン 1,000 mg 1 日 1 回　3～5 日間連日投与）を併用する．ステロイド抵抗例や副作用出現例には，免疫抑制薬（メトトレキサート，アザチオプリン，シクロホスファミド），さらに効果不十分例にはインフリキシマブ[5]やシクロスポリンを投与する．しかし，投与量・方法は一定していず，また，再発予防にどこまで治療を続けるかも未確立である．具体的には，筋力を指標に，プレドニゾロン（1 mg/kg/日，または 60 mg/日）を 4 週間，症状改善が悪い時は，さらに 4 週間投与する．以後，2～3 週間毎に 5 mg ずつ減量し，副作用予防のため，30 mg になった時点で，1～2 週間毎に 5 mg ずつ減少し，隔日投与に移行し，10～20 mg/隔日で維持する．

　また，他臓器のサ症合併例では，例えば心サ症のように最も重症な臓器の治療法を優先する．

E 予後

　ステロイドの減量中，特に 10～20 mg/日以下で筋病変が再発することがある．経過中，他臓器にしばしばサ症病変が合併することがある．慢性ミオパチー型でも筋力は改善するが，筋萎縮や筋の線維化が高度のものは改善が不完全で，後遺症を残す．腫瘤型は肉芽腫形成が全身性に進展することはあるが，ミオパチー型に移行することはまれである．

患者へのアドバイス

- 筋サ症は，ステロイド療法で多くは改善するが，再発しやすく，慢性ミオパチー型では，筋線維の脱落と線維化が高度のものは後遺症を残すことがある．
- 経過中，全身性に他臓器病変を合併しやすく，特に心病変は突然死することもあり，十分な診断と治療が大切である．
- 厚生労働省の特定疾患治療研究事業（特定疾患）の対象疾患の 1 つである．ケアでは患者の肉体的，精神的，経済的苦痛を少しでも和らげ，病院ケアとともに在宅でのトータルケア，特定疾患受給者申請などの福祉サービスの利用を活用する．

文献

1) Gerke AK, Hunninghake G. The immunology of sarcoidosis. Clin Chest Med. 2008；29：379-90.
2) Jamal MM, Cilursu AM, Hoffman EL. Sarcoidosis presenting as acute myositis. Report and review of the literature. J Rheumatol. 1988；15：1868-71.
3) 熊本俊秀, 竹丸　誠, 姫野隆洋. 慢性ミオパチー型筋サルコイドーシス. 日サ会誌. 2012；32：33-7.

4) Otake S. Sarcoidosis involving skeletal muscle: imaging findings and relative value of imaging procedures. AJR Am J Roentgenol. 1994; 162: 369-75.
5) Marie I, Lahaxe L, Vera P, et al. Follow-up of muscular sarcoidosis using fluorodeoxyglucose positron emission tomography. QJM. 2010; 103: 1000-2.
6) Kumamoto T, Yukishige K, Ito T, et al. Cellular distribution of proteolytic enzymes in the skeletal muscle of sarcoid myopathy. Acta Neuropathol. 2002; 104: 38-44.
7) Danon MJ, Perurena OH, Ronan S, et al. Inclusion body myositis associated with systemic sarcoidosis. Can J Neurol Sci. 1986; 13: 334-6.
8) 竹丸 誠, 岡崎敏郎, 中村憲一郎, 他. Lobulated fibers を伴った慢性ミオパチー型筋サルコイドーシスと考えられた1例. 日サ会誌. 2011; 31: 49-55.
9) Prokop S, Heppner FL, Goebel HH, et al. M2 polarized macrophages and giant cells contribute to myofibrosis in neuromuscular sarcoidosis. Am J Pathol. 2011; 178: 1279-86.
10) 日本サルコイドーシス/肉芽腫性疾患学会, 日本呼吸器学会, 日本心臓病学会, 他. サルコイドーシスの診断基準と診断の手引き─2006. 日呼吸会誌. 2008; 46: 768-80.
11) 熊本俊秀. 診断基準の評価と今後検討すべき課題：神経・筋サルコイドーシスの視点から. 日サ会誌. 2009; 29: 81-2.

＜熊本俊秀＞

3 代謝性ミオパチー：脂肪蓄積ミオパチー

■ポイント
- 脂質蓄積ミオパチーは脂質代謝異常によって筋に脂質が異常に蓄積して発症するまれな代謝性筋疾患である．
- 筋症状には進行性の筋力低下を伴うものと反復性の横紋筋融解症を伴うものがあり，前者では病理学的に筋線維内に多数の脂肪滴を認めるが，後者ではほとんどみられず，診断には生化学および遺伝子診断が有用である．

筋線維内に脂質が異常に蓄積し，筋症状を伴う疾患群である．脂質代謝異常，すなわち細胞内中性脂肪分解，長鎖脂肪酸のミトコンドリア内トランスポート，カルニチン代謝や脂肪酸 β 酸化の障害[1]によって起こる．主な疾患を表1に示す．臨床症状は，乳児型では筋トーヌス低下，肝腫大，心肥大，脳症（非ケトン性低血糖や Reye 様症候群など）がみられ，遅発型では臨床的に反復性の横紋筋融解症と進行性の筋力低下（ミオパチー）を示すものとがある[1]．

A 進行性の筋力低下（ミオパチー）を伴うもの

下記の疾患があるが，いずれも筋力低下は近位筋優位のことが多く，血清クレアチニンキナーゼ（CK）が上昇する．筋病理所見では筋線維内の脂肪蓄積が特徴で，タイプ1線維優位に HE 染色で多数の小空胞と oil red O 染色陽性の脂肪滴の増加，また，タイプ2線維萎縮，時にタイプ1線維萎縮を認める[2]．

1 原発性カルニチン（PCD）欠損症

脂質蓄積ミオパチーのなかでは最も古い疾患である．常染色体劣性遺伝の疾患で，ナトリウム依存性カルニチントランスポーター（OCTN2）をコードする SLC22A5 遺伝子の変異による[3]．OCTN2 欠損をきたし，血中，細胞内カルニチン欠乏を生じ，長鎖脂肪酸 β 酸化が障害され，筋，心，肝の細胞質に脂肪が蓄積して障害を生じる[1,2]．

［臨床症状］主に10歳前に発症する．乳児では筋緊張低下，肝腫大，心筋症，低血糖，脳症を伴う．遅発例ではミオパチーや心筋症をきたすが，筋力低下を認めないこともある[1,2]．

［検査・診断］血漿や筋，心，肝のカルニチン，アシルカルニチンは著明に低下する[1,2]．遺伝子解析では SLC22A5 遺伝子変異を認める．

［治療］高炭水化物食，低脂肪食が推奨される．大量 L-カルニチンサプリメントが有用である[1,2]．

2 先天性魚鱗症およびミオパチーを伴う中性脂肪蓄積症（NLSD）

NLSD はまれな脂質蓄積症で adipose triglyceride lipase（ATGL）または α/β-hydrolase domain-containing protein 5（ABHD5）の欠損による．先天性魚鱗症を伴う NLSDI は ABHD5 をコードする

表1　主な脂質蓄積ミオパチーの臨床症状と検査所見

疾患	遺伝子	主な臨床症状	病理所見	検査所見
I．進行性の筋力低下（ミオパチー）を伴うもの				
PCD	SLC22A5	乳児：筋緊張低下，肝腫大，心筋症，低血糖腫瘍，Reye様症候群，遅発型ミオパチー，心筋症	脂肪蓄積（+++）	血漿・筋カルニチン低下 アシルカルニチン低下 CK上昇～正常
NLSD	ABHD5 PNPLA2	魚鱗症を伴うもの：肝腫大，ミオパチー（軽度），眼症状，難聴，精神遅滞，低身長，小頭症 ミオパチーを伴うもの：ミオパチー，心筋症	脂肪蓄積（+++）	血漿カルニチン正常 アシルカルニチンプロフィール正常 白血球内脂質空胞 CK上昇（ミオパチー分併例）
MAD欠損症	ETFDH ETFA ETFB	新生児発症型：先天性奇形（+/−），筋緊張低下，肝腫大，心筋症，脳症，心筋症 遅発型：周期性嘔吐，ミオパチー，心筋症，横紋筋融解症（まれ）	脂肪蓄積（++～+++）	血漿カルニチン低下 全長鎖アシルカルニチン増加 2-ヒドロキシグルタル酸尿±アシルグリシン CK上昇
II．反復性の横紋筋融解症を伴うもの				
CPT II欠損症	CPT2	乳児型：肝腫大，脳症，心肥大 若年成人発症型：筋痛，筋力低下，横紋筋融解症	脂肪蓄積（0～+）	血漿カルニチン　正常～中等度低下 長鎖アシルカルニチン増加（C_{16}, $C_{18:1}$, C_{-8}） CPT II活性低下（白血球，筋，線維芽細胞）
VLCAD欠損症	ACADVL	小児型：心筋症，肝障害，非ケトン性低血糖，軽症例では，心筋症はまれ 成人型：筋痛，筋力低下，横紋筋融解症	脂肪蓄積（0～+）	血漿カルニチン　正常～中等度低下 長鎖アシルカルニチン増加（$C_{14:1}$） ジカルボン酸尿
TFP/LCHAD欠損症	HADHA HADHB	乳児型：脳症，肝障害 遅発型：横紋筋融解症，心筋症，感覚運動性ニューロパチー	脂肪蓄積（0～+）	長鎖3-ヒドロキシアシルカルニチン増加 ジカルボン酸+3-ヒドロキシジカルボン酸尿症 長鎖3-ケトアシルCoAチオラーゼ活性低下（TFP欠損症），正常（LCHAD欠損症）

PCD＝原発性カルニチン欠損症，NLSD＝中性脂肪蓄積症，MAD＝多種アシルCoA脱水素酵素，CPT II＝カルニチンパルミトイルトランスフェラーゼ，VLCAD＝極長鎖アシルCoA脱水素酵素，TFP/LCHAD＝3頭酵素/長鎖3-ヒドロキシアシルCoA脱水素酵素

CGI-58遺伝子変異による[4]．ミオパチーを伴うNLSDMはATGLをコードするPNPLA2遺伝子変異による[5]．ATGL，ABHD5欠損は中性脂肪の分解を阻害し，筋，皮膚，肝，中枢神経，白血球などの種々の組織の細胞内に脂肪が蓄積する．

［臨床症状］小児期に発症し，症状は多彩で，特にミオパチー，肝腫大，種々の眼症状（白内症，眼振，斜視），感音性難聴，精神遅滞，小人症，小頭症を認める[1,2]．

NLSDI は Chanarin-Dorfman 症候群[6]ともよばれ，先天性魚鱗癬様紅皮症，肝腫大，軽度のミオパチーを認める．心筋症はない．

NLSDM は小児期に歩行が遅い，運動が上手くできないなどで気づかれるが，緩徐進行性の筋力低下は 20～30 歳代に生じる．心筋症を伴いやすい[1,2,5]．

［検査・診断］白血球の細胞質にも脂肪滴を認める（Jordan's anomaly）．筋や皮膚症状出現前から筋線維や表皮細胞に脂肪滴が認められる．NLSDM では，筋萎縮に加え rimmed vacuoles がみられる[7]．これは PCD，MADD にはみられない．NLSDI，NLSDM の遺伝子診断では各々 CGI-58 や PNPLA2 の遺伝子変異を認める[4,5]．

［治療］NLSD に対する効果的な治療法はない．

3 多種アシル CoA 脱水素酵素（MAD）欠損症

MAD 欠損症はグルタル酸尿症Ⅱ型として知られている．常染色体劣性遺伝形式をとる有機代謝異常症である．MAD 欠損症は，電子伝達フラビン蛋白（ETF）の α-および β-サブユニットをコードする ETFA，ETFB 遺伝子とユビキノン酸化還元酵素（ETF-QO）をコードする ETFDH 遺伝子の変異による[2,6,8]．この他，ETFDH 遺伝子と関連するものにリボフラビン反応性 MAD 欠損症と ETFDH pathogenic mutation がある[1,2,9]．ETF と ETF-QO の欠損は，脂肪酸 β 酸化の過程で全ての MAD を障害し，細胞内に脂質の蓄積を起こすとともにミトコンドリア酵素に影響を及ぼす[1]．

［臨床症状］MAD 欠損症は新生児発症で顔面奇形，嚢胞性腎形成異常などの先天奇形を伴う型と奇形を伴わない型，遅発型に分類される．新生児発症型では筋トーヌス低下，肝腫大，心筋症，低血糖症，高アンモニア血症，代謝性アシドーシスを伴い乳児期に早期に死亡する．遅発型は周期性嘔吐，心筋症，脳症，特に成人発症では進行性のミオパチー，まれに横紋筋融解症を伴う[1,2]．

［検査・診断］血中の中・長鎖アシルカルニチン上昇，血漿カルニチンの減少（時に正常）を認める．尿中有機酸では，C5-C10 ジカルボン酸尿症やアシルグリシン誘導体を認める[1,2]．フラビン依存性呼吸鎖酵素を含むミトコンドリア酵素は減少する[9]．

遺伝子診断では，ETFA，ETFB，ETFDH 遺伝子変異を認める．

［治療］確立された治療法はないが，MAD 欠損症のなかには，リボフラビンとカルニチン，またはコエンザイム（Co）Q10 投与で改善するものがある．

B 反復性横紋筋融解症を伴うもの

下記の疾患があるが，いずれも長時間の運動，寒冷，飢餓によって誘発される反復性の筋痛，筋力低下，ミオグロビン尿症や横紋筋融解症をきたす．筋病理像では，脂肪蓄積はまれに軽度認められることもあるが，ほとんどみられず，萎縮，壊死，再生などの非特異的変化を認めるのみである[1,2]．

1 カルニチンパルミトイルトランスフェラーゼ（CPT Ⅱ）欠損症

CPT Ⅱ欠損症はミトコンドリアの脂肪酸酸化異常を伴うまれな常染色体劣性遺伝性疾患である．CPT Ⅱ遺伝子変異による．CPT Ⅱ はミトコンドリア内膜に存在し，この欠損により，アシルカルニチンが代謝されずに蓄積し，細胞障害をきたす[4,10]．

[臨床症状] 乳児型では肝腫大, 低血糖, 代謝性アシドーシス, 脳症をきたし重症で致死的である. 幼児・小児型はこれに心肥大を伴う. 若年・成人発症型は心障害はないが, 反復性の横紋筋融解症を生じる. しかし, 永続的な筋力低下はまれである[2].

[検査・診断] 発作間歇時は正常だが, 発作時に長鎖アシルカルニチン（C_{16}, $C_{18:1}$, C_{18}）が増加する. 確定診断には白血球, 線維芽細胞や筋でCPT II 活性低下, 遺伝子診断でCPT II 遺伝子変異を認める. 筋力低下はC. 338 C>T, P. Ser 113 Leu 変異に多い[11].

[治療] 飢餓, 寒冷や長時間の運動などの発症誘発を避ける. 高炭水化物食, 低脂肪食が推奨される. また, グルコース点滴が有効で, 点滴中に心拍数の低下, 身体運動時間の延長がみられている. しかし, 経口投与は効果が劣る[12].

2 極長鎖アシルCoA脱水素酵素（VLCAD）欠損症

常染色体劣性遺伝の疾患である. ACADVL 変異による極長鎖アシルCoA脱水素酵素（VLCAD）の欠損による[13]. VLCADはミトコンドリア内膜に存在し, 欠損症では長鎖アシルカルニチンが血液や筋, 心, 肝細胞内に蓄積し障害する.

[臨床症状] 新生児〜若年成人に発症する. 通常, 小児重症型, 小児軽症型, 成人型の3病型に分類される. 小児型は心・肝障害を伴うが, 重症型は新生児-乳幼児期に発症し, 心筋症を合併し, 突然死もみられる. 軽症例は小児期に発症し, 心筋症はまれである. 成人型ではCPT II 欠損症類似の筋症状を認める[13].

[検査・診断] 長鎖アシルカルニチン, 特にテトラデカノイルカルニチン $C_{14:1}$ の上昇が特徴である[2].

VLCADの遺伝子変異を認める[14].

[治療] 小児例には低長鎖脂肪食, 中鎖脂肪酸サプリメント投与する. 成人型では運動, 飢餓などの誘発因子を避ける.

3 3頭酵素（TFP）/長鎖3-ヒドロキシアシルCoA脱水素酵素（LCHAD）欠損症

TFP欠損症は, LCHAD欠損症とミトコンドリアTFP欠損症の2群に分けられる. TFPはミトコンドリア内部に存在し, LCHADと長鎖エノイルCoAヒドラターゼ（LCEH）, 長鎖3ケトアシルCoAチオラーゼ（LCKAT）の3酵素からなり, ミトコンドリアの長鎖脂肪酸β酸化に関与する. TFP欠損症はこの全て酵素活性が欠如する[2].

常染色体劣性遺伝疾患で, LCHAD, LCEHとLCKATを各々コードするHADHA, HADHB遺伝子変異による. 大多数のTFP欠損症は, HADHA遺伝子のLCHADドメインのα-subunit（HADHA）の変異によるLCHADの単独欠損である[15,16].

[臨床症状] 乳児型では, 肝障害, 低血糖, 脳症がみられ, しばしば死亡する. 遅発型は小児期後半以降に発症し, 主に反復性の横紋筋融解症発作, 心筋症, 色素性網膜症, 進行性の感覚運動性ニューロパチーなどがみられる. 感覚運動性ニューロパチーは, 他の脂肪酸化欠損症ではみられない[17].

[検査・診断] 筋生検では, 神経原性変化を認める[17]. LCHAD欠損では複合体 I 活性, 時に複合体 II・III 活性が低下する[2].

症状安定時は血中アシルカルニチンプロフィルは正常である. 主に成人例では横紋筋融解症発作時に長鎖ヒドロキシアシルカルニチン, 3-ヒドロキシアシルカルニチン酸尿が上昇する[2]. LCHAD

活性低下がみられ，さらに長鎖3ケトアシルCoAチオラーゼ活性低下の場合はTFP欠損症，低下がなければLCHAD欠損症と診断される．

遺伝子解析では，LCHAD欠損症の約90％にLCHAD遺伝子変異[15]，TFP欠損症ではHADHA遺伝子，HADHB遺伝子の変異がみられる[16]．

[**治療**］飢餓を避け，長期脂肪酸摂取を制限し，中鎖中性脂肪オイルを投与する．

患者へのアドバイス

- 成人型では，比較的慢性の経過をとることが多く，必要に応じてサポーティブケアを考慮する．
- 食事療法，誘発因子の除去で発作の再発や症状の進行，また，疾患，病型によってはカルニチン，リボフラビン，CoQ10など投与により症状が改善し得る可能性があることを説明する．
- そのためには，生化学および遺伝子診断で診断を確定する必要性を説明する．

文献

1) Liang WC, Nishino I. Lipid storage myopathy. Curr Neurol Neurosci Rep. 2011; 11: 97-103.
2) Laforêt P, Vianey-Saban C. Disorders of muscle lipid metabolism: diagnostic and therapeutic challenges. Neuromuscul Disord. 2010; 20: 693-700.
3) Nezu J, Tamai I, Oku A, et al. Primary systemic carnitine deficiency is caused by mutations in a gene encoding sodium ion-dependent carnitine transporter. Nat Genet. 1999; 21: 91-4.
4) Lefèvre C, Jobard F, Caux F, et al. Mutations in CGI-58, the gene encoding a new protein of the esterase/lipase/thioesterase subfamily, in Chanarin-Dorfman syndrome. Am J Hum Genet. 2001; 69: 1002-12.
5) Fischer J, Lefèvre C, Morava E, et al. The gene encoding adipose triglyceride lipase (PNPLA2) is mutated in neutral lipid storage disease with myopathy. Nat Genet. 2007; 39: 28-30.
6) Chanarin I, Patel A, Slavin G, et al. Neutral-lipidstorage disease: a new disorder of lipid metabolism. Br Med J. 1975; 1: 553-5.
7) Ohkuma A, Noguchi S, Sugie H, et al. Clinical and genetic analysis of lipid storage myopathies. Muscle Nerve. 2009; 39: 333-42.
8) Schiff M, Froissart R, Olsen RK, et al. Electron transfer flavoprotein deficiency: functional and molecular aspects. Mol Genet Metab. 2006; 88: 153-8.
9) Olsen RK, Olpin SE, Andresen BS, et al. ETFDH mutations as a major cause of riboflavin-responsive multiple acyl-CoA dehydrogenation deficiency. Brain. 2007; 130: 2045-54.
10) Angelini C, Semplicini C. Metabolic myopathies: the challenge of new treatments. Curr Opin Pharmacol. 2010; 10: 338-45.
11) Corti S, Bordoni A, Ronchi D, et al. Clinical features and new molecular findings in Carnitine Palmitoyltransferase II (CPT II) deficiency. J Neurol Sci. 2008; 266: 97-103.
12) Vorgerd M. Therapeutic options in other metabolic myopathies. Neurotherapeutics. 2008; 5: 579-82.
13) Laforêt P, Acquaviva-Bourdain C, Rigal O, et al. Diagnostic assessment and long-term follow-up of 13 patients with Very Long-Chain Acyl-Coenzyme A dehydrogenase (VLCAD) deficiency. Neuromuscul Disord. 2009; 19: 324-9.
14) Andresen BS, Vianey-Saban C, Bross P, et al. The mutational spectrum in very long-chain acyl-CoA dehydrogenase deficiency. J Inherit Metab Dis. 1996; 19: 169-72.
15) Wanders RJ, Vreken P, den Boer ME, et al. Disorders of mitochondrial fatty acyl-CoA beta-oxidation. J Inherit Metab Dis. 1999; 22: 442-87.

16) Boutron A, Acquaviva C, Vianey-Saban C, et al. Comprehensive cDNA study and quantitative analysis of mutant HADHA and HADHB transcripts in a French cohort of 52 patients with mitochondrial trifunctional protein deficiency. Mol Genet Metab. 2011; 103: 341-8.
17) Spiekerkoetter U, Bennett MJ, Ben-Zeev B, et al. Peripheral neuropathy, episodic myoglobinuria, and respiratory failure in deficiency of the mitochondrial trifunctional protein. Muscle Nerve. 2004; 29: 66-72.

<熊本俊秀>

4 横紋筋融解症

> ■ポイント
> - 横紋筋融解症には様々な病因があり，臨床の現場では症状の把握ならびに問診などによる原因検索が必須である．
> - 比較的急速に発症する筋肉痛，脱力，高 CK 血症と共に褐色尿を認めれば，まず横紋筋融解症を疑う．
> - 転帰は一般に良好であるが，急性腎不全を合併すると重篤となるため，早期発見，早期治療が重要である．

　横紋筋融解症は，骨格筋の傷害によりミオグロビン，クレアチンキナーゼ（CK），カリウムなどの細胞内成分が大量に血中へ放出されることを特徴とする症候群である．一般にミオグロビン尿症や筋痛，こわばり，筋力低下などの筋症状を認めるとされるが，実際には血中 CK の軽度上昇のみを認める無症候性のものから，大量のミオグロビンが血中・尿中に流出することにより急性腎不全，播種性血管内凝固症候群（DIC），多臓器不全などをきたし，ときに生命を脅かす例があるなど，臨床像は多岐にわたる[1-3]．

A 病因

　横紋筋融解症をきたす病因は多彩であり（表1），外傷性，労作性，薬剤性，感染性，代謝性ほかに分類される[4,5]．

　外傷は横紋筋融解症の一般的な原因であり，いくつかの状況下で認められる．地震におけるクラッシュ症候群，拷問・虐待，高齢者や意識障害時での長期臥床状態，雷や高電圧電源からの電気

表1 横紋筋融解症の病因

- 外傷，圧迫性壊死，電気的損傷，熱傷
- 過重負荷運動，労作
- 熱中症，悪性症候群，悪性高熱症
- 薬物（脂質異常症治療薬，免疫抑制薬，向精神薬，抗 Parkinson 病薬，麻酔薬，有機溶剤，アルコール，ヘロインほか）
- 毒物（一酸化炭素，ヘビ，ハチなどの昆虫，クモ，魚ほか）
- 感染症
- 電解質障害
- 内分泌，代謝疾患
- 炎症性ミオパチー，先天性ミオパチー

的損傷，第3度熱傷などがあげられる．

　労作性に横紋筋融解症が発症する場合は，筋肉へのエネルギー供給が需要に対して不十分であるときが多い．例としては，代謝性ミオパチーなどで筋組織への酸素濃度が損なわれる条件下や，過度の運動や労作が含まれる．発汗によるカリウム喪失によって引き起こされる低カリウム血症も横紋筋融解症の原因となりうる．代謝性ミオパチーにおける筋壊死の正確なメカニズムはまだ確立されていない．

　熱中症や温度調節異常が原因となることもある．悪性症候群は神経遮断薬や抗Parkinson病薬への曝露後に，全身の筋収縮や振戦の有無にかかわらず高熱を発症する疾患であるが，この際に横紋筋融解症を認める．

　中毒性の横紋筋融解症は非外傷性のなかで頻度が高く，原因として数多くの薬剤，毒素が知られている．脂質異常症治療薬で代表的なHMG-CoA還元酵素阻害薬は強力なコレステロール合成障害作用を有するが，その際メバロン酸からのユビキノン生成も抑制され，筋肉細胞のコレステロールとユビキノン含量を同時に減少させる．その結果，細胞膜コレステロール含量の低下による膜透過性の亢進，筋形質膜の形成・維持機能の障害，メバロン酸からユビキノン合成不足による細胞内ミトコンドリア機能障害が発生する[1,5-8]．ミトコンドリア脳筋症でも時に横紋筋融解症を示すことがある[9]．HMG-CoA還元酵素阻害薬は動脈硬化，心筋梗塞，さらには脳血管障害の危険因子である脂質異常症の治療薬として使用頻度が高く，副作用の報告も多い．特に高齢，女性，腎不全，大量投与，他の薬剤との併用などのリスクをもつ患者を中心に横紋筋融解症の発症がみられる[10,11]．クロフィブラート系薬剤でも用量依存性に筋障害は発現すると考えられている[1,5]．脂質異常症治療薬とシクロスポリンなどの免疫抑制薬との相互作用による横紋筋融解症の報告も多くみられる[10,12,13]．これは，免疫抑制薬の併用が脂質異常症治療薬の血中濃度を増加させる[10,11]ことに加え，免疫抑制薬そのものが血中，さらには筋細胞膜のリン酸塩濃度を下げ，ミトコンドリアの呼吸鎖酵素や内膜に作用し，好気性代謝を変化させ，筋障害を起こすと想定されているためである[1,13,14]．

　向精神薬が原因となる悪性症候群は横紋筋融解症と関連する．悪性症候群の多くは，ブチロフェノン系（ハロペリドールほか）ならびにフェノチアジン系（クロルプロマジンほか）向精神薬などの抗ドパミン作用薬ならびに抗Parkinson病薬の投与中や突然の投与中断によって引き起こされる[5,15,16]．その発症機序は視床下部，大脳基底核，脳幹のドパミン受容体における急速な遮断が原因とされる．この際，高熱，頻脈，発汗などと筋拘縮，振戦が出現し，代謝的に脱水やケトーシスが進行すると，精神症状，意識障害，横紋筋融解症から死に至る例がみられる[5]．精神科薬物治療と過飲による水中毒との関連での横紋筋融解症の報告もある[17]．

　全身麻酔薬使用でごくまれに出現する悪性高熱症も横紋筋融解症と関連する．悪性高熱症は主に吸入麻酔薬と脱分極性筋弛緩薬の併用により誘発される[15,18]．悪性高熱症では筋細胞内カルシウム濃度の急激な上昇を認め，高熱と共に横紋筋融解症，腎不全，多臓器障害に至り重篤となる．従来より全身管理に加え，特殊薬剤としてダントロレンの経静脈的投与などが試みられている[5]．

　その他，ニューキノロン系抗菌薬や胃腸薬，感冒薬など，様々な薬剤で横紋筋融解症報告例がある[19]．薬物の乱用（コカイン，アンフェタミン，ヘロインなどの使用または過量），アルコール中毒等も横紋筋融解症の病因となる．アルコール中毒患者では泥酔による意識障害，せん妄状態と打撲

による筋挫滅も加わることが予想される．Wernicke-Korsakoff症候群や低カリウム血症などの関与も推定される[5]．

薬剤以外にも毒素への曝露が横紋筋融解症に起因することが知られている．一酸化炭素中毒，ヘビ毒，ハチなどの昆虫毒，クモ毒，魚毒，キノコ中毒などが知られている．細菌，ウイルス，寄生虫などの感染症も横紋筋融解症の病因となるが，罹患筋での病原体の存在を一貫して実証することは困難であり，筋肉の損傷のメカニズムはまだ確立されていない．

電解質障害も横紋筋融解症に関与する．具体的には，低カリウム血症，低リン血症，低カルシウム血症，低ナトリウム血症，高ナトリウム血症と横紋筋融解症との関連が知られている．糖尿病や甲状腺疾患を含む内分泌疾患でも，他の原因との組合せで時に横紋筋融解症と関連づけられる．甲状腺機能低下症では頻繁に筋肉痛や血清CK値の軽度から中等度の上昇がみられる．甲状腺機能亢進症や褐色細胞腫との関連もいわれている．炎症性ミオパチーや筋ジストロフィー，先天性ミオパチーと横紋筋融解症との関連も指摘されている．横紋筋融解症の発症を契機に診断された筋強直性ジストロフィーの患者報告例もみられる[20]．

B 病態，診断

横紋筋融解症では一般に数日の経過で，筋肉痛・圧痛，脱力感，倦怠感が出現し，褐色尿（ミオグロビン尿）がみられるとされるが，症例により様々である．筋肉痛を訴えない場合もあれば，非常に激しい疼痛が発生することもある．重症例では発熱，頻脈，嘔気，嘔吐，腹痛を認める．外傷，薬物，毒素，電解質異常が原因の場合には精神状態の変化を伴う場合がある．傷害された筋は著明に腫大し，血管や神経を圧迫し，血管のうっ血，さらに四肢の虚血や絞扼性の末梢神経障害を起こすこともある．骨格筋の硬結，腫脹は特に下腿を中心に出現する．細胞内に細胞外液が急速に移動すると急激な筋腫脹を併発し，高度になると同一筋膜内の血管を圧迫し虚血性筋障害を引き起こす悪循環となり，筋細胞内ナトリウム濃度の上昇による急激な細胞外液の細胞内への移行によるコンパートメント症候群が生じる場合がある[5,18]．

横紋筋融解症では筋細胞の障害によりミオグロビン放出，乳酸，尿酸などの血中濃度上昇と筋組織への急速な水移行が起こり，ミオグロビン血症，乳酸アシドーシスと，高尿酸血症と脱水が出現する．検査では血清CK，AST，ALT，LDH，アルドラーゼなどの筋原性酵素の上昇ならびに血中・尿中ミオグロビンの上昇が認められる．ミオグロビンは融解直後にほぼ最大となり，比較的早期に正常に戻るが，病因が持続しない限り血清CK値は発症2日目，LDHは5日目位におおよそ最大となる[5]．血中CK値は軽度から10,000 IU/mL以上にも及ぶものまであるが，臨床的には50,000 IU/mL以上の異常値持続が腎不全への危険因子と考えるべきである[5,21]．ミオグロビン尿症ではしばしば尿細管壊死を起こし，急性腎不全に陥る．乏尿，血中尿素窒素・クレアチニン値の上昇，クレアチニンクリアランスの低下などの腎機能低下の所見に加えて，高カリウム血症や心障害をきたし，ときに死亡する場合がある．高リン血症や低カルシウム血症を伴うことがある．血清CKやLDH上昇例では心筋や肺傷害性による異常値との鑑別に慎重さを要する必要があり，分画検査や心筋トロポニンT検査，心電図検査を併用する．

針筋電図では，急性期においてミオパチーの所見を示す．原因薬剤や毒素により筋と共に末梢神

経が障害されれば，脱神経所見や神経再支配の所見が得られ，しばしば末梢神経伝導速度は低下する[1]．筋生検では急性期において segmental necrosis の所見を認めるが，罹患部位に一致しない場合は正常所見を呈する場合もある[22]．急性期を過ぎたものでは basophilic fiber などの再生線維を認める[1]．ときに軽微な反応性の炎症性変化がみられることがある．^{99m}Tc-diphosphonate のシンチグラフィーでは非特異的に障害部位に核種が取り込まれるため，罹患筋の決定や筋生検部位の決定に利用される[23]．MRI では T2 強調画像で高信号がみられるが，これは炎症や筋壊死に伴う浮腫を反映したものである[24]．

臨床的に比較的急速に発症する筋肉痛，脱力，高 CK 血症と共に褐色尿を認めれば，まず横紋筋融解症を疑う．肉眼的に褐色尿をみる場合は血尿，ミオグロビン尿，ヘモグロビン尿，ポルフィリン尿があげられる．これらは尿潜血試験紙法では陽性となる（感度80％）．尿沈渣で赤血球を認めれば血尿，認めなければミオグロビン尿，ヘモグロビン尿である．ミオグロビン尿は Blondheim 塩析法で濾液が着色することで判断できる[25,26]．横紋筋融解症を疑ったら直ちに血中・尿中のミオグロビンを測定するが，半減期が短く，発症から48時間以降の検出が困難なことが多い．

C 治療，予後

横紋筋融解症の治療には早期診断が大切であるが，特別な治療法はなく，全身管理技術の発展が本症を治療・救命する上で重要な要因である．

原因や基礎疾患を検索し，薬剤や毒素の場合には，摂取歴についての十分な問診が重要である．薬剤性であれば直ちに原因薬剤の服用を中止し，引き続き脱水の評価と重症度の判定を行う．筋病変に対しては有効な治療法はなく，合併症や基礎疾患の治療が中心となる．軽症例では飲水指導で十分であるが，中等症以上では積極的な加療を要する．いかにして急性腎不全の発症，進行を予防するかが重要となる[27]．

血清 CK 値が 10,000 IU/mL 以上では補液を積極的に行い，早期に大量に水分を摂取すれば，多くはミオグロビンが腎臓から急速に排出される．筋壊死が明らかに高度の場合は，一般に重篤な熱傷患者と同程度の水分量を必要とし，大量補液で循環動態の安定化を図る．この際，肺水腫などの予防に中心静脈圧の測定を要する．酸性尿の下で析出するヘマチンは尿細管障害の原因となるため，尿のアルカリ化（pH 6.5 以上）は必須で，酸性尿の防止に通常は炭酸水素ナトリウムやマンニトールが用いられる[5]．明らかに腎機能障害を伴う例では，早急に血液透析を行う．高カリウム血症では心電図モニターで厳重な監視と治療が必要となる．悪性高熱症では筋細胞内カルシウム濃度の抑制を狙い，ダントロレンを使用することがある．筋の腫脹が強い場合には筋膜切開が有効であるが，感染機会を助長する可能性や再血液灌流による筋崩壊産物の急激な血管内流入による危険などがあり，慎重さを要する[5]．

重症例では筋力の回復が悪く，重篤な腎不全を伴う場合にはしばしば多臓器不全で死亡する．だが一般には回復はよく，筋力は数週間で正常に戻る．腎機能障害はより長く続き，通常，クレアチニンクリアランスが正常値に戻るのに 1～2 カ月かかる[1]．

患者へのアドバイス

- 一般に予後良好であるが，腎不全を合併すると死亡例もあることから，重症例では決して予後が楽観できないことを強調しておく必要がある．
- 筋病変自体に対しては有効な治療法はなく，合併症や基礎疾患の治療が中心となることを説明する．
- 原因が多彩であり，患者や家族から内服歴，環境歴を含む病歴聴取を詳細に行うことが治療のうえできわめて重要となる．

文献

1) Poels PJ, Gabreëls FJ. Rhabdomyolysis: a review of the literature. Clin Neurol Neurosurg. 1993; 95: 175-92.
2) 熊本俊秀．横紋筋融解症．別冊日本臨牀（骨格筋症候群 下巻）．大阪：日本臨牀社；2001. p. 235-8.
3) 熊本俊秀．壊死性ミオパチー．別冊日本臨牀（骨格筋症候群 下巻）．大阪：日本臨牀社；2001. p. 239-42.
4) Schulze VE Jr. Rhabdomyolysis as a cause of acute renal failure. Postgrad Med. 1982; 72: 145-7.
5) 佐橋 功, 衣斐 達．横紋筋融解症の病態と臨床．日集中医誌．2009; 16: 242-5.
6) 濱野忠則, 武藤多津郎, 栗山 勝．薬物の副作用による神経・筋疾患．スタチンと横紋筋融解症．日内会誌．2007; 96: 1646-51.
7) Laaksonen R, Ojala JP, Tikkanen MJ, et al. Serum ubiguinone consentration after short- and long-term teratment with HMG-CoA reductase inhibitor. Eur J Clin Pharmacol. 1994; 46: 313-7.
8) Corpiar Cl, Jones PH, Suki WN, et al. Rhabdomyolysis and renal injury with lovastatin use. Report of two cases in cardiac transplant recipients. JAMA. 1988; 260: 239-41.
9) Ohno K, Tanaka M, Sahashi K, et al. Mitochondrial DNA delations in inherited recurrent myoglobinuria. Ann Neurol. 1991; 29: 364-9.
10) Weise WJ, Possidente CJ. Fatal rhabdomyolysis associated with simvastatin in a renal transplant patient. Am J Med. 2000; 108: 351-2.
11) Alexandridis G, Pappas GA, Elisaf MS. Rhabdomyolysis due to combination therapy with cerivastatin and gemfibrozil. Am J Med. 2000; 109: 261-2.
12) Smith PF, Eydelloth RS, Grossman SJ, et al. HMG-CoA reductase inhibitor-indused myopathy in the rat: cyclosporine a interaction and mechanism studies. J Pharmacol Exp Ther. 1991; 257: 1225-35.
13) Breil M, Chariot P. Muscle disorders associated with cyclosporine treatment. Muscle Nerve. 1999; 22: 1631-6.
14) Hokanson JF, Mercier JG, Brooks GA. Cyclosporine A decreases rat skeletal muscle mitochondrial respiration in vitro. Am J Respir Crit Care Med. 1995; 151: 1848-51.
15) Buckley PF, Hutchinson M. Neuroleptic malignant syndrome. J Neurol Neurosurg Psychiatry. 1995; 58: 271-3.
16) 高木昭夫．悪性高熱，悪性症候群．新筋肉病学．東京：南江堂；1995. p. 789-95.
17) 長嶺敬彦．ここが危険だ！ 精神科薬物療法．水中毒と横紋筋融解症．臨精薬理．2005; 1: 111-3.
18) 楠 進, 川井 充, 神宝知行．向精神薬服用による長時間臥床後に出現した gluteal compartment syndrome の1例．神経内科．1983; 19: 595-8.
19) 佐橋 功, 衣斐 達．横紋筋融解症の病態と治療法に関する最近の話題．神経治療．2004; 21: 545-50.
20) 岩見州一郎, 後藤真樹, 佐藤美樹, 他．横紋筋融解症を契機に診断された筋緊張性ジストロフィー合併妊娠の一例．産婦香川会誌．2009; 11: 25-8.
21) 牛尾修太, 武居哲弘, 伊藤敏孝, 他．腎不全を回避できた著しい横紋筋融解症の2症例―血清

CK 高値で急性腎不全発症は予測できるか？　日集中医誌. 2009; 16: 299-303.
22) 自見隆弘, 若山吉弘. 労作性横紋筋融解症. 別冊日本臨牀（骨格筋症候群 下巻）. 大阪: 日本臨牀社; 2001. p. 441-4.
23) Frymoyer PA, Giammarco R, Farrar FM, et al. Technetium Tc 99m medronate bone scanning in rhabdomyolysis. Arch Intern Med. 1985; 145: 1991-5.
24) Trimarchi HM, Muryan A, Schropp J, et al. Focal exertional rhabdomyolysis aasociated with a hemangioma steal syndrome. Am J Med. 2000; 108: 577-80.
25) 早川　桂, 清水敬樹. 急性腎障害を起こす前に横紋筋融解症を治療する. 教えて！　ICU. レジデントノート. 東京: 羊土社; 2012. p. 596-602.
26) 十九浦礼子. 横紋筋融解症. In: 清水敬樹, 編. ICU実践ハンドブック. 東京: 羊土社; 2009. p. 515-7.
27) Bosch X, Poch E, Grau JM. Rhabdomyolysis and acute kidney injury. N Engl J Med. 2009; 361: 62-72.

＜菅　智宏＞

5 薬剤性ミオパチー・ステロイドミオパチー

> ■ポイント
> - 薬剤性ミオパチーは，治療薬が原因で筋力低下，筋痛，高 CK 血症，ミオグロブリン尿などを呈する状態である．
> - 診断に筋生検は不可欠であり，病態機序の解明に有用である．
> - 治療は原因薬剤の中止であるが，時に後遺症を残すこともあり，特に多剤を併用して治療する場合には常に本疾患の可能性を考慮する必要がある．

A 薬剤性ミオパチーの疾患概念と原因薬剤

　薬剤性ミオパチーは，筋疾患を有さない患者が何らかの治療薬を常用量使用された際に，亜急性，まれに急性に，筋力低下，疲労感，筋痛，高 CK 血症，ミオグロブリン尿などのミオパチーの症候を呈する状態と定義される[1]．原因薬剤を中止すると，通常，臨床症状および検査所見は改善するが，ときに筋に対する毒性は不可逆的である．薬剤性筋障害の診断に筋生検は不可欠であるが，ミオグロビン尿や軽度の筋力低下のみを呈する患者に対しては十分な情報が得られないこともある．
　現在，わが国で医薬品として使用され，添付文書において重大な副作用としてミオパチーが記載されている主な薬剤を表1に示す．実に多くの薬剤が筋毒性を有することに留意すべきである．

B 薬剤性ミオパチーの組織学的分類

　薬剤性ミオパチーによる筋障害は，筋病理学的に以下に分類される[1]．

a）壊死性ミオパチー
　主に HMG-CoA 還元酵素阻害薬（スタチン製剤）とフィブラート系薬剤によって誘発され，組織学的にマクロファージの浸潤を伴う壊死線維が散在する所見がみられる．炎症性ミオパチーの所見とは異なり，広範な MHC class I 抗原の発現亢進や非壊死線維へのリンパ球浸潤を欠く．もっとも典型的な薬剤性筋障害の所見と考えられている．

b）炎症性ミオパチー
　スタチン製剤や D-ペニシラミンなどによる筋障害でみられる．多発性筋炎と同様に，CD8 陽性 T リンパ球の浸潤を伴う非壊死線維や MHC class I 陽性筋線維を認める．

c）Thick-filament（ミオシン）消失性ミオパチー
　本所見は，敗血症や多臓器不全の状態に罹患し，心肺機能は改善しているにも関わらず人工呼吸器の離脱が遅れ，四肢の脱力を伴う critical illness myopathy において典型的な所見である．本症はコルチコステロイドや神経筋遮断薬の使用が危険因子と考えられている．

表1 ミオパチーが重大な副作用として添付文書に記載されている主な医薬品

脂質異常症治療薬	アトルバスタチンカルシウム水和物，シンバスタチン，ピタバスタチンカルシウム，プラバスタチンナトリウム，ロスバスタチンカルシウム，ベザフィブラート
抗ウイルス薬	ラミブジン，リバビリン，インターフェロンアルファ-2b（遺伝子組換え）
抗癌剤	シクロホスファミド水和物，スニチニブリンゴ酸塩，テガフール・ギメラシル・オテラシルカリウム配合剤，パクリタキセル，レトロゾール
免疫抑制剤	シクロスポリン
降圧剤	イルベサルタン，バルサルタン，マニジピン塩酸塩，ロサルタンカリウム，ロサルタンカリウム・ヒドロクロロチアジド
利尿剤	アゾセミド，トリクロルメチアジド，ヒドロクロロチアジド
抗精神病薬・抗Parkinson病薬	オランザピン，リスペリドン，アマンタジン塩酸塩
全身麻酔薬/麻酔・手術用筋弛緩薬	プロポフォール，ベクロニウム臭化物
抗菌薬	スルファメトキサゾール・トリメトプリム，モキシフロキサシン塩酸塩
消化性潰瘍・胃炎治療薬	オメプラゾール，ファモチジン，ランソプラゾール，モサプリドクエン酸塩水和物
痛風治療薬	コルヒチン
甘草・グリチルリチン含有製剤	カンゾウ，カンゾウ抽出物・メタケイ酸アルミン酸マグネシウム，グリチルリチン酸一アンモニウム・グリシン・DL-メチオニン配合剤，グリチルリチン酸一アンモニウム・グリシン・L-システイン配合剤
ステロイド薬	デキサメタゾン，ヒドロコルチゾンコハク酸エステルナトリウム，フルチカゾンプロピオン酸エステル，プレドニゾロン，プレドニゾロンコハク酸エステルナトリウム，ベタメタゾン，メチルプレドニゾロンコハク酸エステルナトリウム
骨粗鬆症	ミノドロン酸水和物
電解質作用薬	シナカルセト塩酸塩，ゾレドロン酸水和物，ポリスチレンスルホン酸ナトリウム
その他	フェキソフェナジン塩酸塩

医薬品医療機器情報提供ホームページ　副作用が疑われる症例報告に関する情報より

d）タイプⅡ線維萎縮

長期間のステロイド投与患者において，廃用性変化とともにみられる．

e）ミトコンドリア障害性ミオパチー

ragged red fiberやシトクロムCオキシダーゼ（COX）染色陰性線維を特徴とする病理学的所見であり，抗ウイルス薬（逆転写酵素阻害剤）やスタチン製剤による筋障害でみられることがある．

f）ライソゾーム蓄積ミオパチー

クロロキンを代表とする両親媒性薬剤による筋障害によってみられる所見であり，オートファジー空胞を形成するライソゾーム内にミエロイド構造が蓄積する．

g）微小管障害性ミオパチー

微小管の重合を阻害することにより細胞骨格ネットワークの破綻をもたらし，膨化したライソゾームとオートファジー空胞を伴う．代表的薬剤はコルヒチンである．

h）筋原線維ミオパチー

Z盤の障害によりミオフィラメントの破綻と筋原線維蛋白の蓄積を認める．代表的薬剤はエメチンである．

i）筋膜炎

病理学的に筋膜への炎症細胞浸潤と肥厚化を認める．代表的薬剤はtoxic oil syndromeや混入したL-トリプトファンなどである．

C 主な原因薬剤と障害機序

1 脂質異常症治療薬：スタチン誘発性ミオパチー

スタチン製剤による筋関連副作用の頻度は，単剤使用の状況では0.1％と決して高くはないが，時に重篤な筋障害をもたらすことがある[2]．9〜25％と比較的頻繁にみられる副作用は筋痛であり，びまん性の筋肉痛と圧痛，筋力低下を呈するが，通常CK値は正常範囲内であるが，時に高CK血症を伴うこともある．典型的なスタチン誘発性ミオパチーは，正常上限10倍以上のCK高値を伴い，近位筋優位に筋痛と把握痛，筋力低下を認める．先述のように，筋生検では壊死性ミオパチー，あるいは炎症性ミオパチー所見がみられる．さらにまれ（2〜5％）ではあるが重症例として，横紋筋融解症も発症しうる．横紋筋の広範な筋線維壊死により，急激にCKが数千以上，時に数万まで上昇し，大量のミオグロビンなどが血中・尿中に流出することにより急性腎不全，播種性血管内凝固症候群，多臓器不全などの全身症状が出現する．組織学的には，横紋と核の消失や部分的再生像を認めるものの，炎症細胞浸潤を欠くなどの特徴的な所見を呈する．スタチン製剤のうち，筋毒性の程度はセリバスタチン（販売取り下げ），シンバスタチン，ロバスタチン，プラバスタチン，アトルバスタチン，フルバスタチンの順と報告されている[1]．

スタチン製剤による筋毒性の病態には，複数の機序が推測されている[2]．HMG-CoA還元酵素pathwayの阻害はその一つと考えられる．ファルネシルピロリン酸化産物やゲラニルゲラニルピロリン酸化産物および代謝物の遮断による蛋白合成阻害が，スタチン製剤による筋毒性に寄与するものと推測される．さらにスタチン製剤によるHMG-CoA還元酵素阻害は，血管平滑筋の増殖を阻害し，筋線維にアポトーシスをもたらすことも知られている．またコレステロール合成阻害が骨格筋細胞膜の不安定化を生じ，細胞増殖を抑制する可能性も考えられている．スタチン製剤は，Na^+/K^+ ATPaseおよびNa^+/Ca^{2+}ATPase，Na^+/Ca^{2+}ATPaseポンプ活性を障害し，骨格筋細胞膜に影響することも報告されている．

スタチン誘発性筋毒性の危険性は，チトクロームP-450のCYP3A4を阻害する他の薬剤（マクロライド系抗生剤，アゾール系抗真菌薬，シクロスポリンなど）との併用により有意に高まる．これらの薬剤はスタチンの血中濃度を高める作用に加えて，スタチンと薬剤の相互作用により副反応をもたらすと考えられる．近年，他のP糖蛋白阻害薬（イトラコナゾール，ジルチアゼムなど）も，スタチン誘発性筋毒性をもたらすと報告されている．

2 ステロイドミオパチー

　高用量のグルココルチコイドは有意にミオパチーを誘発し，病理学的に thick-filament（ミオシン）の消失を認める．ステロイドミオパチーの発症率は，7～60％と報告されているが，投与量および投与期間とステロイドミオパチーの発症に関連性はみられない．喘息患者の急性増悪時などの，短期間の高用量のステロイド投与は，急性のステロイドミオパチーを誘発することがある．病理学的には全般的な筋線維萎縮および局所性の壊死像を認め，CK 上昇を伴った横紋筋融解症を呈する．呼吸筋も障害されることがあり，回復に長期間を要する．一方グルココルチコイドの慢性投与（プレドニゾロンでは連日 20 mg/日以上）は，近位筋筋力低下や筋萎縮，筋痛を主徴とする骨格筋障害をもたらす．筋力低下は一般的に軽度であり，頸部屈筋群は保たれることが多い．血清中の CK 値は通常正常範囲内であり，タイプⅡ線維優位の障害を認める．筋生検では，炎症や壊死像はみられず，筋線維大小不同や中心核線維などの非特異的所見を呈するのみである．ステロイドミオパチーの治療は，ステロイド投薬の中止であるが，回復には数週間から数カ月を要する．ステロイドミオパチーは，デキサメタゾンやベタメタゾン，トリアムシノロンなどのフッ素化コルチコステロイドによって引き起こされることが多いが，プレドニゾロンやヒドロコルチゾンなどの非フッ素化コルチコステロイドによるステロイドミオパチーも報告されている．

　ステロイドミオパチーの発症機序としては，複数の因子の関与が推測されている[2,3]．グルココルチコイドは，主にタイプⅡ筋線維において真核生物の翻訳制御に関わる蛋白合成を阻害する．さらにステロイドはインスリン様成長因子（IGF-Ⅰ）の発現を抑制することにより，抗アポトーシス作用を阻害すると考えられる．加えてグルココルチコイドは，筋細胞質におけるプロテアーゼ活性を高め，筋原線維の破綻を引き起こす．すなわち，異化プロセスの亢進と同化プロセスの抑制が，ステロイドミオパチーの病態の本質と考えられる．

3 抗リウマチ薬，消炎鎮痛剤，免疫抑制剤誘発性ミオパチー

a）D-ペニシラミン

　関節リウマチや Wilson 病の治療に用いられる D-ペニシラミンは，免疫介在性の神経筋合併症を引き起こすことが知られており，多発性筋炎や皮膚筋炎，全身性エリテマトーデス，重症筋無力症などが含まれる．筋炎症状は通常薬剤の中止で改善するが，時に免疫抑制剤の投与を要する．筋炎の発症率は 0.6％程度と報告されている．

b）クロロキン

　マラリアとともにリウマチ性疾患の治療薬として広く用いられているクロロキンは，黄斑・角膜変性症や末梢神経障害，ミオパチーなどの合併症をもたらす．とくにミオパチーは，高用量（500 mg/day）のクロロキンを長期間投与した際に発症することが多い．血清 CK 値は通常正常であり，筋病理学的に酸フォスファターゼ陽性の構造物を含む多発性空胞や空胞内のミエロイド小体，ライソゾームの腫大を認め，酸性マルターゼ欠損症に類似した所見を呈するといわれている．ミオパチーは薬剤の中止に伴って，緩徐に改善する．

c）コルヒチン

　痛風発作の寛解に用いられるコルヒチンは，チュブリンの重合を阻害し，細胞の遊走に必要な微小管形成を阻害する．長期間の使用によって，ライソゾームやオートファジー空胞の蓄積を伴った

ミオパチーを発症する．症候は近位筋主体の筋力低下と高 CK 血症であり，遠位優位の感覚障害と腱反射の減弱を伴うことがある．薬剤の中止後，4〜6 週間で症候は改善する．

d）インターフェロン α

B 型および C 型慢性活動性肝炎や腎癌，慢性骨髄性白血病などの治療に用いられるインターフェロン α は，長期間の使用後，多発性筋炎や重症筋無力症などの自己免疫疾患を発症することがある．症候は薬剤の中止に伴って，改善する．

e）シクロスポリン・タクロリムス

シクロスポリンおよびタクロリムスはまれに単独でミオパチーを発症すると報告されているが，スタチン製剤やコルヒチンと併用することにより筋毒性が著しく高まることが知られており，通常併用禁忌である．

4 アルコール性ミオパチー

アルコール多飲は，肝・肺・心障害のみならず骨格筋障害をもたらし，その頻度はアルコール依存症患者の約 50％に及ぶ[2]．筋障害の範囲と重症度は，アルコール摂取量に依存すると考えられる．アルコール性ミオパチーは 2 型に分類される．急性アルコール性ミオパチーは，アルコール依存症患者の約 1％にみられるまれな状態であるが，筋痛や筋力低下，CK 異常高値，ミオグロビン尿，横紋筋融解症を伴って腎不全を呈する重篤な疾患である．筋生検では，壊死性ミオパチーあるいは炎症性ミオパチー所見がみられる．これらの症候はアルコール摂取の中止と全身管理によって，通常改善する．一方，慢性的なアルコール摂取（100 g/日以上，10 年以上）は，進行性の近位筋優位の筋萎縮・筋力低下をもたらし，血清 CK 値は正常もしくは軽度上昇にとどまることが多い．このような慢性アルコール性ミオパチーは，筋病理学的に壊死像はみられず，タイプ II b 線維が主として障害され，タイプ I 線維は比較的保たれる．症状の改善にはアルコール摂取の中止が必要であるが，筋力の改善には長期間を要し，また後遺症を残す可能性がある．

アルコール性ミオパチーの発症機序についても，アセトアルデヒドやアミノ酸の利用障害，IGF-I による構成蛋白障害やフリーラジカルによる細胞膜障害が推測されている[2]．

5 逆転写酵素阻害剤

ヌクレオシド類似体逆転写酵素阻害剤の投与を受けている患者では，長期間の投与で様々な程度のミオパチーやニューロパチーを呈することがある．とくに HIV 陽性患者の治療に用いられる抗レトロウイルス薬であるジドブジン（AZT）は，骨格筋および心筋障害を引き起こす．ジドブジン誘発性ミオパチーは，治療開始後 6〜12 カ月に近位筋優位の筋力低下と筋痛，疲労感で発症し，労作で増悪する血清 CK 値の上昇を認める．体重減少と血清乳酸値の上昇が，ミオパチー発症に先行することがある．筋生検では通常，ragged red fiber や COX 染色陰性線維，細胞内脂肪蓄積などのミトコンドリア異常を示唆する特徴的な病理学的所見がみられる．ジドブジンによる治療期間や投与量とミオパチーの重症度の間に相関性はみられない．

ジドブジンによるミオパチーの機序については，ミトコンドリア呼吸鎖の阻害あるいはミトコンドリア蛋白合成阻害による骨格筋ミトコンドリアの障害によると考えられている[2]．また AIDS 患者にみられるジドブジンミオパチーは薬剤のみならず，薬剤と HIV 感染による合併症との相互作用によるものと考えられている．

6 その他

　Eosinophilia-myalgia 症候群や Toxic-oil 症候群では筋膜に炎症細胞浸潤を認め，長期間にわたる大量に混入した L-トリプトファン（主に眠剤に含まれる）を経口摂取することによって発症する．プロカインアミドやアミオダロン，向精神薬はまれにミオパチーを引き起こす．特に向精神薬では，悪性症候群を発症しなくとも高 CK 血症をきたすことがあり，クロザピンやリスペリドン，メルペロン，ロキサピン，ハロペリドールを投薬される患者の 10％において，高 CK 血症がみられる[1]．

D 治療

　薬剤性ミオパチーの治療は，先述のように原則的に原因薬剤の中止であるが，時に回復に長期間を要したり，後遺症を残したりすることもある．薬剤性ミオパチーの可能性を常に認識し，早期発見・早期治療に留意すべきである．

患者へのアドバイス

- 脂質異常症治療薬やステロイドをはじめとして，多くの薬剤が種々の病態で筋障害を引き起こすことがあります．
- 大半の薬剤性ミオパチーは，投薬を中止し，適切な処置を行うことで，回復します．
- とくに様々な薬剤を併用して治療を受ける場合には，筋痛や筋力低下，着色尿がないか注意し，異常があればすぐに主治医に相談してください．

文献

1) Dalakas MC. Toxic and drug-induced myopathies. J Neurol Neurosurg Psychiatry. 2009; 80: 832-8.
2) Owczarek J, Jasinska M, Orszulak-Michalak D. Drug-induced myopathies. An overview of the possible mechanisms. Pharmacol Rep. 2005; 57: 23-34.
3) Pereira RM, Freire de Carvalho J. Glucocorticoid-induced myopathy. Joint Bone Spine. 2011; 78: 41-4.

<山下　賢>

3 炎症性筋疾患

1 多発筋炎・皮膚筋炎，SRP陽性筋症など

> ■ポイント
> - 筋炎は，皮疹の有無，膠原病や悪性腫瘍の合併，出現する自己抗体の種類，病理像の特徴によりいくつかのサブグループに分類される疾患群である．
> - 個々の筋炎症例の診療においては，筋炎としての特徴を臨床像，出現する血清自己抗体の種類，生検病理所見の観点から総合的に把握し，さらに患者の全身状態の把握のうえで治療にあたる必要がある．

　筋炎は，自己免疫機序により筋線維が障害される疾患である．多くは亜急性に四肢近位筋優位の対称性の筋力低下を生じ，血清CKの上昇を認め，筋組織では炎症性単核球の浸潤と筋線維の壊死再生像を認める．一方，症例により皮疹や間質性肺炎を合併し，膠原病や悪性腫瘍を背景に有する症例も存在し，臨床像と背景病態は均一ではない．筋炎は単一の疾患ではなく疾患群として捉えることが必要である[1-3]．

　臨床の場で筋炎患者は，筋力低下が主体であれば神経内科，膠原病症状を伴えば膠原病内科，また皮膚症状が先行する場合に皮膚科を受診する．したがって，各科によりみている筋炎患者群が少しずつ異なる傾向があり，さらに各科により異なる診療方法や研究方法でアプローチがなされてきた．そのため，疾患群としての筋炎に対しては立場により様々な捉え方や分類がなされてきた歴史的背景が存在する．すなわち，内科や皮膚科領域では，皮疹を認める症例を皮膚筋炎（dermatomyositis: DM）とし，認めない例を多発筋炎（polymyositis: PM）とするが，筋病理を重視する立場からは上記のPMのなかでCD8陽性細胞が筋線維の直接的傷害に関与する筋炎のみをPMとしている．また，膠原病合併例においては非典型皮疹を認めるものもあり，どの性状の皮疹を典型的としてとらえるかの立場の差によりDMの範囲が異なってくる可能性がある．さらに，近年，さまざまな筋炎特異自己抗体が発見され臨床像や治療反応性との関連が注目されているが，筋組織像や筋破壊機序との関係はまだ十分にわかっていない．現在，筋炎診療に関連する各科が協力し疾患群としての筋炎を統合的に捉える流れにあるが，分類や病態解明はまだこれからの状態にある．

このような背景から，現時点の筋炎診療では個々の症例を臨床像，筋炎自己抗体の種類，組織学的特徴など複数の観点から多面的かつ総合的に捉えることが必要である．さらに，文献を参考にする時には，筋炎検討の歴史的背景を考慮し，どのような立場からの検討であるかに注意する必要がある．

A 疫学

総合的な疫学検討は十分になされてないが，筋炎の発症頻度は年間10万人あたり約0.5～1.0人と考えられ女性に多い（F：M＝2：1）[4]．発症に関連する素因として，human leukocyte antigen（HLA）の多型との関連が強く示唆されており，本邦では，HLA-Ⅰのサブクラスである HLA-B7，HLA-B59，HLA-Ⅱのサブクラスである HLA-DQA1＊0102，HLA-DQA＊0103 との関係が報告されている．また，膠原病合併のオーバーラップ症候群において HLA-B7，HLA-DRB1＊0101 との関係も報告されている[4]．外因としては，ウイルス感染のうち，Coxsackie B，human T-lymphotropic virus type Ⅰ（HTLV-1），influenza virus，Echovirus，adenovirus，Toxoplasma，Borellia，hepatitis B virus（HBV）and human immunodeficiency virus（HIV）と筋炎発症の関連，紫外線照射の強さと DM や抗 Mi-2 抗体陽性筋炎の関連が報告されている[5]．

B 臨床像

多くは数週から数カ月の経過で，左右対称性の近位筋優位の筋力低下を生じる．患者は動作時の疲れやすさを訴え，床からの立ち上がり困難，髪の毛を洗う時の上肢挙上困難などの四肢筋力低下が徐々に進行する．重症例では，嚥下障害や呼吸筋の障害を認めることがある．顔面筋は障害されても軽度で，外眼筋は一般に障害されない[1-3]．筋痛の出現頻度は多くはなく，筋痛がめだつ場合には筋膜炎や血管炎も鑑別にあげる．診察上，四肢近位筋優位の筋力低下を認めるが，軽症な場合でも三角筋の筋力低下は出現頻度が高い．頸部の前屈筋力の低下はほぼ全例に認めるため，患者を臥位にして枕をとり評価する．多くの症例は亜急性経過であり筋萎縮は軽度か認めない．筋萎縮を認める場合には，慢性経過の特殊な筋炎や他のミオパチーを疑い病歴を確認し直す必要がある．亜急性の経過で体幹筋も含む高度の筋力低下を生じ筋萎縮がめだつ場合には壊死性筋炎を鑑別にあげる．四肢腱反射は通常正常であるが，筋萎縮が著明になると低下することがある．一般に病的反射は認めない．

DMにはさまざまな皮疹を認める．Gottron 徴候（指関節 PIP，MCP 伸側，肘，膝，踝の関節伸側に認める紅色ないし白色萎縮化した丘疹）は診断的価値をもち，ヘリオトロープ疹（上眼瞼の紅斑でしばしば周囲の浮腫を伴う）は DM に特徴的である．時に手指関節の屈曲側にも皮疹を認め逆 Gottron 徴候とよばれる．爪周囲紅斑は DM の皮疹のなかでは最も高頻度に認め，爪上皮出血点を伴う．体幹には，瘙痒に対して引っ掻くために生じる，いわゆるむち打ち様紅斑（Flagellate erythema），光線過敏による紅斑である上胸部の V-shaped rash（V字ネック型紅斑），背部の shawl sign を認めることがある．また，抗アミノアシル tRNA 合成抗体（抗 ARS 抗体）症候群に合併する筋炎では，手指に Mechanic's hand（機械工の手のように第1指の尺側と第2指の橈側に好発する皮膚のひびわれ，がさつき）を高頻度で認める．皮疹は，筋炎の発症時期に対していずれの時期にも生じ

るが先行する場合が多い[1-3].皮膚症状のみを示し筋症状を認めない例,血液や筋電図など検査の異常のみを認める例が存在し,前者を amyopathic DM（ADM）,後者を hypomyopathic DM（HDM）,両者をあわせて clinically ADM（CADM）とよぶ.CADM では予後の悪い急速進行性間質性肺炎を発症する頻度が高いため注意を要する[6].このような CADM と急性進行性間質性肺炎の合併は本邦および東アジアで多いことが知られている.

その他の筋炎の全身合併症状としては,間質性肺炎の頻度が高い.まれであるが,心伝導系のブロックや頻脈,心筋炎などの心合併症,消化器症状としての偽性腸閉塞,吸収障害,糸球体腎炎の報告例がある[3,7].悪性腫瘍は筋炎の重要な合併症であるが,特に DM において多く,高齢発症の DM や PM,体幹に壊死や潰瘍を伴う皮疹を認める例,筋組織所見で毛細血管の障害のある例,皮膚組織所見で leukocytoclastic vasculitis を認める例で合併リスクが高いとの報告がある.筋炎の発症の前後の 3 年以内,通常は 12 カ月以内にみつかることが多い[8].悪性腫瘍の種類は DM では卵巣癌,肺癌,膵臓,胃,大腸の順に多く,PM では,非 Hodgkin リンパ腫,肺癌,膀胱癌の順に高いという報告がある.アジア地域では,鼻咽頭癌,肝細胞癌の DM との強い関連が報告され[9],日本では胃癌,次いで大腸癌,卵巣癌の合併が多いとの報告がある[10].一方,悪性腫瘍合併例では,膠原病や間質性肺炎などの筋外の合併症が少ないとされる[3,11].

C 検査所見

1 血液検査

血清 creatine kinase（CK）は高値を示し,多くの場合は CK 値と筋力低下は相関し,病勢に伴い変化する傾向がある.心筋障害がないのに CK MB アイソザイムが上昇することがあるが,筋再生によると考えられている[7].筋逸脱酵素として,GOT,GPT,LDH の上昇を認めるため,CK が測定されていない場合,しばしば原因不明の肝機能障害とされ経過観察されていることがあり注意を要する.炎症反応として血沈の亢進や CRP の上昇を伴うことがあるが常ではない.

2 針筋電図

針筋電図では,fibrillation potential, positive sharp wave などの安静時放電を豊富に認め,随意収縮時には small polyphasic motor unit と early recruitment pattern を認める.豊富な安静時放電の存在は筋炎に特異的ではないが特徴的であり,筋炎の診断,生検部位の選択のうえで参考になる.またステロイド性のミオパチーでは一般に安静時放電を認めないため,筋炎とステロイド性ミオパチーの鑑別に針筋電図は有用である.

3 骨格筋 MRI,骨格筋 CT

骨格筋 MRI では,典型的な場合は炎症の部位に一致し T2 強調画像や STIR 脂肪抑制で高信号を示すが,検出感度は必ずしも高くない.その点,針筋電図の安静時放電所見のほうが筋炎所見の検出感度は高いことが多い.しかしながら,骨格筋 MRI 検査で信号変化を認める場合には同部位からの生検では陽性所見を得る可能性は高いため,筋炎の病理診断のための生検部位の選択に役立つ.また,慢性経過例など筋内の脂肪混入の多い症例では,筋炎活動性の評価に STIR 脂肪抑制画像が有用な場合がある（図 1）.なお,造影 MRI は,サルコイドーシスによる筋炎や筋膜炎での病巣の描出に有用な場合があるが,筋炎では病巣の描出には STIR 脂肪抑制画像で十分であり必須ではない.

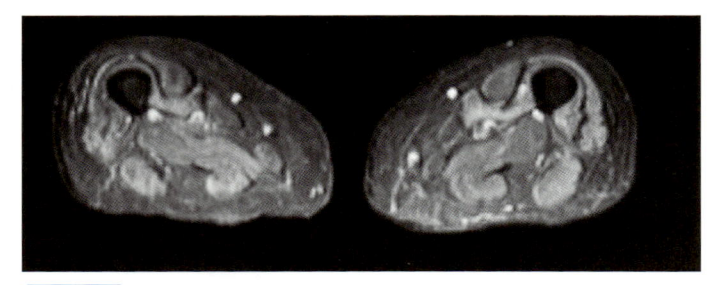

図1 筋炎症例の骨格筋 MRI 画像

筋炎では，炎症に対応して T2 強調画像，STIR 脂肪抑制画像で筋組織内に高信号の変化を認める．提示例は筋炎再燃時のものであるが，脂肪抑制画像を撮像することにより筋の慢性変化の脂肪化と萎縮筋内の炎症性変化を鑑別できた．

骨格筋 CT では炎症性変化の同定は不可能である．しかし，深部の筋を含め，全身の骨格筋の萎縮や脂肪化の程度が把握できる．そのため，筋量の客観的評価には優れる．大部分の筋炎症例では廃用性の軽度の近位筋萎縮を認める場合があるが，一般に骨格筋 CT は正常である．したがって，骨格筋 CT で選択性を伴う脂肪化を示す筋の所見が確認される場合は，筋ジストロフィー，封入体筋炎，慢性経過の特殊な筋炎などを考える．すなわち，骨格筋 CT は筋炎と他のミオパチーの鑑別に有用である．

4 筋炎特異抗体

筋炎患者では他の膠原病と同様に一定の割合で自己抗体が検出される．これらの自己抗体には，筋炎に特異的に見出される筋炎特異自己抗体と，筋炎以外の他の膠原病でも見出される筋炎関連自己抗体の2種類が存在する（表1)[12,13]．

アミノアシル転写 RNA 合成酵素に対する自己抗体（抗 ARS 抗体）の標的抗原はアミノアシル転写 RNA 合成酵素であり，対応するアミノ酸により，現在のところ8種類の自己抗体が知られている．抗 ARS 抗体陽性症例では，間質性肺炎，Mechanic's hand，Raynaud 現象，関節炎，発熱などの筋外症状を呈するなど共通の特徴をもち抗 ARS 症候群とよばれる[12]．

抗 Mi-2 抗体の標的抗原は核内でヒストンを修飾することで遺伝子の転写に関係する分子であり，本抗体は成人 DM での出現頻度が高く，ショール徴候，V 徴候などの皮疹を有し，発症は亜急性，ステロイド治療に反応良好という臨床的特徴を伴うことが多い[12]．

抗 TIF-1γ 抗体の標的抗原はインターフェロンで誘導される TRIM ファミリー分子であり DNA の転写調節し，細胞の増殖や分化に関与する．抗 TIF-1γ 抗体は DM に特異的であり，小児と成人の DM に認めるが，特に成人に出現した場合高率に悪性腫瘍を合併することが知られている．また，本抗体陽性例は DM の紅斑の程度が強く，間質性肺炎の合併は少ないとされる[14-16]．

抗 CADM-140 抗体の標的抗原は IFIHI (interferon-induced helicase C domein containing protein 1)，別名で MDA5（melanoma differentiation-associated gene 5) である[17,18]．この分子は細胞内で RNA ウイルスを認識して I 型インターフェロン産生を誘導する RIG-I ファミリーの一種であり，ピコルナウイルス RNA を認識するために不可欠な分子である．抗 CADM-140 抗体は DM に特異的であ

表 1

筋炎特異自己抗体	対応抗原	頻度	臨床特徴
抗アミノアシル転写 RNA 合成酵素（ARS）抗体			
抗 Jo-1	ヒスチジル転写 RNA 合成酵素	15〜20%	抗 ARS 抗体症候群（間質性肺炎，機械工の手，Raynaud 現象，関節炎，発熱）
抗 PL-7	スレオニル転写 RNA 合成酵素	5%	間質性肺炎，抗 ARS 抗体症候群
抗 PL-12	アラニル転写 RNA 合成酵素	<5%	筋炎，間質性肺炎
抗 EJ	グリシル転写 RNA 合成酵素	5〜10%	Raynaud 現象，間質性肺炎
抗 OJ	イソロイシル転写 RNA 合成酵素	<5%	関節炎，発熱，間質性肺炎
抗 KS	アスパラギニル転写 RNA 合成酵素	<5%	機械工の手，間質性肺炎
抗 Zo	フェニルアラニル転写 RNA 合成酵素	まれ	抗 ARS 抗体症候群
抗 YRS	チロシル転写 RNA 合成酵素	まれ	抗 ARS 抗体症候群
抗アミノアシル転写 RNA 合成酵素抗体以外の自己抗体			
抗 Mi-2	subunit of NuRD complex	5〜14%	DM（ショール徴候，V 徴候）
抗 TIF-1γ	TIF-1γ	〜20%（DM）	DM，悪性腫瘍合併 DM の 50〜75%
抗 CADM-140	MDA5	〜50%（CADM）	CADM，急性進行性間質性肺炎
抗 NXP-2（抗 MJ）	nuclear matrix protein-2	<2%成人 DM，小児 DM	小児皮膚石灰化，成人悪性腫瘍合併 DM
抗 SAE	SAE	<2%成人 DM	DM
抗 SRP	シグナル認識粒子（SRP）	5〜8%	壊死性筋症，重症化，難治性
抗 200/100	HMG-CoA reductase	40%（壊死性筋症）	スタチン誘発筋症
筋炎関連自己抗体			
抗 U1-RNP	U1-リボ核蛋白（U1-RNP）	10%	MCTD，Overlap 筋炎
抗 PM/Scl	核小体蛋白	8〜10%（PM-SSc）	PM-強皮症重複症候群
抗 Ku	p70/p80 DNA-PK 活性化因子	20〜30%（PM-SSc）	PM-強皮症重複症候群

ARS; aminoacyl-tRNA synthetase, CADM; clinically amyopathic dermatomyositis, SRP; signal recognition particle, TIF1-γ; transcriptional intermediary factor1-γ, MDA5; melanoma-differentiated associated gene 5
NuD; nucleosome remodeling and deacetylase, SAE; small ubiquitin-like modifier activating enzyme

り，特に治療抵抗性の急速進行性間質性肺炎である CADM に関連することが知られている[19]．なお，本抗体陽性例で血清フェリチンが高値を示す例ほど間質性肺炎の予後が悪いことが報告されており，抗体陽性の場合には血清フェリチン値をモニターしながら病初期から積極的な治療を行うことが推奨されている[20]．

抗 SRP 抗体の標的である signal recognition particle（SRP）は，蛋白の粗面小胞体膜や細胞外への移動の調節を行う分子である．7SL-RNA と 6 種類の蛋白の複合体よりなる細胞質リボ核蛋白であり，54kDa 蛋白が自己抗体の主要抗原であり，抗 SRP 抗体は 1 種類ではないことが知られている．SRP 抗体陽性症例の臨床像は，典型的な場合には著明な CK 高値を示すが筋生検では多数の壊死再

生線維を認めるにもかかわらず炎症所見が乏しく壊死性筋症の病理像をとる．そのため，抗SRP抗体陽性筋症として近年注目されている[1-3]．

筋炎全体のなかで，筋炎特異自己抗体陽性症例の割合は限られるが，抗体陽性例では，臨床的像，経過，治療反応性は抗体ごとに比較的共通しており，病態との関係が強く示唆される．筋炎自己抗体が共通な症例群ごとの解析は，筋炎の病態解明において重要かつ有効なアプローチといえる．

D 多発筋炎・皮膚筋炎の病理所見と病態機序

筋線維の壊死・再生像と筋組織内の炎症細胞浸潤像は筋炎の主たる病理所見であるが，同所見は血管炎，筋ジストロフィー，横紋筋融解でも認める所見でもあり，非特異的である．したがって，筋炎の病理診断には凍結筋を用いた酵素および免疫染色，電子顕微鏡での超微形態検討が必須である．

筋炎組織では，筋炎の病型にかかわらず免疫染色にて非壊死筋線維細胞膜上にMHC-class I抗原の発現した筋線維を広範に認める．この所見は，炎症細胞浸潤が乏しい部位でも認め，筋炎の病理診断のための鋭敏な指標となる．MHC-class I抗原の発現亢進所見を筋炎の組織診断に用いる際の感度・特異度に関しては，感度78％，特異度95％[21]，感度88％，特異度89％[22]との報告がある．しかしながら，Duchenne型筋ジストロフィー，Becker型筋ジストロフィー，顔面肩甲上腕型筋ジストロフィー，ジスフェルリン異常症などでも，まれにMHC-class I抗原の発現亢進所見を局所的に示す例を認めるほか，ステロイド治療を開始された症例や抗SRP抗体陽性筋症ではMHC-class I抗原の発現が乏しい場合がある[23]．そのため，本所見は筋炎の病理診断においては鋭敏かつ特徴的な所見ではあるが臨床像とあわせて判断する必要がある．

典型的なDMの病理所見では，炎症の主体は筋内膜および筋周膜の血管周囲であり，傷害筋線維はしばしばグループをなし，しばしば筋束の周辺部で2～10層にわたり筋線維の変性・萎縮を示す（perifascicular atrophy: PFA）（図2A）．免疫染色で示され炎症細胞は，CD4陽性T細胞，マクロファージ，およびB細胞が主体で，CD8陽性細胞傷害性T細胞の浸潤は軽度である．非壊死筋線維の筋細胞膜上のMHC-class I抗原の発現亢進は筋束周辺部に目立つ傾向があり（図2B），筋束内の筋内鞘小血管には補体複合体C5b-9（membrane attack complex: MAC）の沈着（図2C）を認める．PFAはDMに特徴的な所見であり，時に炎症細胞浸潤を認めずに筋束周辺部の萎縮のみ認める場合がある．また，同部位では血管密度が減少しており代償的に拡大した血管を認めることもある[24]．これらの組織所見の特徴より，DMの病態機序は補体の関与した小血管傷害であると考えられてきた[24]．しかしながら，現在までに血管内皮細胞に対する抗体はみつかっておらず補体説のみでDMの病態は説明困難な点も存在する[25]．近年，DM筋組織の筋束周辺部の筋線維が再生，細胞ストレス，組織remodelingなど，α/β-インターフェロンを含むI型インターフェロンにより誘導されるさまざまなマーカーを発現していることが明らかにされた．このことより，I型インターフェロンによる筋傷害説も提唱されているが[26]，病態初期の血管減少やPFA出現以前から補体の活性化と沈着など説明できない点もあり，DMの筋傷害機序に関しては依然不明な点が多い．

臨床的には皮膚症状が存在しない筋炎の場合にPMとされるが，病理学的にはCD8陽性細胞が筋線維傷害に関与する症例のみをPM（組織学的PM）として区別される点に注意が必要である．組

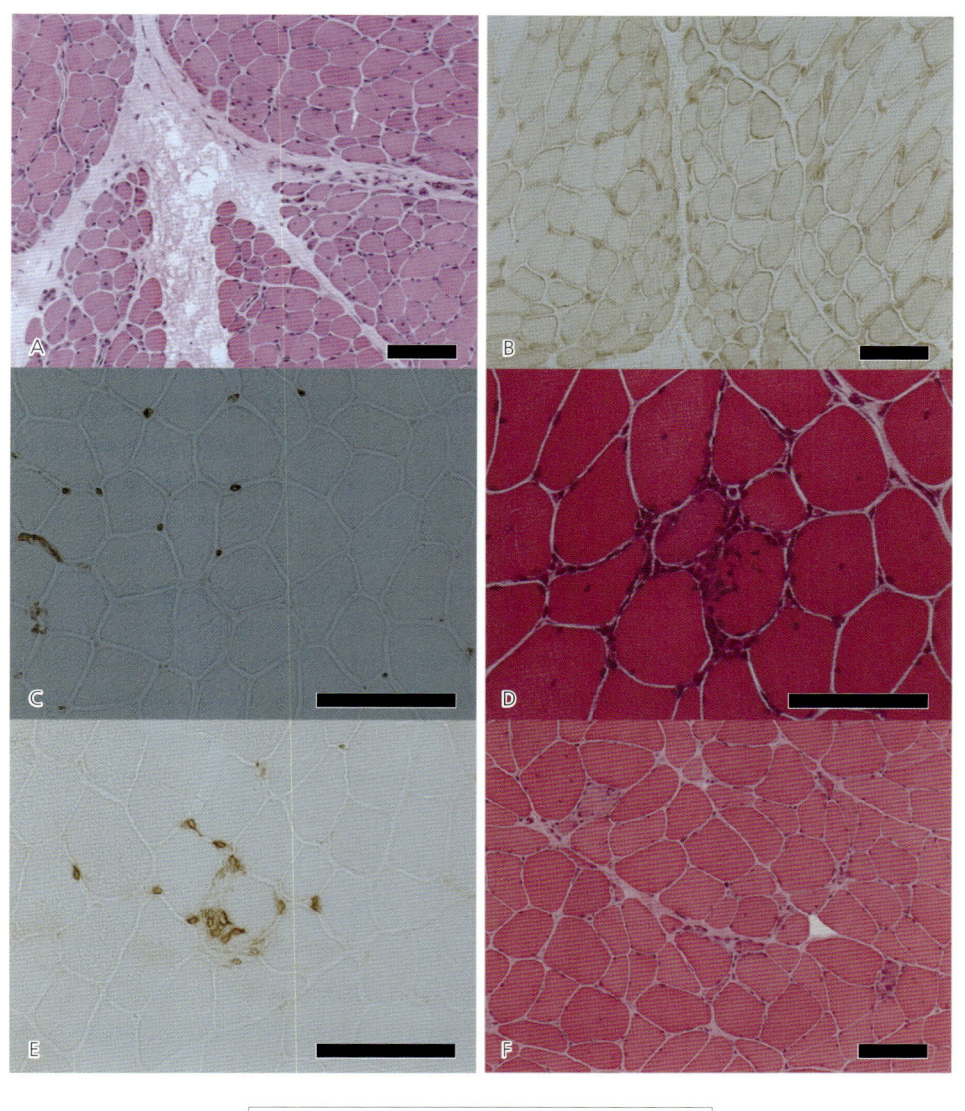

┃ ━━━━ 倍率 ×20　Bar＝100μm
┃ ━━━━━━━ 倍率 ×40　Bar＝100μm

図2　筋炎の典型的病理所見

A：皮膚筋炎症例に認める perifascicular atrophy．筋束周辺部の筋線維が数層にわたり萎縮している（HE 染色，×20）．B：筋炎では非壊死筋線維細胞膜上に MHC-class Ⅰ抗原の発現が亢進した筋線維を広範に認める（抗 MHC-Ⅰ抗体免疫染色，A と同一症例，×20）．C：皮膚筋炎に認めた筋内鞘血管上の補体複合体の沈着．補体複合体の沈着は筋線維変化に先行して認める（抗 C5b9 抗体免疫染色，×40）．D：多発筋炎（組織学的 PM，本文参照）の典型的病理所見．炎症の首座は筋内鞘であり，リンパ球が非壊死筋線維を取り囲み侵入する像を認める（HE 染色，×40）．E：組織学的 PM の筋線維傷害機序は，CD8 陽性リンパ球が非壊死筋線維をアタックする細胞性傷害機序である（抗 CD8 抗体免疫染色，×40）．F：抗 SRP 抗体陽性壊死性筋症では多発散在性に壊死再生筋線維を多数を認めるがリンパ球浸潤は乏しい（HE 染色，×20）．

織学的 PM の炎症細胞浸潤は筋内鞘が主体であり，リンパ球が非壊死筋線維を取り囲み，典型的な場合には筋線維内に侵入する像を認める（図 2D）．免疫染色では，非壊死筋線維上に MHC-class I 抗原の発現亢進した筋線維を広範に認め，筋束内に侵入した CD8 陽性細胞傷害性 T 細胞が非壊死筋線維へ侵入する像を認める（図 2E）．電顕観察では，CD8 陽性リンパ球は筋線維の基底膜を破り侵入し，その突起は筋細胞の細胞膜にじかに接している．DM と異なり，筋組織内の浮腫はめだたず，血管への補体沈着や血管変化は認めない．これらの筋病理所見に基づき，PM では CD8 陽性細胞が筋線維を直接標的とし，perforin と granzyme 微粒を筋線維の表面に向けることで，筋線維壊死を誘発する細胞傷害性機序により筋線維傷害が生じると考えられている[7,24]．

典型的な DM と PM（組織学的 PM）の病理所見は，上述の通りであるが，実際の臨床の場面の筋生検では，このような典型的な病理像を認める頻度は必ずしも多くなく，散在する壊死・再生線維と炎症細胞浸潤を認めるだけの所見のことも多い[7,27]．このような場合，免疫染色で非壊死筋線維細胞膜上の MHC class I の発現亢進所見を確認することで筋線維に対する炎症性機序の存在が確認できる．

E 壊死性筋症（抗 SRP 抗体陽性筋症を含む）の臨床像と病理所見

壊死性筋症（necrotizing autoimmune myopathy；NAM）は，近年注目されつつある筋炎の第 3 のグループであり，臨床像と病理像から特徴づけられる．単一の疾患ではなく，抗 SRP 抗体を伴う抗 SRP 抗体陽性筋症[1-3]，悪性腫瘍を伴う例[28]，活動性のウイルス感染（HIV など）が関与する例[29]，スタチンによる直接細胞傷害性または誘発された自己免疫機序で発症する例などが知られている[3,30,31]．

抗 SRP 抗体陽性筋症は，大部分の症例は皮疹を伴わず PM の臨床像をとるが，少数例であるが，皮膚筋炎に典型的な皮疹を伴う例も報告されている[23,32]．筋症状の進行に関しては，急性〜亜急性の経過で，左右対称，四肢近位優位の高度の筋力低下を呈する例が多く，時に嚥下障害，首下がりなど体幹筋の症状を認め，骨格筋萎縮を伴うことが多い[33]．血清 CK 値の上昇は高度で，数千〜症例によっては 10000 IU/L 以上まで上昇する例が多い．亜急性の経過で重症化し，呼吸筋，嚥下筋，体幹筋の傷害を起こす頻度が高く，ステロイドによる初期治療に抵抗性を示すことが多く再燃することも多いとされる．まれであるが，小児例[34]や慢性進行性で筋ジストロフィーとの鑑別が必要となる例が報告されている[35]．筋病理像では，多数の壊死線維，壊死筋線維貪食マクロファージ，再生線維を認めるが，リンパ球の集族や浸潤は乏しい（図 2F）．非壊死筋線維細胞膜上の MHC-1 抗原の発現亢進は他の筋炎と比較し弱くかつ散在性であることも多い．抗 SRP 抗体陽性筋症では筋内鞘の血管に補体の沈着を認めるとの報告がある[36]．病態機序に関しては，特異抗体の存在や補体の血管上への沈着所見を根拠に，抗体が病態に関与し，マクロファージの組織内への浸潤は antibody-dependent cell-mediated cytotoxicity（ADCC）process による，との考えもあるが不明な点が多い[37]．

近年，スタチン投与に関連した壊死性筋症で血清中に 3-hydroxy-3 methylglutaryl-coenzyme-A reductase（HMHCR）に対する抗体が出現していることが報告されたが[38]，病態機序との関連はまだ十分にはわかっていない．壊死性筋症の臨床像や病態機序は均一ではなく，さらなる検討が必要で

ある[37].

F 筋炎の治療

　副腎皮質ステロイドが筋炎治療の主体となる[39-41].一般的にはプレドニゾロン換算で体重あたり0.75〜1.0 mgより開始し,1〜2カ月持続後,病勢をみながら徐々に減量する.副作用として糖尿病,易感染性,骨粗鬆,精神症状,ステロイドミオパチーがあり注意する.治療抵抗性の症例,重症の急性間質性肺炎などの多臓器障害合併例にはメチルプレドニゾロンを用いたパルス療法が行われることがある.メソトレキサートやアザチオプリンなどの免疫抑制剤は副腎皮質ステロイド抵抗性の場合やステロイドの減量中に再発を認めた場合,筋組織以外の臓器障害認めた場合,ステロイドは有効であるが糖尿病や骨粗鬆のために使用ステロイド投与量を低くおさえたいとき("steroid-sparing" effect)に用いられる.メソトレキサートは7.5 mgを週1回経口投与し,反応をみながら1〜4週ごとに2.5 mgずつ,15 mg前後まで増量する.副作用としては肝障害,肝硬変,皮疹,脱毛,胃炎,骨髄抑制,間質性肺炎があるため,肝障害や間質性肺炎がある例では使用しにくい.アザチオプリンは経口50 mgより開始し,効果不十分の場合は100 mgまで増量して用いられる場合がある.副作用としては,骨髄抑制,皮疹,消化器症状,肝障害がある.治療抵抗例に対して,シクロスポリンA,タクロリムスなどのT細胞抑制薬の有効性も報告されている.特に重症の急速進行性間質性肺炎に対しては高用量の副腎皮質ステロイドとこれらのカルシニューリン阻害薬の併用投与を早期から行うことで救命できる可能性がある.ヒト免疫グロブリン投与(400 mg/kg/日)は薬剤費が高いという問題があるが,抗SRP抗体陽性筋症を含め,難治症例に対しては希望のもてる治療である.

G ステロイドミオパチー

　筋炎の治療中にCKが正常または同じ程度の値をとりながら筋力低下が進行する場合にはステロイドミオパチーを疑う.ステロイド治療開始後の筋力の経過,CK値の変化,治療内容を総合的に考え判断する必要がある.ステロイドミオパチーを生じる患者は,しばしば,moon face,糖尿病,central obesity,精神症状,皮膚変化,骨粗鬆を同時に伴っていることが多い.24時間尿中のcreatine排泄は必ずしも診断に役立たない.針筋電図の自発放電の存在は活動性のある筋炎との鑑別に役立つが,最終的には,ステロイドの投与量を変更して筋力の経過を追うことにより判断する必要がある.適切な量へのステロイドの減量により3〜4週後に改善することが多い[42].

H リハビリテーション

　急性期の過度のリハビリテーションは筋を挫減するおそれがあるため,急性期には廃用性筋萎縮や関節拘縮の予防を中心として行い,治療効果が確認され治療のめどが立ってから徐々に筋力増強を目的としたリハビリテーションを行っていく.

患者へのアドバイス

- 治療経過ごとのこまめな説明が必要である．
- 診断過程では，筋炎は筋を標的とする自己免疫疾患であるが，間質性肺炎，まれに他の臓器障害，一定の割合で悪性腫瘍の合併があることを説明し，全身検索の必要性を理解いただく．
- 診断確定後には，長期の副腎皮質ステロイドや免疫抑制剤を用いた治療が必要になるため，患者ごとの病態の説明とそれに基づく治療計画，さらに予想される治療中の副作用をよく説明し，患者の理解と協力を得るようにする．
- 治療中には，筋力改善が得られるのはCK値が正常化または十分に下がってからであることが多いこと，高度の筋力低下があっても骨格筋は再生能力があるため病勢のコントロールが順調なら時間がかかっても十分な筋力が改善しうることを説明し，患者の不安を取り除きながら治療を継続する．
- ステロイドによる精神症状の早期発見と治療のためには，副作用としての精神症状がありうることを患者と家族の両方にあらかじめ説明しておき，家族からの情報を得ることも有用である．
- 回復期には，病状にあった適度なリハビリテーションが必要であることを説明し，筋に過度の負担をかけないように注意させる．

文献

1) Dalakas MC. Pathophysiology of inflammatory and autoimmune myopathies. Presse Med. 2011; 40(4 Pt 2): e237-47.
2) Dimachkie MM. Idiopathic inflammatory myopathies. J Neuroimmunol. 2011; 231(1-2): 32-42.
3) Mammen AL. Autoimmune myopathies: autoantibodies, phenotypes and pathogenesis. Nat Rev Neurol. 2011; 7(6): 343-54.
4) Vincze M, Danko K. Idiopathic inflammatory myopathies. Best Pract Res Clin Rheumatol. 2012; 26(1): 25-45.
5) Limaye VS, Blumbergs P, Roberts-Thomson PJ. Idiopathic inflammatory myopathies. Intern Med J. 2009; 39(3): 179-90.
6) Sontheimer RD. Clinically amyopathic dermatomyositis: what can we now tell our patients? Arch Dermatol. 2010; 146(1): 76-80.
7) Dalakas MC, Hohlfeld R. Polymyositis and dermatomyositis. Lancet. 2003; 362(9388): 971-82.
8) Danko K, Ponyi A, Molnar AP, et al. Paraneoplastic myopathy. Curr Opin Rheumatol. 2009; 21(6): 594-8.
9) Kagen LJ. The inflammatory myopathies. Dordrecht; New York: Humana Press; 2009.
10) Azuma K, Yamada H, Ohkubo M, et al. Incidence and predictive factors for malignancies in 136 Japanese patients with dermatomyositis, polymyositis and clinically amyopathic dermatomyositis. Mod Rheumatol. 2011; 21(2): 178-83.
11) Zampieri S, Valente M, Adami N, et al. Polymyositis, dermatomyositis and malignancy: a further intriguing link. Autoimmun Rev. 2010; 9(6): 449-53.
12) Mimori T, Imura Y, Nakashima R, et al. Autoantibodies in idiopathic inflammatory myopathy: an update on clinical and pathophysiological significance. Curr Opin Rheumatol. 2007; 19(6): 523-9.
13) Hoogendijk JE, Amato AA, Lecky BR, et al. 119th ENMC international workshop: trial design in adult idiopathic inflammatory myopathies, with the exception of inclusion body myositis, 10-12 October 2003, Naarden, The Netherlands. Neuromuscul Disord. 2004; 14(5): 337-45.
14) Targoff IN, Mamyrova G, Trieu EP, et al. A novel autoantibody to a 155-kd protein is associated with dermatomyositis. Arthritis Rheum. 2006; 54(11): 3682-9.

15) Kaji K, Fujimoto M, Hasegawa M, et al. Identification of a novel autoantibody reactive with 155 and 140 kDa nuclear proteins in patients with dermatomyositis: an association with malignancy. Rheumatology (Oxford). 2007; 46(1): 25-8.
16) Fujimoto M, Hamaguchi Y, Kaji K, et al. Myositis-specific anti-155/140 autoantibodies target transcription intermediary factor 1 family proteins. Arthritis Rheum. 2012; 64(2): 513-22.
17) Sato S, Hoshino K, Satoh T, et al. RNA helicase encoded by melanoma differentiation-associated gene 5 is a major autoantigen in patients with clinically amyopathic dermatomyositis: Association with rapidly progressive interstitial lung disease. Arthritis Rheum. 2009; 60(7): 2193-200.
18) Nakashima R, Imura Y, Kobayashi S, et al. The RIG-I-like receptor IFIH1/MDA5 is a dermatomyositis-specific autoantigen identified by the anti-CADM-140 antibody. Rheumatology (Oxford). 2010; 49(3): 433-40.
19) Sato S, Hirakata M, Kuwana M, et al. Autoantibodies to a 140-kd polypeptide, CADM-140, in Japanese patients with clinically amyopathic dermatomyositis. Arthritis Rheum. 2005; 52(5): 1571-6.
20) Gono T, Kawaguchi Y, Satoh T, et al. Clinical manifestation and prognostic factor in anti-melanoma differentiation-associated gene 5 antibody-associated interstitial lung disease as a complication of dermatomyositis. Rheumatology (Oxford). 2010; 49(9): 1713-9.
21) van der Pas J, Hengstman GJ, ter Laak HJ, et al. Diagnostic value of MHC class I staining in idiopathic inflammatory myopathies. J Neurol Neurosurg Psychiatry. 2004; 75(1): 136-9.
22) Jain A, Sharma MC, Sarkar C, et al. Major histocompatibility complex class I and II detection as a diagnostic tool in idiopathic inflammatory myopathies. Arch Pathol Lab Med. 2007; 131(7): 1070-6.
23) Hengstman GJ, ter Laak HJ, Vree Egberts WT, et al. Anti-signal recognition particle autoantibodies: marker of a necrotising myopathy. Ann Rheum Dis. 2006; 65(12): 1635-8.
24) Engel A, Franzini-Armstrong C. Myology: basic and clinical. 3rd ed. New York: McGraw-Hill, Medical Pub. Division; 2004.
25) Greenberg SA, Amato AA. Uncertainties in the pathogenesis of adult dermatomyositis. Curr Opin Neurol. 2004; 17(3): 359-64.
26) Greenberg SA, Pinkus JL, Pinkus GS, et al. Interferon-alpha/beta-mediated innate immune mechanisms in dermatomyositis. Ann Neurol. 2005; 57(5): 664-78.
27) van der Meulen MF, Bronner IM, Hoogendijk JE, et al. Polymyositis: an overdiagnosed entity. Neurology. 2003; 61(3): 316-21.
28) Wegener S, Bremer J, Komminoth P, et al. Paraneoplastic necrotizing myopathy with a mild inflammatory component: A case report and review of the literature. Case Rep Oncol. 2010; 3(1): 88-92.
29) Wrzolek MA, Sher JH, Kozlowski PB, et al. Skeletal muscle pathology in AIDS: an autopsy study. Muscle Nerve. 1990; 13(6): 508-15.
30) Grable-Esposito P, Katzberg HD, Greenberg SA, et al. Immune-mediated necrotizing myopathy associated with statins. Muscle Nerve. 2010; 41(2): 185-90.
31) Needham M, Fabian V, Knezevic W, et al. Progressive myopathy with up-regulation of MHC-I associated with statin therapy. Neuromuscul Disord. 2007; 17(2): 194-200.
32) Takada T, Hirakata M, Suwa A, et al. Clinical and histopathological features of myopathies in Japanese patients with anti-SRP autoantibodies. Mod Rheumatol. 2009; 19(2): 156-64.
33) Kao AH, Lacomis D, Lucas M, et al. Anti-signal recognition particle autoantibody in patients with and patients without idiopathic inflammatory myopathy. Arthritis Rheum. 2004; 50(1): 209-15.
34) Suzuki S, Ohta M, Shimizu Y, et al. Anti-signal recognition particle myopathy in the first decade of life. Pediatr Neurol. 2011; 45(2): 114-6.
35) Suzuki S, Satoh T, Sato S, et al. Clinical utility of anti-signal recognition particle antibody in the differential diagnosis of myopathies. Rheumatology (Oxford). 2008; 47(10): 1539-42.

36) Miller T, Al-Lozi MT, Lopate G, et al. Myopathy with antibodies to the signal recognition particle: clinical and pathological features. J Neurol Neurosurg Psychiatry. 2002; 73(4): 420-8.
37) Dalakas MC. Inflammatory muscle diseases: a critical review on pathogenesis and therapies. Curr Opin Pharmacol. 2010; 10(3): 346-52.
38) Mammen AL, Chung T, Christopher-Stine L, et al. Autoantibodies against 3-hydroxy-3-methylglutaryl-coenzyme A reductase in patients with statin-associated autoimmune myopathy. Arthritis Rheum. 2011; 63(3): 713-21.
39) Dalakas MC. Immunotherapy of inflammatory myopathies: practical approach and future prospects. Curr Treat Options Neurol. 2011; 13(3): 311-23.
40) Distad BJ, Amato AA, Weiss MD. Inflammatory myopathies. Curr Treat Options Neurol. 2011; 13(2): 119-30.
41) Marie I, Mouthon L. Therapy of polymyositis and dermatomyositis. Autoimmun Rev. 2011; 11(1): 6-13.
42) Bowyer SL, LaMothe MP, Hollister JR. Steroid myopathy: incidence and detection in a population with asthma. J Allergy Clin Immunol. 1985; 76(2 Pt 1): 234-42.

<清水　潤>

2 封入体筋炎

■ポイント
- 封入体筋炎は中高年に発症する特発性の筋疾患である.
- 左右非対称の筋力低下と筋萎縮が大腿四頭筋や手指・手首屈筋にみられる.
- 骨格筋には縁取り空胞とよばれる特徴的な組織変化を生じ炎症細胞浸潤を伴う.
- 免疫学的治療に反応せず,かえって増悪することもある.
- 嚥下障害や転倒・骨折に注意が必要である.
- 進行性で5〜10年で車椅子生活となる.

A 臨床症状・検査所見

　封入体筋炎(sporadic inclusion body myositis:以下 sIBM)は主に50歳以上で発症する慢性進行性の筋疾患である.診断の難しさや受診の遅れなどから初発症状から5年以上診断がつかない例も多い.多発筋炎(PM)や皮膚筋炎(DM)が女性に多いのと対照的に sIBM は男性に多い.厚生労働省難治性疾患克服研究事業「封入体筋炎(IBM)の臨床病理学的調査および診断基準の精度向上に関する研究」班(研究代表者:青木正志,平成22〜23年度,平成24年度より希少難治性筋疾患調査研究班として継続)の調査では,日本には1,000〜1,500人の sIBM 患者がいると考えられる[1].研究班の協力施設の146症例の検討によれば男性の割合が多く,初発年齢は平均64.4歳,初発症状は74%が大腿四頭筋の脱力による階段昇降困難であった.筋力低下と筋萎縮が大腿四頭筋や手指・手

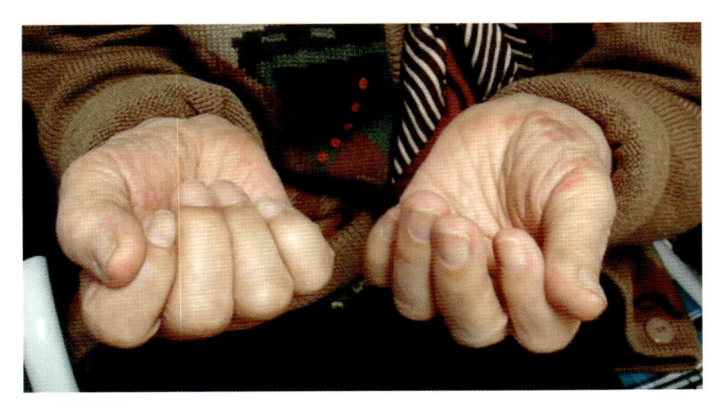

図1 sIBM の筋力低下
手指屈筋,特に本例では左深指屈筋の筋力低下が強く,指の屈曲ができない.

首の屈筋群にみられ，左右非対称のこともしばしばである（図1）[2]．嚥下障害も高頻度にみられ，誤嚥性肺炎は生命予後を左右する要因の一つであり外来管理上で重要である．腱反射は正常または軽度低下する．中高年の疾患であるが認知機能低下は一般的には認めない．約15％のsIBM患者には全身性ループスエリテマトーデス，Sjögren症候群，強皮症，サルコイドーシスなどの自己免疫性の異常が存在するが，PMやDMと異なり肺病変，悪性腫瘍の発生頻度上昇は指摘されていない．

　血清のクレアチンキナーゼ（CK）値は正常から正常上限の10倍程度まで上昇する．前述の調査ではCK値の平均は約500 IU/Lで2,000 IU/Lを超える症例はまれであった．約20％のsIBM患者は抗核抗体が陽性とされるが，抗Jo-1抗体などの筋炎特異的抗体は陰性である．欧米ではHLA-DR3が陽性の症例が多いとされている．東北大学ではHLA-DRB1＊1502/0405陽性の典型的なsIBMの姉妹例を報告しており[3]，日本人では52.1AHとの関連が指摘されている．骨格筋のCTおよびMRIでは特に前腕の深指屈筋や大腿四頭筋の筋萎縮が顕著である（図2）[4]．針筋電図ではいわゆる筋原性変化を反映して低振幅・多相性の運動単位電位と早期動員がみられる．神経原性変化と区別が難しい自発放電・刺入時電位の亢進，高振幅・多相性の運動単位電位もしばしば観察され，筋萎縮性側索硬化症（ALS）とも誤診されうるので注意が必要である．自覚的な感覚異常はまれだが，神経伝導検査での感覚神経の異常は30％前後でみられるとされる[2]．ヒトT細胞白血病ウイルス（HTLV）-1やC型肝炎ウイルス（HCV）陽性の症例も前述の調査では20％にみられた．鹿児島大学ではHTLV-1陽性のsIBM，11例のうち2例において突然死を認めたと報告しており，sIBMの重篤な合併症として肥大型心筋症をきたす可能性も指摘されている[5]．

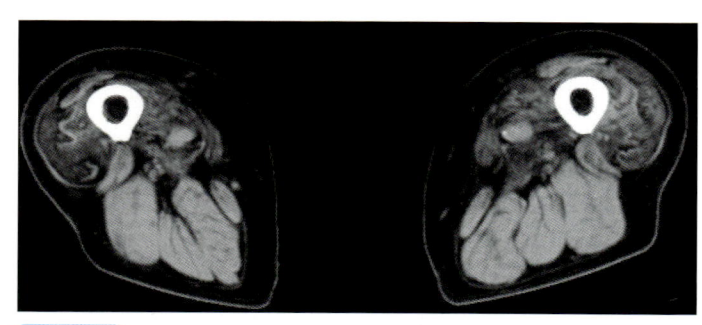

図2　sIBMの大腿部CT
大腿四頭筋を中心に筋萎縮が強く認められる．

B　筋病理所見

　筋生検では筋線維の大小不同がみられる．炎症の病態を反映して筋内鞘への単核球浸潤を伴っている．sIBMに特異的ではないが特徴的な所見として縁取り空胞を伴う筋線維，非壊死線維への単核球の侵入や単核球による包囲がみられる（図3）．またシトクロムCオキシダーゼ（COX）染色陰性の筋線維が年齢に比して高頻度である．電子顕微鏡所見として核や細胞質における16〜20 nmのフィラメント状封入体の存在も知られている．免疫染色では非壊死線維への単核細胞（主にCD8陽性T細胞）の浸潤や形態学的に正常な筋線維における主要組織適合抗原（MHC）クラスIの発現

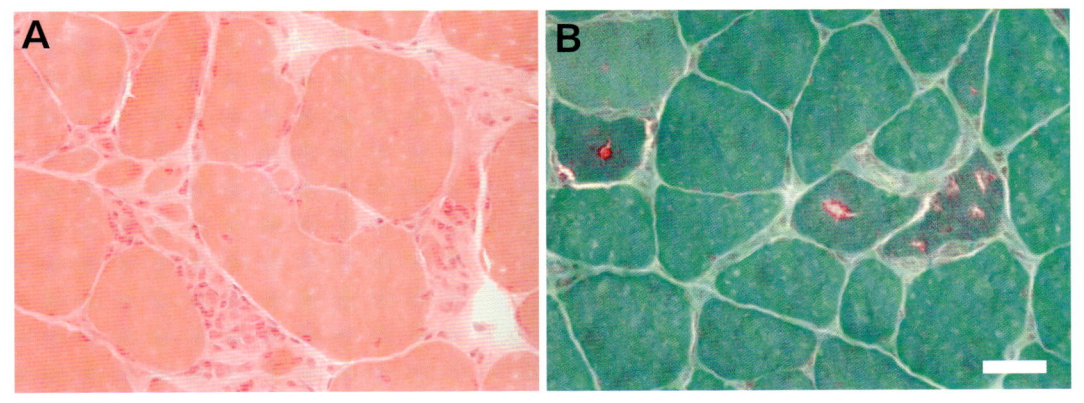

図3 sIBMにおける組織所見

筋内鞘への単核球浸潤，非壊死線維への単核球の侵入，単核球による包囲，縁取り空胞を伴う筋線維がみられることが特徴である（A．ヘマトキシリン・エオジン染色，B．トリクロームゴモリ染色）．Bar: 50μm．

が観察される．また疾患の特徴である封入体内部にはユビキチン陽性封入体とアミロイドベータ（Aβ）蛋白の沈着がみられる．エメリン，ラミンA/C, valocin-containing protein（VCP），ヒストン，43 kDa TAR DNA binding protein（TDP43），p62の存在も認められる．これらの所見はAlzheimer病やALSなどの神経変性疾患との類似性が議論されるところであるが，その病的意義はまだ定まっていない．

C 診断基準について

1975年にBohanとPeterは炎症性筋疾患の診断基準を提唱したが，当時はsIBMという概念が十分に確立されていなかった．1995年にGriggsら[6]によりsIBMの診断基準が提唱され，2007年のNeedhamらの診断基準[7]とともに国際的に広く用いられている．前述の難治性疾患克服研究事業のsIBM研究班では全国の後向き調査を元に，国内外の文献を検討し診断基準を見直した（表1）．

臨床的特徴として，a. 他の部位に比して大腿四頭筋または手指屈筋（特に深指屈筋）が侵される進行性の筋力低下および筋萎縮，b. 筋力低下は数カ月以上の経過で緩徐に進行するとし，多くは発症後5年前後で日常生活に支障をきたすことを勘案した．「数週間で歩行不能」などの急性の経過はとらず，診断には病歴の聴取が重要である．また遺伝性異常を伴う筋疾患を除外するためにc. 発症年齢は40歳以上であるとした．また慢性の経過を反映しd. 安静時の血清CK値は2,000 IU/Lを超えない，とした．さらに診断には筋生検が必須であるとし，筋内鞘への単核球浸潤を伴っており，かつa. 縁取り空胞を伴う筋線維，b. 非壊死線維への単核球の侵入や単核球による包囲がみられるものとした．これらの臨床的特徴・病理所見の6項目全てがみられる場合を確実例，臨床的特徴がみられるが，病理所見のいずれかを欠く場合を疑い例，病理所見が伴わないものを可能性あり，とした．欧米で取り入れられている免疫染色や電顕所見に関しては縁取り空胞のもつ意義と同様と考え，診断基準には含めなかった．

sIBMの診断の際には臨床経過が重要な要素であり，中高齢の慢性進行性の筋疾患では常に念頭におくべきである．sIBM症例の一部は病期が早いことにより，また不適切な筋標本採取部位など

表1　sIBM の診断基準（暫定版）

●診断に有用な特徴
A．臨床的特徴
　a．他の部位に比して大腿四頭筋または手指屈筋（特に深指屈筋）が侵される進行性の筋力低下および筋萎縮
　b．筋力低下は数カ月以上の経過で緩徐に進行する
　　＊多くは発症後 5 年前後で日常生活に支障をきたす．数週間で歩行不能などの急性の経過はとらない．
　c．発症年齢は 40 歳以上
　d．安静時の血清 CK 値は 2,000 IU/L を超えない
　（以下は参考所見）
　　・嚥下障害がみられる
　　・針筋電図では早期動員，PSW/Fibrillation/CRD の存在

B．筋生検所見
　筋内鞘への単核球浸潤を伴っており，かつ以下の所見を認める
　a．縁取り空胞を伴う筋線維
　b．非壊死線維への単核球の侵入や単核球による包囲
　（以下は参考所見）
　　・筋線維の壊死・再生
　　・免疫染色が可能なら非壊死線維への単核細胞浸潤は主に CD8 陽性 T 細胞
　　・形態学的に正常な筋線維における MHC class I 発現
　　・筋線維内のユビキチン陽性封入体とアミロイド沈着
　　・COX 染色陰性の筋線維：年齢に比して高頻度
　　・（電子顕微鏡にて）核や細胞質における 16〜20 nm のフィラメント状封入体の存在

●合併しうる病態
　HIV，HTLV-I，C 型肝炎ウイルス感染症

●除外すべき疾患
　・縁取り空胞を伴う筋疾患＊（眼咽頭型筋ジストロフィー・縁取り空胞を伴う遠位型ミオパチー・多発筋炎を含む）
　・他の炎症性筋疾患（多発筋炎・皮膚筋炎）
　・筋萎縮性側索硬化症などの運動ニューロン病
　　＊Myofibrillar myopathy（FHL1，Desmin，Filamin-C，Myotilin，BAG3，ZASP，Plectin 変異例）や Becker 型筋ジストロフィーも縁取り空胞が出現しうるので鑑別として念頭に入れる．特に家族性の場合は検討を要する．

●診断カテゴリー：診断には筋生検の施行が必須である
　Definite　　A の a-d および B の a，b の全てを満たすもの
　Probable　　A の a-d および B の a，b のうち，いずれか 5 項目を満たすもの
　Possible　　A の a-d のみ満たすもの（筋生検で B の a，b のいずれもみられないもの）

によって特徴的な封入体を確認することができず診断確定に至らない場合があると考えられる．今後，病態解明の進展に伴い疾患マーカーが確立されることが望ましい．

D 病態

　sIBMの病態機序は不明である．筋病理学的に観察される縁取り空胞が蛋白分解経路の異常など変性の関与を，また細胞浸潤が炎症の関与を想起させるものの，変性と炎症のどちらが一次的でどちらが副次的なのかも明らかになってはいない．

　変性の機序の証拠として免疫染色でAβ蛋白，Aβ前駆蛋白（β-APP），リン酸化タウ，プリオン蛋白，アポリポプロテインE，α1-アンチキモトリプシン，ユビキチンやニューロフィラメントが縁取り空胞内に沈着していることがあげられる．β-APPを筋特異的に過剰発現させたモデルマウスでは筋変性や封入体の形成がみられることもこの仮説を支持しているとされる[8]．だがPMやDMの患者生検筋でもβ-APPが沈着していることから疾患特異性は高くない．

　筋線維の恒常性の維持は蛋白合成と分解の微妙なバランスの上に成り立っていると想像される．sIBMの病態としてAβ仮説のようにある特定の蛋白が発現増強し分解能力を超える可能性も考えられるが，一方で蛋白分解系が破綻し異常蛋白が蓄積するという機序も考えられる．蛋白分解経路に重要なユビキチンE3リガーゼの一つであるRING Finger Protein 5（RNF5）の過剰発現マウスでは筋萎縮と筋線維内の封入体形成が観察されている[9]．骨格筋特異的にオートファジーを欠損させたマウスではユビキチンE3リガーゼの発現上昇や筋変性・萎縮がみられることも報告されている[10]．

　sIBMの骨格筋に家族性ALSの原因遺伝子産物であるTDP-43およびFUS/TLSが蓄積することも観察されている．TDP-43陽性線維は，sIBM患者の生検筋線維の25～32.5％と高頻度に検出され，その頻度はsIBMの病理学的指標とされてきた縁取り空胞やAβ陽性線維よりも高頻度である[11]．家族性ALS関連蛋白の蓄積は縁取り空胞を伴う筋疾患に共通する病理学的変化であり，sIBMに対する疾患特異性は低いと考えられてきている．ユビキチン結合蛋白であるp62はTDP43以上の頻度でsIBMの筋線維に染色性が認められる[12]．近年骨Paget病と前頭側頭型認知症を伴う封入体性ミオパチーの家族例において蛋白分解系の重要な分子であるVCPの遺伝子異常が見出された[13]が，このVCPも蛋白分解経路の重要な因子である．蛋白分解経路の異常はsIBMの病態の重要な機序と考えられる．

　sIBMの病態として炎症の関与も以前より検討されてきた．炎症細胞に包囲されている筋線維の割合は縁取り空胞やアミロイド沈着を呈する筋線維よりも頻度が高いことから，炎症の寄与も少なくないと考えられる．ムンプスウイルスの持続感染は否定されたが，HIVやHTLV-1感染者やポリオ後遺症の患者でsIBMに類似した病理所見がみられる．マイクロアレイやマイクロダイセクションを用いた検討ではCD138陽性の形質細胞のクローナルな増殖がsIBM患者筋に観察され，形質細胞の関与も示されている．炎症細胞のクローナルな増殖は細胞障害性T細胞が介する自己免疫性疾患である可能性を示唆している．ただsIBMは臨床場面で免疫抑制剤の反応に乏しいことから炎症が病態の根本であるとは考えにくい．またPMでも観察される現象であることから疾患特異的な現象ともいいがたい．

　sIBMは親子や兄妹で発症したという報告も散見されHLAなど遺伝的背景が推定されているが，元来は孤発性の疾患である．なお縁取り空胞を伴う遠位型ミオパチー（distal myopathy with rimmed vacuole：DMRV）は本邦の埜中らによって初めて報告された[14]が，欧米では hereditary inclusion body myopathy（hIBM）と呼称されることもある．炎症細胞浸潤に乏しく myositis ではなく myopathy の略語であることに注意が必要である．DMRV/hIBM はシアル酸合成酵素である GNE 遺伝子の異常を認める常染色体劣性遺伝疾患であり sIBM とは異なる概念である．

E 治療の現状

sIBM の治療は確立されていない[15]．ほとんどの例でステロイドの効果はみられない．CK 値が減少したとしても筋力が長期にわたって維持される例は少ない．免疫グロブリン大量静注療法（IVIg）は sIBM に対し特に嚥下に関して限定的な効果を示す例がある[16]．しかし対照試験では一般的な症状の改善はわずかで統計学的な有意差は得られず治療前後の筋生検所見の改善のみが報告されている[17,18]．インターフェロン β の臨床試験では安全性に問題はないとされたものも明らかな有効性は見出されなかった．また免疫抑制剤であるメソトレキセート（MTX）の有効性は否定されている．アザチオプリン（AZP）やシクロスポリンの有効性を証明するには二重盲検プラセボ比較試験が必要である．若年齢の症例に偏って用いられたため典型的な sIBM をターゲットとしていなかったという指摘もあるものの，tumor necrosis factor α（TNFα）阻害剤であるインフリキシマブの非盲検試験も有効性なしという結果であった．近年の自然歴調査では免疫抑制剤の使用が逆に sIBM の病勢を悪化させたという報告もあり注意が必要である[19]．

根本的な治療がない現状では，運動療法・作業療法などのリハビリテーション，歩行時の膝折れ防止や杖などの装具の活用も有効である．さらに合併症として致死的になる可能性のある嚥下の問題に関しては食事内容の適宜変更や胃瘻造設などが検討される．バルーンカテーテルによる輪状咽頭部拡張法（バルーン拡張法）も sIBM 患者での嚥下障害改善に有効な可能性がある．

sIBM 患者自身が高齢であり，また患者の主介護者が年老いた配偶者であることも多く，治療法もないことから，sIBM 患者は経済的不安・疾病の予後に関する不安を常に抱えている．定期的な外来で経過を尋ね，様々な不安にも対応し，病気に寄り添う姿勢が臨床医として重要であると考える．

F 新規治療の試み

炎症および変性の病態それぞれをターゲットとした治療が試みられている．

炎症をターゲットとしてヒト化抗 CD52 抗体（Campath-1H：alemtuzumab）の非盲検試験が行われた[20]．成熟 T 細胞および単球を標的細胞としており，投与 6 カ月後に 13 例の患者のうち 4 例で筋力の改善，6 例で ADL の改善が得られた．T 細胞の sIBM 病態への関与を証明すると共に，重大な副作用もみられなかったため臨床応用が期待されている．TNFα 阻害剤であるエタネルセプト，マイオスタチンの筋萎縮シグナル阻害を目的としたアクチビン IIB 受容体拮抗剤の BYM338 を用いた臨床試験も開始されている．

変性の病態をターゲットとしたものとしては，Alzheimer 病などの神経変性疾患に対する治療アプローチが sIBM でも試みられている．Aβ 蛋白を骨格筋に過剰発現させたマウスに対して Aβ 免疫療法を行い，運動能力や病理学的指標の改善を認めており，治療の可能性が注目されている．ま

たりチウムはβ-APP過剰発現マウスでの運動機能の改善が得られたことを根拠にヒトでの非盲検試験が行われたが有意差を得られなかった．アリモクロモールは熱ショック蛋白誘導剤であり，ALSモデルで症状の改善が報告され，ヒトでの投与の安全性も確認されている．アリモクロモールは蛋白分解を促進するという理論でsIBMに対する第2/3相治験が行われている．またオートファジーを誘導するラパマイシン，タウ蛋白凝集阻害剤，抗炎症剤でもあるイブプロフェンの投与，グリコーゲン合成酵素キナーゼ（GSK）3β阻害剤などが治療薬の候補として検討されている．

その他にミトコンドリア機能を活性化させるカルニチン，コエンザイムQ10や酸化ストレス緩和を目的としたビタミンEの投与が試みられることもある．1日も早い治療法確立が待たれる．

患者へのアドバイス

- 封入体筋炎は骨格筋に封入体とよばれる異常沈着物がみられる病気です．
- 他の炎症性筋疾患と異なり，ステロイドなどの免疫学的治療が有効でない場合が多いです．
- 残念ながら現時点で根本的な治療はなく，慢性進行性の経過をとります．
- 嚥下困難からの肺炎が問題になるので食事摂取には注意が必要です．
- 膝のサポーターや筋力維持の運動を行い，転倒に注意しながら生活レベルの維持につとめましょう．

【謝辞】

厚生労働省難治性疾患克服研究事業のsIBM研究班（平成24年度からは「希少難治性筋疾患」研究班）の協力施設の先生方，東北大学神経内科の青木正志先生，堅山真規先生，井泉瑠美子先生，割田仁先生，加藤昌昭先生，安藤里紗さん，島倉奈緒子さん，アンケートにご協力いただいた全国の神経内科専門医の先生方，sIBMの患者さんおよびそのご家族の皆様に感謝いたします．本研究は厚生労働省難治性疾患克服研究事業の補助金によって支援されました．

文献

1) Suzuki N, Aoki M, Mori-Yoshimura M, et al. Increase in number of sporadic inclusion body myositis（sIBM）in Japan. J Neurol. 2012; 259: 554-6.
2) Amato AA, Barohn RJ. Inclusion body myositis: old and new concepts. J Neurol Neurosurg Psychiatry. 2009; 80: 1186-93.
3) Tateyama M, Saito N, Fujihara K, et al. Familial inclusion body myositis: a report on two Japanese sisters. Intern Med. 2003; 42: 1035-8.
4) Cox FM, Reijnierse M, van Rijswijk CS, et al. Magnetic resonance imaging of skeletal muscles in sporadic inclusion body myositis. Rheumatology（Oxford）. 2011; 50: 1153-61.
5) Inamori Y, Higuchi I, Inoue T, et al. Inclusion body myositis coexisting with hypertrophic cardiomyopathy: an autopsy study. Neuromuscul Disord. 2012; 22: 747-54.
6) Griggs RC, Askanas V, DiMauro S, et al. Inclusion body myositis and myopathies. Ann Neurol. 1995; 38: 705-13.
7) Needham M, Mastaglia FL. Inclusion body myositis: current pathogenetic concepts and diagnostic and therapeutic approaches. Lancet Neurol. 2007; 6: 620-31.
8) Sugarman MC, Yamasaki TR, Oddo S, et al. Inclusion body myositis-like phenotype induced by transgenic overexpression of beta APP in skeletal muscle. Proc Natl Acad Sci U S A. 2002; 99: 6334-9.

9) Delaunay A, Bromberg KD, Hayashi Y, et al. The ER-bound RING finger protein 5 (RNF5/RMA1) causes degenerative myopathy in transgenic mice and is deregulated in inclusion body myositis. PLoS One. 2008; 3: e1609.
10) Masiero E, Agatea L, Mammucari C, et al. Autophagy is required to maintain muscle mass. Cell Metab. 2009; 10: 507-15.
11) Weihl CC, Temiz P, Miller SE, et al. TDP-43 accumulation in inclusion body myopathy muscle suggests a common pathogenic mechanism with frontotemporal dementia. J Neurol Neurosurg Psychiatry. 2008; 79: 1186-9.
12) D'Agostino C, Nogalska A, Engel WK, et al. In sporadic inclusion body myositis muscle fibres TDP-43-positive inclusions are less frequent and robust than p62 inclusions, and are not associated with paired helical filaments. Neuropathol Appl Neurobiol. 2011; 37: 315-20.
13) Watts GD, Wymer J, Kovach MJ, et al. Inclusion body myopathy associated with Paget disease of bone and frontotemporal dementia is caused by mutant valosin-containing protein. Nat Genet. 2004; 36: 377-81.
14) Nonaka I, Sunohara N, Satoyoshi E, et al. Autosomal recessive distal muscular dystrophy: a comparative study with distal myopathy with rimmed vacuole formation. Ann Neurol. 1985; 17: 51-9.
15) Suzuki N, Aoki M. Inclusion body myositis. Brain Nerve. 2011; 63: 1205-15.
16) Cherin P, Pelletier S, Teixeira A, et al. Intravenous immunoglobulin for dysphagia of inclusion body myositis. Neurology. 2002; 58: 326.
17) Dalakas MC, Sonies B, Dambrosia J, et al. Treatment of inclusion-body myositis with IVIg: a double-blind, placebo-controlled study. Neurology. 1997; 48: 712-6.
18) Walter MC, Lochmuller H, Toepfer M, et al. High-dose immunoglobulin therapy in sporadic inclusion body myositis: a double-blind, placebo-controlled study. J Neurol. 2000; 247: 22-8.
19) Benveniste O, Guiguet M, Freebody J, et al. Long-term observational study of sporadic inclusion body myositis. Brain. 2011; 134: 3176-84.
20) Dalakas MC, Rakocevic G, Schmidt J, et al. Effect of Alemtuzumab (CAMPATH 1-H) in patients with inclusion-body myositis. Brain. 2009; 132: 1536-44.

〈鈴木直輝〉

4 先天性ミオパチー

■ポイント
- 骨格筋の構造異常により筋力低下，筋緊張低下を主症状とする遺伝子変異に基づく筋疾患の総称．病理学的，遺伝学的な根拠に基づき分類されている．
- 筋力低下のほか，側弯，慢性呼吸不全の合併があり得ることに留意し経過観察を行う必要がある．
- 遺伝学的な病因も徐々に明らかにされてきている．

　先天性ミオパチーは骨格筋の構造異常により筋力低下，筋緊張低下を主症状とする筋疾患の代表的疾患である．乳児期発症の場合にはフロッピーインファントとよぶ生下時より筋緊張が著明に低下していてグニャグニャとした児の原因の多くを占める．先天性ミオパチーは非進行性ないしは緩徐進行性の経過を示すが，乳幼児期，成人期になって初めて症状が明らかになる場合もある．先天性ミオパチーは従来筋病理学的に分類されてきたが，分子病態が明らかになってくるに従ってその分類も見直されるようになってきている．今回はこのなかで代表的疾患であるネマリンミオパチー，セントラルコア病/RYR1関連ミオパチー，ミオチュブラーミオパチー/中心核ミオパチー，先天性筋線維タイプ不均等症について解説する．

A　先天性ミオパチー各病型の概要

1　ネマリンミオパチー[1)]

　乳児重症型：新生児期からの呼吸不全，哺乳力低下を認め，人工呼吸管理，経管栄養を必要とする．顔面筋罹患は必発で，細長く表情のない顔をしていて，高口蓋を認める．手足の動きはほとんどみられず，かつ全身性の著明な筋緊張低下を認め，フロッピーインファント（グニャグニャ児）と表現される．腱反射は消失している．手・足関節の拘縮，先天性股関節脱臼をしばしば認める．予後は不良で，多くは1歳までに死の転帰をとるが，人工呼吸管理などのケアを行うことにより長期生存者も存在する．

　良性先天型：乳児期に発達の遅れで発見されることが多く，診察所見では，筋力，筋緊張低下を示す．歩行開始も遅れ，1歳半を過ぎることが多い．歩行開始後も走れない，階段の昇降に手すりがいるなど筋力低下は持続する．筋力低下は非進行性か，あるいは進行しても緩徐である．頸部屈筋が弱いのが特徴の一つである．顔面筋罹患を認め，細長い顔で表情に乏しく，高口蓋がある．咽頭筋の筋力低下があり，嚥下困難を認めることもある．四肢筋に比較し，呼吸筋が強く侵されることが多いので，感冒などを契機に急速に呼吸不全が進む例があることは留意して定期的な呼吸機能

評価を行う必要がある．心筋障害は通常認めない．

成人型：良性先天型で小児期にはごく軽度の症状のみで，成人になって運動障害がはっきりしてくるタイプと成人になって筋力低下が出現するタイプがある．成人型とその他の型における病因の異同については種々の議論があるが成人型はM蛋白血症やHIV感染に伴う例も報告されており単一の病因ではないと考えられる．

検査所見：一般検査所見では，疾患特異的異常はなく，血清クレアチンキナーゼ（CK）値は正常であることが多いが，軽度上昇を呈する場合もある．筋電図は筋原性所見を示す．筋組織をGomoriトリクローム変法染色でみると，糸くず（nemaはギリシャ語で糸の意味）のような封入体をみることから，この病名がつけられた（図1A）．ネマリン小体は電子顕微鏡でみると，横紋筋のZ線と同じ濃さをしており，またこの封入体は生化学的にもZ線がもつαアクチニン蛋白をもっている．ネマリン小体の数と重症度の間には相関は認めない．その他筋病理所見として筋線維の大小不同，間質の結合織の増加，脂肪組織置換がみられ，タイプ1線維の数は多く，小径である．タイプ2B線維の欠損を高率に伴う．

ネマリンミオパチーで，いままでわかっている遺伝子の変異は筋線維の構造蛋白〔α-Tropomyosin$_{SLOW}$, Skeletal α-actin（ACTA1），Nebulin，β-Tropomyosin（TPM2），Troponin T，Cofilin〕をコードするものであり，そのうちACTA1, Nebulin遺伝子変異が多くを占めている．アクチンの変異は主として重症型に，ネブリンの変異は常染色体劣性遺伝をとる良性先天型に多くみられているが，それぞれその他の病型でも見出される場合がある．ACTA1変異の場合には筋病理で核内封入体（intranuclear rod）を認めるのが特徴である（図1B）．

2 セントラルコア病/RYR1関連ミオパチー

a）セントラルコア病[2]

低緊張は生下時より認め，筋力低下は近位筋優位であり，運動発達遅延を呈する．凹足，側弯，股関節脱臼，手指屈曲変形を伴う場合も多い．非進行性ないしは緩徐進行性の経過をたどり，比較的症状が軽い例が多い．顔面筋罹患は認めないかあっても軽度のことが多いが，高口蓋はしばしば認める．本症は早期に高度の側弯を認める場合があり，それは筋力低下が軽度の例でも早期に合併しうるのが一つの特徴で特発性側弯と診断されている例も存在する．

筋線維の中心部に筋小胞体やミトコンドリアがなく，NADH-TRやチトクロームオキシダーゼ染色などの酸化酵素染色で中央部が果物の芯（コア）のように染色されないのが特徴であり，疾患名の由来となっている（図1C）．コアは一般にタイプ1線維特異的に認められ，多くの例でタイプ2線維欠損を認める．コアは筋線維のほぼ全長にわたって存在し，ミトコンドリアや筋小胞体の減少が認められる．コアはセントラルコア病に特異的な所見ではないが，上記の臨床所見に加えて筋病理で多数のコアを認めた場合にセントラルコア病と診断される．

セントラルコア病でryanodine受容体（RYR1）遺伝子の変異が病因であることが報告されているがすべての例で認めるわけではない．主に常染色体優性遺伝形式をとると考えられているが常染色体劣性遺伝形式の報告もある．ryanodine受容体は筋収縮において重要な働きをしている筋小胞体上のカルシウムイオン放出チャネルであり，RYR1遺伝子変異はまた悪性高熱の原因でもある．ryanodine受容体遺伝子によって，悪性高熱とセントラルコア病のいずれかを発症する場合と両者

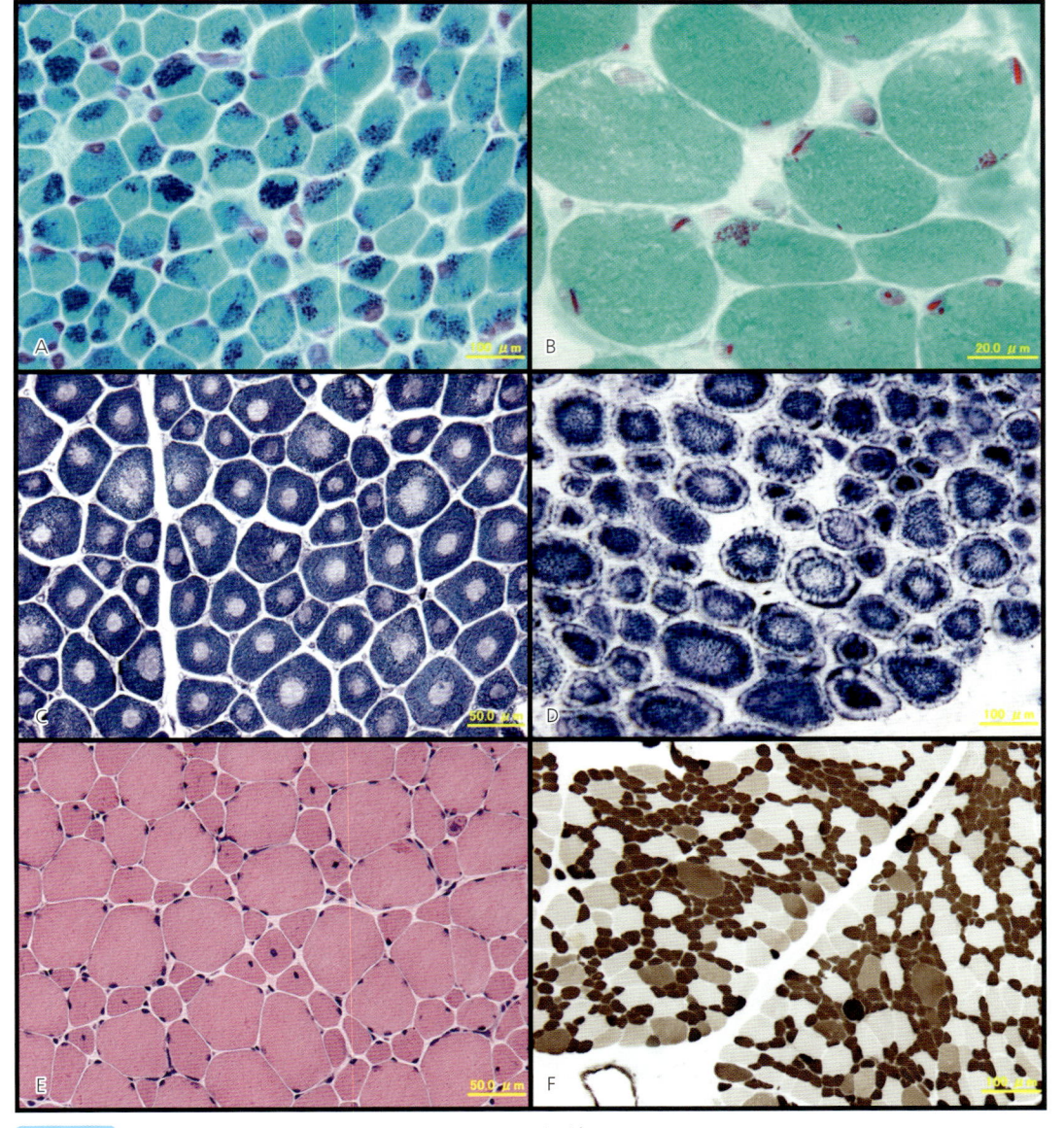

図 1A ネマリンミオパチー（Gomori trichrome 変法）
赤黒く染色されるネマリン小体をほぼすべての筋線維で認める．

図 1B ROD（Gomori trichrome 変法）
核内にネマリン小体（intranuclear rod）を認める．

図 1C セントラルコア病（NADH-TR 染色）
ほとんどの筋線維で円形に抜けた部分（コア）を認める．

図 1D ミオチュブラーミオパチー（NADH-TR 染色）
myotube に類似した中心部が濃染し周囲が明るく抜けてみえる（peripheral halo）筋線維を認める．

図 1E 中心核ミオパチー（H & E 染色）
中心核をもつ筋線維を多数認める．

図 1F 先天性筋線維タイプ不均等症（ATPase 染色，pH4.5）
タイプ1線維（黒）はタイプ2線維（白）に比べて明らかに小径である．タイプ1線維の数は全体の55％を超えている．

を発症する場合があるが，その理由は不明である[2]．

b）RYR1 関連ミオパチー[3]

　RYR1 遺伝子変異によるミオパチーは従来知られていた典型的なセントラルコア病に限らず表現型が多様であることが最近になって判明してきている．病理学的にはセントラルコア，マルチミニコアを示すほか，時にはコア構造を伴わず，type 1 predominance，先天性筋線維タイプ不均等の所見，中心核を多数認め中心核ミオパチーと病理学的に判断される場合も存在する．臨床症状も典型的なセントラルコア病の経過よりも重症で，外眼筋麻痺，嚥下障害を伴う症例が存在し，重症例ではRYR1 遺伝子劣性変異の場合が多いとされている．このような背景からRYR1 遺伝子変異を伴うミオパチーを RYR1 関連ミオパチーとよばれるようになってきた．RYR1 遺伝子は巨大な遺伝子で，RYR1 関連ミオパチーで認める遺伝子変異はコーディング領域全長に及ぶため，最近になってシークエンス解析の効率性上昇に伴ってRYR1 関連ミオパチーの症例が増えてきた．従来先天性ミオパチーのなかで最も頻度が高いとされてきたネマリンミオパチーよりも頻度が高いと考えられるようになってきており，我々の経験から日本でも同様であると考えている．

3　ミオチュブラーミオパチー/中心核ミオパチー

　ミオチュブラーミオパチー/中心核ミオパチーは比較的良性の経過をとる良性型と，乳児期から重篤な症状をとる乳児重症型が知られている．

　乳児重症型[4]：新生児期から全身著明な筋力低下，筋緊張低下を認め，呼吸筋の障害のため人工呼吸管理を要する場合が多い．顔面筋罹患は明らかであり，眼瞼下垂，眼球運動制限もしばしば認める．低酸素脳症の既往のない例では認知能力は正常である．長期生存例では理由は明らかではないが肝障害や過成長，球状赤血球症，幽門狭窄症などの合併症を認める場合があり骨格筋以外の症状の出現に注意を要する．乳児重症型では筋線維は一見未熟な myotube に類似しており，NADH-TR 染色で peripheral halo とよばれる筋線維の中心部が濃染しその周囲が明るく抜けてみえる所見がみられる（図 1D）．乳児重症型では X 連鎖劣性遺伝をとるものが大半であり，患児のほとんどが男児である．まれに常染色体優性・劣性遺伝形式の存在が示唆されている．X 連鎖性遺伝形式の病因遺伝子はクローニングされていて，責任蛋白は Myotubularin と名づけられている．変異の種類は missense mutations, nonsense mutations, small insertion/deletion, splice site mutaions, large deletion と様々である．この蛋白は tyrosine phosphatase に属するが，この酵素が欠損するとなぜ筋の未熟性がくるのかよくわかっていない．また前述したように骨格筋以外の合併症も知られており Myotubularin 遺伝子変異の骨格筋以外の直接的影響が示唆される．母が保因者である場合は経験的に約 85％であり，また germline mosaicism の例も報告されており，母に変異が認められない例でも出生前診断を考慮する必要がある．保因者は通常無症状であるが，顔面筋罹患を含む軽い筋力低下がみられる場合もある[5]．

　良性型（中心核ミオパチー）[6]：良性型は乳児期より筋緊張低下を示し，運動発達の遅れで気づかれることが多い．歩行が可能な例も多いが，走れないことが多い．全般性の運動発達に比べて顔面筋罹患が強いのが一般的であり，顔は細長く，高口蓋を認め，嚥下障害を伴う例も存在する．他の先天性ミオパチーでは認めない所見として，全身性の筋肥大を認める例がある．約 1/3 の例で眼瞼下垂を認め，眼球運動制限，斜視もしばしば合併する．漏斗胸，手指の伸展拘縮などの骨格変形も

認めることが多く，呼吸障害を伴う例もある．一般に先天性ミオパチーでは知的障害は伴わないことが多いが，本症では約30%に知的障害を認め，てんかんを伴う例もある．良性型では筋線維のperipheral haloは一般に認められない．中心核を伴う線維が多数認められる（図1E）．したがって良性型は中心核ミオパチーとよび，乳児重症型と区別してよぶのが一般的である．NADH-TR染色でみると筋線維の中心から車輪のスポーク状に放射しているような線維が多数存在し，筋原線維が放射状に並んでいることを意味する所見である．中心核ミオパチーの大半の良性型における分子レベルの病因遺伝子は乳児重症型の病因であるMyotubularin遺伝子のほか，Dynamin 2，BIN1（Amphiphysin 2）やセントラルコア病の病因遺伝子であるRYR1遺伝子変異も報告されている．

4 先天性筋線維タイプ不均等症[7]

先天性筋線維タイプ不均等症（congenital fiber type disproportion：CFTD）は上述のような筋線維内の異常な封入体や構造異常がなく，タイプ1線維がタイプ2線維より12%以上の差をもって小径である場合の診断名である．乳児期から筋緊張低下，筋力低下を認めるが，比較的軽症の例から，呼吸筋の障害から人工呼吸管理を要する例まで症状の差に幅がみられる．顔面筋罹患，眼瞼下垂のほか，多関節拘縮，股関節脱臼，側弯などの骨格変形も高頻度に認める．知能は保たれている例が多いが知的障害などの中枢神経障害を伴う例も存在する．筋病理学的所見はタイプ1線維がタイプ2線維より小径で，タイプ1線維の数が正常上限の55%以上を占める（図1F）．さらに，筋線維径は全体に細く，未熟で未分化なものが多く存在する．これまでに報告されているCFTDの病因遺伝子として頻度順にα-Tropomyosin$_{slow}$（TPM3），RYR1，ACTA1，β-Tropomyosin（TPM2），β-Myosin（MYH7）があげられる．

B 鑑別診断

病歴を含む臨床的な特徴を詳細に把握，評価する．血液検査では血清CKは先天性ミオパチーの大半で正常値を示すが，まれに軽度上昇を示す．中等度以上の症状を認める場合には筋ジストロフィーや筋炎などの他疾患をまず疑うべきである．ミトコンドリア病でミオパチーを呈する場合があるので，乳酸/ピルビン酸の値はみておくとよい．針筋電図は筋原性の所見を認めるが，非特異的でありニューロパチーや脊髄性筋萎縮症などの筋疾患以外の疾患との鑑別に用いる．骨格筋画像診断は最近になって注目されており，疾患特異的な変化，筋障害の選択性を示す場合があることより鑑別診断に有用な検査である．このような非侵襲的な検査を行ったうえで先天性ミオパチーを疑う場合には筋生検を考慮するがその侵襲性により適応は慎重に行う必要がある．筋生検による病型分類を行わずに診断目的で遺伝子解析を行うことは，本症における臨床症状の類似性，病因の多様性，サイズが大きい遺伝子が多いなどから現状では困難である．

C 遺伝カウンセリング

表1に示すように先天性ミオパチーの遺伝学的病因は多様であり，かついまだ病因が明らかでない症例も多く存在する．同一遺伝子変異であっても常染色体優性の場合と劣性の場合が存在する．このような複雑な背景をもとに遺伝カウンセリングを考慮する必要がある．

表1 先天性ミオパチーの遺伝子変異と遺伝形式

疾患名	病因遺伝子	遺伝形式
ネマリンミオパチー	α-Tropomyosin$_{SLOW}$ Nebulin Skeletal α-actin（ACTA1） β-Tropomyosin（TPM2） Troponin T Cofilin	AD, AR AR AD, AR AD AR AR
セントラルコア病	Ryanodine receptor（RYR1）	AD, AR
ミニコア病	Ryanodine receptor（RYR1） Selenoprotein N（SEPN1）	AD, AR AR
ミオチュブラーミオパチー	Myotubularin	X連鎖性
中心核ミオパチー	Dynamin 2 BIN1（Amphiphysin 2） Ryanodine receptor（RYR1） Myotubularin	AD AR AD X連鎖性
先天性筋線維不均等症	α-Tropomyosin$_{slow}$（TPM3） Ryanodine receptor（RYR1） Skeletal α-actin（ACTA1） β-Tropomyosin（TPM2） β-Myosin（MYH7）	AD AR AD AD AD

AD：常染色体優性遺伝形式，AR：常染色体劣性遺伝形式

D 治療

　先天性ミオパチーに対する根本的な治療法は現在までのところ見出されていない．筋力低下に由来する運動能力の低下，関節拘縮・側弯の予防に対する理学療法，呼吸筋の筋力低下に由来する呼吸不全に対する人工呼吸管理，排痰補助，呼吸リハビリテーションなどの維持療法が主体である．乳児重症型では気管切開による人工呼吸管理が生命維持に必要であることが多いが，在宅人工呼吸療法の導入で在宅，就学など生活の質は近年向上してきている．ただ人工呼吸療法を受けた児は長期入院となっていることも多く，治療方針の決定は慎重に行う必要がある．筋ジストロフィー患者で一般的になってきている挿管，気管切開などの侵襲的な気道確保を行わずに，適切な時期に鼻マスクなどを使用して人工換気を行う非侵襲的陽圧換気療法を導入することは延命，QOLの向上をもたらすことが期待され，症例によって導入を試みるとよい．

　他の筋疾患と同様に全身麻酔時には悪性高熱の発症について考慮しておく必要がある．セントラルコア病患者はもちろんであるが，悪性高熱を起こす可能性が指摘されている全身麻酔薬はできる限り避けておくべきである．

> **患者へのアドバイス**
> - 根本的な治療法は存在しないが，疾患の特徴を踏まえた経過観察，定期評価が重要
> - 適切な時期に呼吸リハビリテーションを含む包括的リハビリテーションが重要
> - 定期評価によってモニタリングを行いつつ，側弯の外科的治療，非侵襲的陽圧換気療法の導入を検討
> - 遺伝学的な病因の解明によって，遺伝カウンセリングも状況によって対応可能
> - 根本的な治療法は存在しないが筋生検などを用いて確定診断を行うことに意義がある

文献

1) Wallgren-Pettersson C, Laing NG. 109th ENMC International Workshop. 5th workshop on nemaline myopathy, 11th-13th October 2002, Naarden, The Netherlands. Neuromuscul Disord. 2003; 13: 501-7.
2) De Cauwer H, Heytens L, Martin JJ. Workshop report of the 89th ENMC International Workshop. Central Core Disease, 19th-20th January 2001, Hilversum, The Netherlands. Neuromuscul Disord. 2002; 12: 588-95.
3) Klein A, Lillis S, Munteanu I, et al. Clinical and genetic findings in a large cohort of patients with ryanodine receptor 1 gene-associated myopathies. Human Mutat. 2012; 33: 981-8.
4) Bertini E, Biancalana V, Bolino A, et al. 118th ENMC International Workshop on Advances in Myotubular Myopathy. 26-28 September 2003, Naarden, The Netherlands. (5th Workshop of the International Consortium on Myotubular Myopathy). Neuromuscul Disord. 2004; 14: 387-96.
5) Sutton IJ, Winer JB, Norman AN, et al. Limb girdle and facial weakness in female carriers of X-linked myotubular myopathy mutations. Neurology. 2001; 57: 900-2.
6) Jeannet PY, Bassez G, Eymard B, et al. Clinical and histologic findings in autosomal centronuclear myopathy. Neurology. 2004; 62: 1484-90.
7) North KN. What's new in congenital myopathies? Neuromuscul Disord. 2008; 18: 433-42.

<小牧宏文>

5 ミトコンドリア病

> ■ポイント
> - ミトコンドリア病に関する病態生理は複雑であり，ミトコンドリアに関する基本的事項を把握しておく必要がある．
> - 病理学，生化学，遺伝学的な手法などを包括的に用いて確定診断を行う．
> - ミトコンドリア病はミトコンドリア DNA，核 DNA それぞれの遺伝子変異によって生じる．
> - 母系遺伝などについて遺伝カウンセリング的な配慮が日常の診療においても必要である．

A ミトコンドリア病を理解するための基本的事項[1]

1 ミトコンドリアの機能

　ミトコンドリアは主にエネルギー代謝の場として重要な細胞内小器官である．ミトコンドリア内膜に組み込まれた電子伝達系により，生命活動に必須なエネルギー源である ATP の大部分が産生される．電子伝達系は複合体 I，II，III，IV，V とよばれる 5 つの複合体蛋白から構成されている（図 1）．電子伝達系による電子の伝達の各段階で膜間腔へ水素イオンが汲み出され，この電気化学的勾配を用いて ATP 合成酵素（複合体 V）はアデノシン 2 リン酸（ADP）とリン酸（Pi）から ATP をマトリックス内で合成する．その他，ミトコンドリアはアポトーシスやカルシウムのホメオスターシスなどにも深く関与していることが知られている．

2 ミトコンドリアの遺伝学

　ミトコンドリアはその中に独自の 16 kb（塩基）からなるミトコンドリア DNA をもち，1 細胞あたり数千コピーのミトコンドリア DNA を含む（図 2）．ミトコンドリア病の原因となるミトコンドリア DNA 変異の種類には微小変異である点変異，1〜10 kb 程度の断片が抜け落ちている（大）欠失，欠失をもつ変異型と正常型が連結している重複，ミトコンドリア DNA の絶対数が減少している欠乏があげられる（図 3）．ミトコンドリア DNA 変異の特徴として，患者の細胞や組織からみつかる変異 DNA は細胞内や組織内で正常 DNA と共存しているヘテロプラスミー，ミトコンドリア DNA の異常に基づく細胞の障害の程度は個々の細胞，組織ごとで異なる組織特異性，ミトコンドリア DNA は卵子からのみ伝わるので，変異ミトコンドリア DNA は母から伝わる母系遺伝があげられる（表 1）．ミトコンドリア内に存在する蛋白のうちミトコンドリア DNA に由来するものはごく一部であり，その他の圧倒的多数の蛋白は核遺伝子由来である．したがってミトコンドリア病はミト

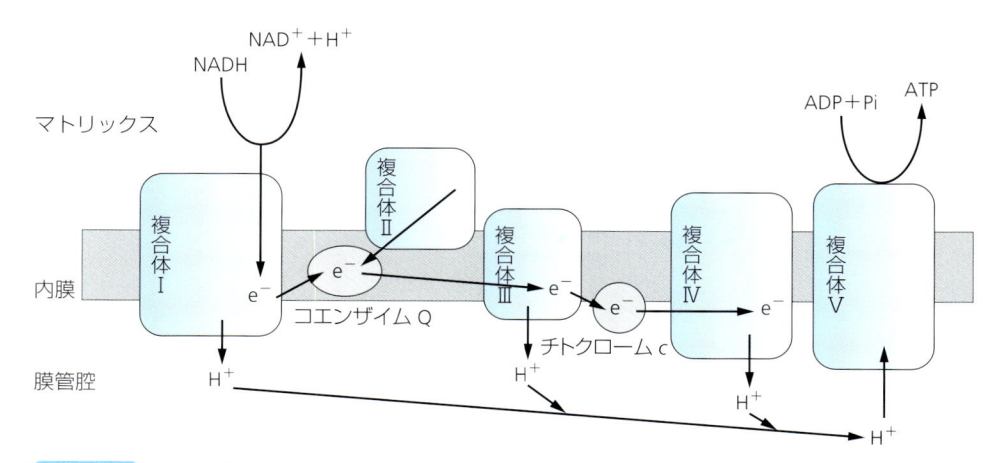

図1　電子伝達系の模式図

ミトコンドリア内膜に組み込まれた電子伝達系により生命活動に必須なエネルギー源であるATPの大部分が産生される．電子伝達系は複合体Ⅰ，Ⅱ，Ⅲ，Ⅳ，Ⅴとよばれる5つの複合体蛋白から構成されている．電子伝達系による電子の伝達の各段階で膜間腔へ水素イオン（H$^+$）が汲み出され，この電気化学的勾配を用いてATP合成酵素（複合体Ⅴ）はアデノシン2リン酸（ADP）とリン酸（Pi）からATPをマトリックス内で合成する．

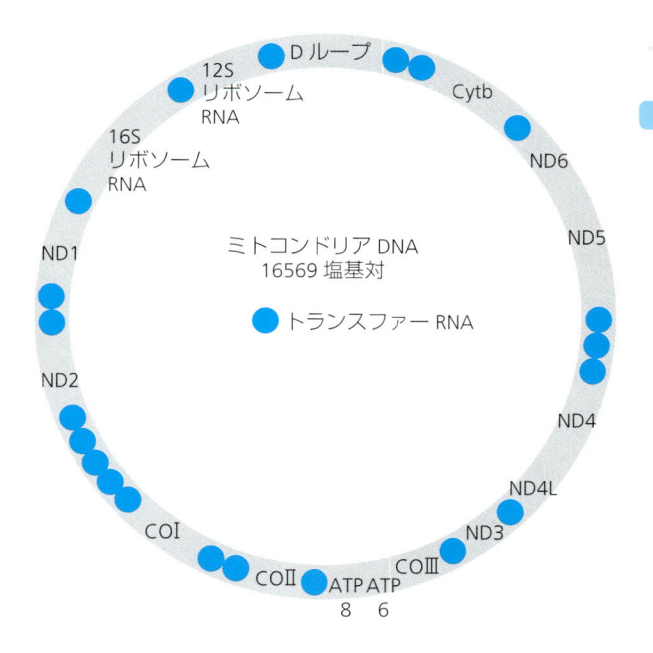

図2　ミトコンドリアDNA

ミトコンドリアの最も大きな特徴の一つとして，その中に独自のゲノム（ミトコンドリアDNA）をもつことがあげられる．ミトコンドリアDNAは環状DNAであり，その大きさは16569塩基対である．ミトコンドリア内で機能する電子伝達系を構成する13種類の蛋白，およびミトコンドリア内で独自に蛋白を合成するために必要な22種類の転移RNAや2種類のリボソームRNAをコードする遺伝子を含んでいる．一般にミトコンドリアDNAはミトコンドリアのマトリックス内に，一つのミトコンドリアあたり数個存在し，さらにミトコンドリアは一つの細胞内に数百個存在するため，1細胞あたり数千コピーのミトコンドリアDNAを含んでいる．

コンドリア遺伝子変異に由来する場合と核遺伝子変異に由来する場合がある．

3　ミトコンドリア病の分類

臨床的分類，生化学的分類，分子遺伝学的分類があり，それぞれが独立した評価・分類であり，1対1の対応とはならない．またどの分類にも属さない症例も存在する[1]．

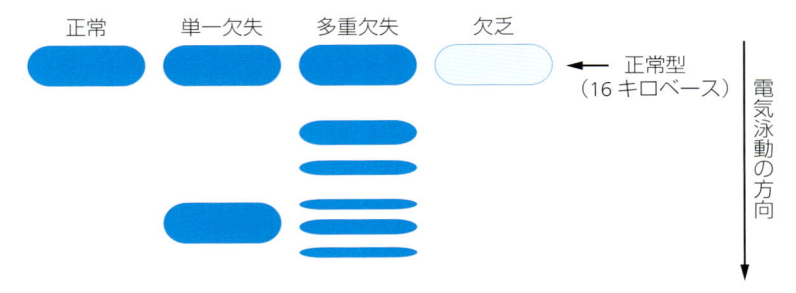

図3 PCRやサザンブロット法などで得られたミトコンドリアDNA変異の電気泳動のパターンの模式図

1980年代後半から様々なミトコンドリアDNAの変異の種類には点変異（一つの塩基が他に置換されている），大欠失（1～10 kb程度の断片が抜け落ちている），重複（欠失をもつ変異型と正常型が連結している），欠乏（ミトコンドリアDNAの絶対数が減少している）があげられる．

表1 ミトコンドリアDNA変異の特徴

ヘテロプラスミー	患者の細胞や組織からみつかる変異DNAは細胞内や組織内で正常DNAと共存する
組織特異性	ミトコンドリアDNAの異常に基づく細胞の障害の程度は個々の細胞，組織ごとで異なる
母系遺伝	変異ミトコンドリアDNAは母から伝わるか，突然変異に由来する

臨床的分類の例：MELAS（mitochondrial myopathy, encephalopathy, lactic acidosis, and stroke-like episodes），MERRF（myoclonus epilepsy with ragged-red fibers），慢性外眼筋麻痺症候群（chronic progressive external opthalmoplegia：CPEO），Leigh脳症，KSS（Kearn-Sayre症候群），NARP（neuropathy, ataxia and retinitis pigmentosa），MNGIE（myoneurogenic gastrointestinal encephalopathy），肝症，致死型乳児ミトコンドリア病[2]

生化学的分類の例：複合体Ⅰ欠損症，複合体Ⅱ欠損症，複合体Ⅲ欠損症，複合体Ⅳ（チトクロームc酸化酵素）欠損症，複合体Ⅰ＋Ⅳ欠損症，複合体Ⅰ＋Ⅲ欠損症，ピルビン酸脱水素酵素複合体（PDHc）欠損症[3]

遺伝学的分類：表2に示すようにミトコンドリア病の病因遺伝子は多岐にわたる．

4 ミトコンドリア病の症状

ミトコンドリアは全身の細胞に存在することより，表3に示すように種々の臓器由来の症状を呈しうる．

5 ミトコンドリア病の診断

臨床症状からミトコンドリア病が疑われる場合には，比較的侵襲の少ない検査でミトコンドリア異常を示唆する所見の有無を評価する．特に重要な所見として乳酸値があげられ，多くのミトコンドリア病患者で血液・髄液中の乳酸の異常高値を示す．特に同時に測定されたピルビン酸値との比

表2 ミトコンドリア病で認める遺伝子変異

遺伝学的分類	主な表現型
ミトコンドリア DNA 変異	
質的変異	
単一欠失（1〜10 kb 程度の断片が抜け落ちている）/ 　　重複（欠失をもつ変異型と正常型が連結している）	CPEO/KSS
多重欠失（核 DNA 変異が病因）	CPEO
点変異	様々の疾患
量的変異	
ミトコンドリア DNA 枯渇症候群（ミトコンドリア DNA の絶対数が減少している，核 DNA 変異が病因）	
核 DNA 変異	
電子伝達系酵素に関わる遺伝子変異	
複合体Ⅰ　サブユニット（NDUFS 1-4, 6-8, V1, V2, AⅠ, A2, AⅡ, FⅠ, F2）	Leigh 脳症
複合体Ⅰ　サブユニット集合に関わる因子	
複合体Ⅱ　サブユニット（SDHA-SDHD）	Leigh 脳症
複合体Ⅲ　サブユニット集合に関わる因子（BCS1L）	ミオパチー，脳症，肝症
複合体Ⅳ　サブユニット集合に関わる因子（SURF1, SCO1, SCO2, COX10, COX15, COX6B1, FASTKD2, ETHE1）	Leigh 脳症，肝症
複合体Ⅴ　サブユニット集合に関わる因子（ATPAF2, ATP5E）	脳症
ミトコンドリア DNA の維持などに関わる因子（枯渇症候群，多重欠失を生じる）	
Polymerase γ, Adenine nucleotide transporter 1, Twinkle,	CPEO
Deoxyguanosine kinase 2	肝症＋脳症
Thymidine kinase 2	ミオパチー
Thymidine phosphorylase	MNGIE
Ribonucleotide reductase	CPEO/KSS，脳症
Succinate coenzyme A ligase	Leigh 脳症
MPV17 encoding inner membrane protin	肝症＋脳症

（乳酸/ピルビン酸比，L/P 比）が 20 以上の場合には病的意義が高い[2]．ミトコンドリア病では中枢神経系に高率に障害を呈するので，中枢神経系画像診断はミトコンドリア病の診断に非常に重要な位置を占める[3]．大脳，小脳，脳幹の萎縮といった比較的非特異的な所見を呈する場合もあれば，両側対称性にみられる被殻，視床病変，血管支配に一致しない梗塞様病変など比較的ミトコンドリア病に特異的な所見を呈する場合もある．ルーチンで施行される T1・T2 強調像，FLAIR 像に加えて，拡散強調画像，ADC map，magnetic resonance spectroscopy（MRS）を組み合わせて評価することにより，より詳細な情報を得ることが可能である．臨床的にミトコンドリア病が強く疑われる場合には，骨格筋筋生検を行いミトコンドリアに機能異常が存在する場合に認められるミトコンドリアの肥大化・数の増加・内膜の増殖を反映した ragged-red fiber（赤色ぼろ線維），チトクローム c 酸化酵素欠損などの異常を同定することで確定診断を試みる（図 4）[4]．診断を行う際には上記のミトコンドリア病を理解するための基本的事項を本人や家族に説明を行いつつ進めていく必要あるが，特に

表3　ミトコンドリア病で認める主な症状

中枢神経	脳卒中様症状 頭痛 痙攣 ミオクローヌス 失調 知能低下 精神症状 ジストニア	骨格筋	筋力低下 易疲労性 横紋筋融解症 高クレアチンキナーゼ血症
		腎臓	尿細管障害 糸球体病変 ミオグロビン尿症
循環器	心筋症 不整脈 伝導障害	血液	鉄芽球性貧血 汎血球減少
		皮膚	発汗低下 多毛
眼	視力低下 視神経萎縮 外眼筋麻痺，眼球運動障害 網膜色素変性 眼瞼下垂	内分泌	低身長 低カルシウム血症
		消化器	下痢，便秘 肝障害
肝臓	肝機能障害	内耳	感音性難聴

　遺伝学的な事項に関して，遺伝的病因が核DNA，ミトコンドリアDNAのそれぞれの変異によって生じることや，母系遺伝に関して心理社会的負担に十分に配慮する必要がある[5]．

B　ミトコンドリア病の臨床的事項・各論

1　MELAS（mitochondrial myopathy, encephalopathy with lactic acidosis and stroke）

　MELASは最も高頻度に認める臨床病型である．脳卒中様発作，高乳酸血症を特徴とする疾患であり，多くは小児期発症であるが成人発症例も存在する．乳児期の発達は正常であるが，低身長を伴う成長障害，感音性難聴，多毛，てんかんなどが徐々に出現し，脳卒中様発作を繰り返すようになる．その他の臨床症状として，痙攣，知能低下，筋力低下，易疲労性，心筋症，糖尿病などを伴う場合がある．脳卒中様発作では偏頭痛に類似した嘔吐を伴う頭痛発作，痙攣，意識障害などの症状を伴い，この発作により脳の不可逆的な損傷を示すことも多い．筋生検でミトコンドリア異常を反映したragged-red fiberを認めることが多く（図4），ミトコンドリア遺伝子点変異（3243A→G）がMELASの約80％の患者でヘテロプラスミーの状態で同定される．現在までに40を超える変異が同定されている．MELASの画像所見ではCTやMRIにて主要動脈の血管支配に一致しない梗塞様の所見を認め，それは後頭頭頂葉に好発する（図5）．この病変は梗塞の急性期病変と同様にADC map像では細胞性浮腫を反映し低信号を示すが，血管性浮腫を反映して高信号を示すこともある．この所見は可逆的な場合もあり，萎縮を伴わず消失する場合があるのも通常の脳梗塞とは異なる所見である．小脳の萎縮を伴う場合もある．脳卒中様発作の有無に限らず，緩徐進行性を示し，

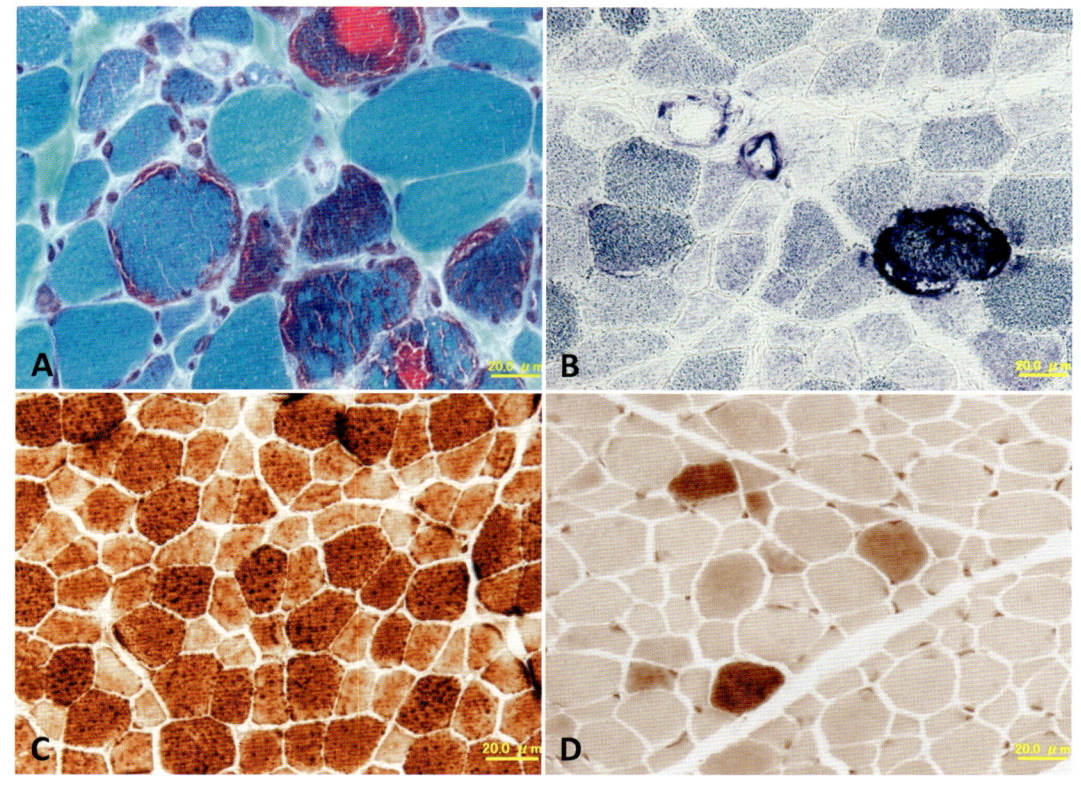

図4 ミトコンドリア病で認める筋病理所見

代表的な筋病理所見として Gomori トリクローム変法で認める ragged-red fiber（RRF：赤色ぼろ線維），succinate dehydrogenase 染色で認める strongly SDH-reactive blood vessels（SSVs），チトクローム c 酸化酵素染色で認めるチトクローム c 酸化酵素欠損などの所見があげられる．ミトコンドリアに何らかの機能異常が存在するとミトコンドリアの内膜の増殖，ミトコンドリア自身の肥大化，ミトコンドリアの数の増加を認める場合があり，RRF はそれらの変化の結果出現する所見である．A：Gomori トリクローム変法，B：succinate dehydrogenase 染色，C：チトクローム c 酸化酵素染色の正常所見，D：チトクローム c 酸化酵素欠損の所見

知能低下，運動障害が進行する場合が多いがその場合には進行性の脳萎縮を呈する．

2　Leigh 脳症[6]

　Leigh 脳症は大脳基底核，中脳，視床などに左右対称性に海綿状変性，空胞変性，脱髄，グリオーシス，血管新生などの神経病理学的所見を有する．本来は病理学的診断であったが現在は脳 MRI により診断が可能である．脳 MRI 所見，精神運動発達遅滞・退行などの神経症状，高乳酸血症のすべてを認める場合には臨床的に Leigh 脳症と確定診断できるが，いずれかの所見が欠ける場合も多くその場合には Leigh 脳症の概念に入れるべきか迷う場合も少なくない．臨床的にミトコンドリア病以外の代謝性疾患，ビタミン B_1 欠乏症（Wernicke 脳症），両側線条体壊死症（infantile bilateral striatal necrosis）などが鑑別にあげられる．Leigh 脳症の病因は複合体Ⅰ欠損症，複合体Ⅳ欠損症，ピルビン酸脱水素複合体欠損症など多岐にわたる．筋生検による病理学的，生化学的評価，遺伝子解析により Leigh 脳症の病因の同定を試みるが，現在でも病因不明な例も多く存在する．一般的に

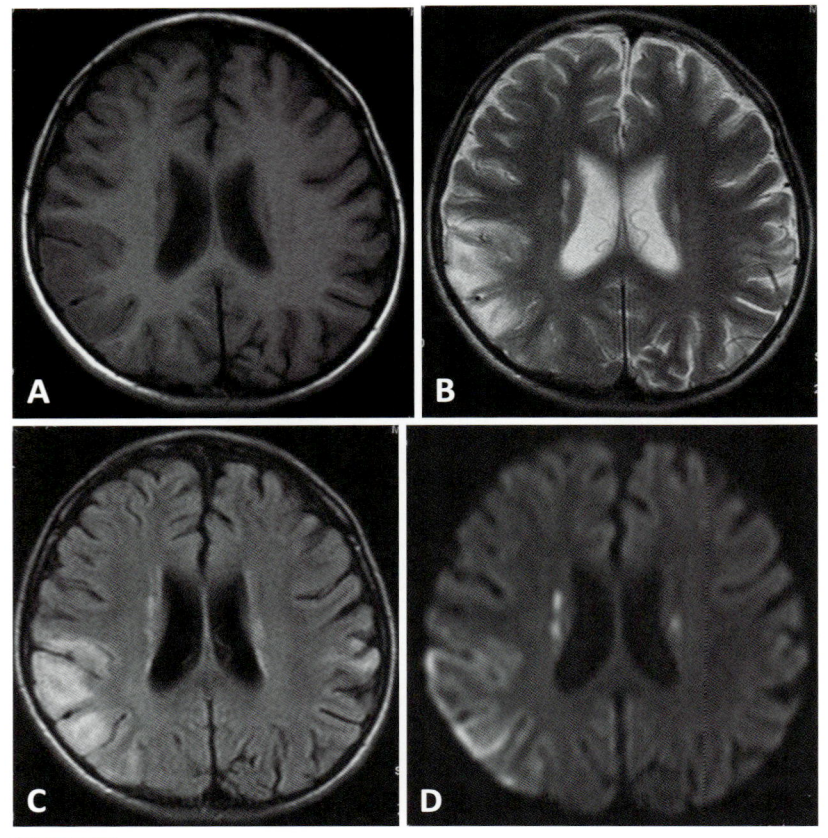

図5 ミトコンドリア遺伝子点変異（3243A→G）による MELAS の MRI 所見（10歳女児例）

A: T1強調軸位断像, B: T2強調軸位断像, C: FLAIR 軸位断像, D: 拡散強調軸位断像
軽度の大脳萎縮を認めるほか, 左頭頂後頭葉に広範な T1 低信号, T2 高信号, FLAIR 高信号, 拡散強調高信号病変を認める. 右頭頂葉にもより小さな病変を認める. このように血管支配に一致しない脳梗塞様病変を示すのが MELAS の特徴である.

は進行性の経過を示すことが多い.

　Leigh 脳症の画像所見では, 基底核病変は被殻が主体に障害を受けることが多いが, 尾状核, 淡蒼球にまで病変が及ぶ場合もある. その他視床, 赤核・黒質などの中脳, 脳幹, 小脳歯状核もよく侵される. 核遺伝子の SURF-1 遺伝子変異によるチトクロームｃ酸化酵素欠損症による Leigh 脳症の場合には視床下核, 延髄, 下小脳脚, 黒質などに病変を有し, 基底核病変を有する頻度は少ないことが特徴とされる. 急性期には異常信号が認められる部位が腫脹してみえる場合がある. また両側対称性に病変を認めるとは限らず, 非対称性の病変を呈する場合や出現した異常信号が消失する場合もある. 経過とともに大脳, 小脳は進行性の萎縮を呈することが多い. 頻度は少ないが大脳白質病変を有する場合もある. 臨床症状では, ほとんどが乳児期～幼児期早期（大部分が2歳以内）に発症し, 急速に進行することが多い. 検査所見では, 乳酸・ピルビン酸高値, 代謝性アシドーシス

を認める．血液の乳酸・ピルビン酸は採血時の条件により変動しやすいが，髄液で高値を示す例が多い．また，乳酸/ピルビン酸比（L/P 比：正常値は 10 前後）が高値を示す場合にはミトコンドリア電子伝達系酵素異常の可能性が高く，L/P 比正常の場合には PDHC 欠損症などを疑う．

筋病理では，ミトコンドリア異常の典型である赤色ぼろ線維（ragged-red fiber）を有する例は本症では少なく，特異的異常所見を呈さない例が多い．一方で，チトクローム c 酸化酵素（cytochrome c oxidase：COX）欠損の所見を有する場合が約 20% の割合で存在する．

3 CPEO/KSS（chronic progressive external ophthalmoplegia/Kearns Sayre 症侯群）

ミトコンドリア病の臨床病型の中で，外眼筋麻痺を伴うミトコンドリア病を慢性進行性外眼筋麻痺（CPEO）とよぶが，それに加えて，網膜色素変性，心伝導障害を 3 主徴とする疾患を KSS とよぶ．その他に小脳症状，知的障害，感音性難聴，腎障害，低身長，糖尿病，易疲労性，髄液蛋白上昇などを伴う場合がある．筋生検では ragged-red fiber を認めることが多く，ミトコンドリア遺伝子の数 kb に及ぶ欠失がその病因であることが多い．臨床症状は緩徐に進行することが多い．

4 PDHc 欠損症（ピルビン酸脱水素酵素複合体欠損症）[7]

PDHc 欠損症の臨床的特徴：PDHc 欠損症は臨床的に 3 群に大別される．第 1 群は新生児期・乳児期早期に多呼吸，痙攣，意識障害で発症し，高度の乳酸アシドーシスを伴い予後不良の経過をとる症例である．第 2 群は精神運動発達遅滞，痙攣，筋緊張低下を認め，高乳酸血症を示す．第 3 群は軽度の筋緊張低下，失調，高乳酸血症を呈し，幼児期以降に感染症を契機に発症することが多い．

C 治療

ミトコンドリア病に対する臨床試験がいくつか行われているが，2012 年に出されたミトコンドリア病の治療に関するコクランレビューにも書かれているように，ミトコンドリア病で有効性が証明された治療法は未だ存在しない[8]．PDHc 欠損症の一部に，ビタミン B_1 が有効だとの報告がある．ほかに，電子伝達系の補酵素であるビタミン B_1, B_2, CoQ10 の大量投与，ビタミン C，ビタミン K 投与などが試みられる[9]．今後の新規医薬品の開発が強く望まれる現状である．

> **患者へのアドバイス**
> - ミトコンドリア病を理解するために上述したようなミトコンドリアに関する基本的な知識を説明する．
> - 特に母系遺伝に関しては，母への心理的負担に十分配慮した説明を心がける．
> - 病理，生化学，遺伝学などの手法を用いて確定診断を行う必要性を説明する．
> - 有効性が証明された治療法は存在しないが，ビタミン剤，コエンザイム Q などの比較的リスクの少ない薬剤については主治医と相談のうえはじめてみてもよい．

文献

1) 小牧宏文, 後藤雄一. ミトコンドリア病の進歩. 臨床検査. 2002; 46(5): 487-93.
2) 村山 圭. ミトコンドリア病-up to date, 体液と筋肉・臓器の生化学検査. Clinical Neuroscience. 2012; 30(9): 1002-7.
3) 小牧宏文. 脳・神経系の画像診断, ミトコンドリア病. 小児科診療. 2009; 72(3): 523-9.
4) 埜中征哉. ミトコンドリア病-up to date, 筋生検 形態検査. Clinical Neuroscience. 2012; 30(9): 1000-1.
5) 佐藤有希子. ミトコンドリア病-up to date, ミトコンドリア病の遺伝カウンセリング. Clinical Neuroscience. 2012; 30(9): 1012-5.
6) 竹下絵里, 小牧宏文. ミトコンドリア病-up to date, Leigh 脳症. Clinical Neuroscience. 2012; 30(9): 1030-3.
7) 内藤悦雄. ミトコンドリアとミトコンドリア病, ピルビン酸デヒドロゲナーゼ複合体欠損症. 日本臨牀. 2002; 60: 751-4.
8) Pfeffer G, Majamaa K, Turnbull DM, et al. Treatment for mitochondrial disorders. Cochrane Database Syst Rev. 2012; 4: CD004426.
9) Scaglia F, Northrop JL. The mitochondrial myopathy encephalopathy, lactic acidosis with stroke-like episodes(MELAS) syndrome: a review of treatment options. CNS drugs. 2006; 20(6): 443-64. Epub 2006/06/01.

＜小牧宏文＞

6
糖原病

1 ミオグロビン尿症の診断と鑑別

> ■ポイント
> - ミオグロビンは腎，肝臓で代謝されるため，尿中にミオグロビンが検出され，血清CKの著明な上昇を認めた場合は大量の筋崩壊を示唆している．
> - 筋型糖原病は原因疾患の一つであり，特に労作時筋痛，筋硬直を示す糖原病V型（McArdle 病），Ⅶ型（Tarui 病）が有名である．
> - 合併症として重要なのは腎障害で，適切な輸液管理が必要である．

　ミオグロビン尿症は，筋細胞の維持が破綻し（主に ATP 供給低下），大量の筋崩壊が起こった際に，筋細胞内のミオグロビンが大量に尿中排泄をされ，褐色尿で気づかれる．「2-4．横紋筋融解症」（51 頁）で記述があるように，様々な基礎疾患あるいは筋への非生理的な負荷などによって起こる．本稿では糖原病をテーマにしている章であり，糖原病とミオグロビン尿について概説する．糖原病は先天性のグリコーゲン代謝異常症で，現在までに 14 種類の筋型の病型が報告されている（表 1）．ミオグロビンが尿中に検出される時は，通常起こりえない大量の筋崩壊（横紋筋融解症）が短時間に起こり，大量のミオグロビン分子を中心とした筋細胞内の逸脱酵素，物質が血中および尿中に排泄されている．最も注意すべき合併症は腎合併症で，適切な状況判断に基づいた治療が必要である．

A　ミオグロビンとは

　ミオグロビンはヘモグロビンと同様の呼吸蛋白で骨格筋，心筋に広く分布している．骨格筋崩壊のマーカーである creatine kinase（CK）の分子量は 82,000 で，骨格筋・心筋に同様に分布する aspartic aminotransferase（AST），lactic dehydrogenase（LDH）の血中での上昇が遅れるのは，それぞれの分子量が約 95,000，140,000 で，CK のそれより大きいためであると考えられている．

　一方ミオグロビンの分子量は 17,800 と，ヘモグロビンの約 1/4 で，CK, AST, LDH に比較して小さな分子量である．ミオグロビンは大部分が腎臓，肝臓で代謝され，通常の尿中への排泄量はわずかである．しかし大量の筋崩壊が一度に起こった場合に尿中へ大量に排泄され，褐色尿を呈する．

表1 糖原病の病型（*：横紋筋融解症を起こしうる病型）

病型	欠損酵素	遺伝子	Enzyme ID	酵素診断可能組織	病型
糖原病Ⅰa型	Glucose-6-phosphatase	G6PC	3.1.3.9	肝臓	肝型
糖原病Ⅰb型	G-6-P translocase	SLC37A4	―	肝臓（凍結不可）	肝型
糖原病Ⅱ型	Acid α-glucosidase	GAA	3.2.1.20	リンパ球，線維芽細胞，筋	肝筋型
糖原病Ⅲ型*	Debranching enzyme	AGL	2.4.1.25, 3.2.1.33	筋，肝臓，白血球，赤血球	肝型, 肝筋型
糖原病Ⅳ型	Branching enzyme	GBE1	2.4.1.18	赤血球，肝臓	肝型, 肝筋型
糖原病Ⅴ型*	Muscle phosphorylase	PYGM	2.4.1.1	筋	筋型
糖原病Ⅵ型	Liver phosphorylase	PYGL	2.4.1.1	肝	肝型
糖原病Ⅶ型*	Phosphofruktokinase（PFK）	PFKM	2.7.1.11	筋，赤血球？	筋型
糖原病Ⅷ型	Phosphorylase kinase（PBK）	PHKB	2.7.1.38	筋	筋型
糖原病Ⅸ型*	Phosphoglycerate kinase	PGK1	2.7.2.3	赤血球，白血球，筋	筋型, 溶血
糖原病Ⅹ型*	Phosphoglycerate mutase（PGLM）	PGAM2	5.4.2.1, 3.1.3.13, 5.4.2.4	筋	筋型
糖原病Ⅺ型*	Lactate dehydrogenase-A（LDH）	LDHA	1.1.1.27	筋，血清（電気泳動パターン）	筋型
糖原病Ⅻ型*	Aldolase-A	ALDOA	4.1.2.13	赤血球，筋	筋型, 溶血
糖原病ⅩⅢ型*	β-enolase	ENO3	4.2.1.11	筋	筋型

B 一般検尿検査でみるミオグロビン尿の鑑別

検尿でみられる特徴は，潜血が強陽性でありながら，沈渣で赤血球の増加がない点である．ヘモグロビン尿との鑑別が重要であるが，血清CKが高値な点，ハプトグロブリンが低下していない点，あるいは臨床的に，筋痛，筋力低下などの筋症状を合併していることで判断できる．ミオグロビン尿の特徴と鑑別を表2に示す．

表2 褐色尿の鑑別

診断	尿潜血反応	尿沈渣	血液生化学
血尿	陽性	赤血球増加	―
ミオグロビン尿	陽性	正常	haptoglobulin 正常 CK 上昇
ヘモグロビン尿	陽性	正常	haptoglobulin 低下 ビリルビン上昇 CK 正常
ポルフィリン尿	陰性	正常	―

C 糖原病とミオグロビン尿症

1 病態

　筋型糖原病の理解には，臨床症状と生化学的病態を関連づけて理解するとわかりやすい．つまり生体におけるグリコーゲンの利用は，①生体にグルコースを供給する役割と，②筋収縮に必要なATPを供給する役割の2つがある．前者は肝臓で，後者は骨格筋（心筋も？）で行われる．これを病理的な観点からみると，筋力低下を示す群では一般的に筋細胞に著明なグリコーゲンの蓄積を認め，運動不耐型ではグリコーゲンの蓄積は軽度かあまり明瞭でない場合が多い．したがって筋型糖原病は，病態生化学的にはエネルギー供給障害型とグルコース供給障害型にわけられ，それぞれ特徴的な臨床症状を示す（表3）．

　DiMauroは臨床神経学的に固定性の筋力低下（fixed weakness）を示す群と，運動不耐（exercise intolerance）を示す2つの群に分けてそれぞれその原因疾患を整理している（図1）．ミオグロビン尿症を引き起こす群はエネルギー供給障害型に属する筋型糖原病で，解糖過程の障害により筋収縮に見合うATP供給ができなくなることによる（表3）．

表3 糖原病の病態

	病態	症状
エネルギー供給障害型 (energy supply-shortage)	・ATP産生低下 ・グリコーゲン蓄積は軽度	筋：筋痛，筋硬直，筋力低下 心筋：心筋症 中枢神経：痙攣，精神遅滞
グルコース供給障害型 (glucose supply-shortage)	・グルコース供給低下 ・グリコーゲン蓄積著明	低血糖，臓器腫大，筋細胞破壊，筋力低下，心筋障害，前角細胞障害，末梢神経障害

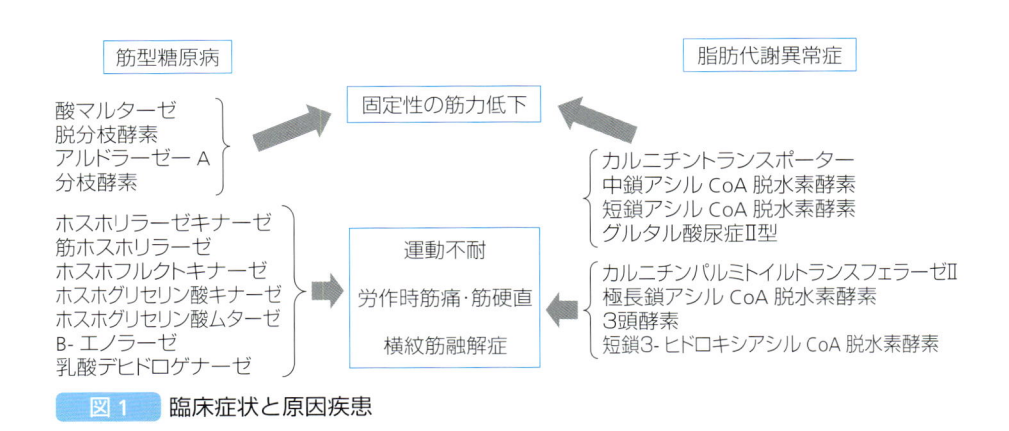

[筋型糖原病]
酸マルターゼ
脱分枝酵素
アルドラーゼA
分枝酵素
　　　　　→ 固定性の筋力低下 ←
[脂肪代謝異常症]
カルニチントランスポーター
中鎖アシルCoA脱水素酵素
短鎖アシルCoA脱水素酵素
グルタル酸尿症Ⅱ型

ホスホリラーゼキナーゼ
筋ホスホリラーゼ
ホスホフルクトキナーゼ
ホスホグリセリン酸キナーゼ
ホスホグリセリン酸ムターゼ
β-エノラーゼ
乳酸デヒドロゲナーゼ
　　　→ 運動不耐
　　　　労作時筋痛・筋硬直
　　　　横紋筋融解症 ←
カルニチンパルミトイルトランスフェラーゼⅡ
極長鎖アシルCoA脱水素酵素
3頭酵素
短鎖3-ヒドロキシアシルCoA脱水素酵素

図1 臨床症状と原因疾患

2 筋型糖原病とミオグロビン尿症

　表1で示すように糖原病のなかで，横紋筋融解症を呈するのは糖原病Ⅲ型，糖原病Ⅴ型，糖原病Ⅶ型，糖原病Ⅷ型，糖原病Ⅸ型，糖原病Ⅹ型，糖原病Ⅺ型，糖原病Ⅻ型，糖原病ⅩⅢ型の9種類であ

る．そのうち比較的頻度の多いのは，V型（McArdle病），Ⅶ型（Tarui病）である．Ⅲ型（de-branching酵素欠損症）は従来横紋筋融解を起こさないとされていたが，最近横紋筋融解を発症したとする報告が散見されている．

なお，横紋筋融解症の患者で代謝性疾患が疑われる時には筋生検が考慮される場合があるが，筋生検を行う時期については発症後数カ月程度あるいはCKが正常化して2週間以降としている．急性期の筋生検試料では特に生化学検査においてその検査結果の信頼性に欠けるからである．

D　ミオグロビン尿と腎障害（図2）

筋細胞の崩壊に伴って筋細胞内の種々の蛋白，酵素（ミオグロビン，CK，LDH，AST，アルドラーゼ）が逸脱し血中に流出する．時に播種性血管内凝固（DIC）や多臓器不全，呼吸筋力低下による呼吸障害に進展することもある．

また高カリウム血症，高リン血症，低カルシウム血症もみられる．

ミオグロビン尿に起因する合併症で重要なのは急性腎障害である．ミオグロビンは，分子量17,800のヘム蛋白で，糸球体で濾過されエンドサイトーシスで尿細管の上皮細胞に入り代謝される．筋細胞の急激で大量の壊死が起こることによりオーバーフローしたミオグロビンが，腎の閾値である0.5～1.5 mg/dLを超えると尿中に排泄され，いわゆる褐色尿を呈する．ミオグロビンによる腎障害の機序は十分解明されていないが，図2に示すように（a）腎血管の収縮による虚血，（b）近

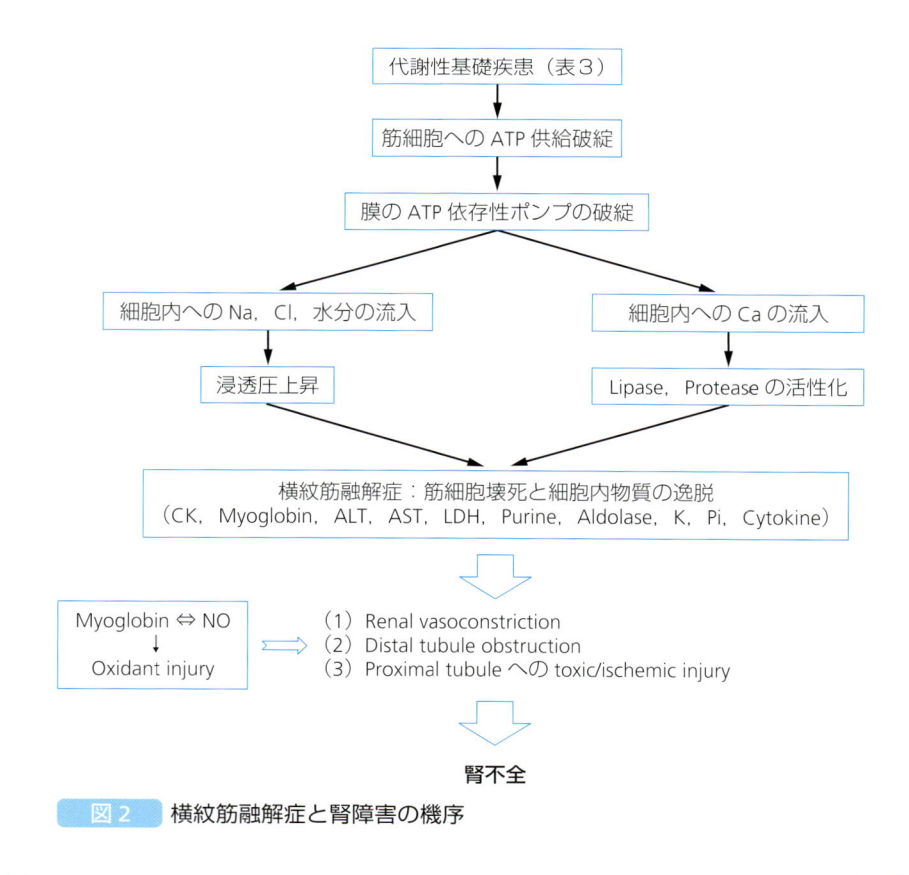

```
          代謝性基礎疾患（表3）
                  ↓
          筋細胞へのATP供給破綻
                  ↓
          膜のATP依存性ポンプの破綻
            ↙              ↘
  細胞内へのNa，Cl，水分の流入    細胞内へのCaの流入
            ↓                      ↓
        浸透圧上昇           Lipase，Proteaseの活性化
            ↘              ↙
        横紋筋融解症：筋細胞壊死と細胞内物質の逸脱
        (CK, Myoglobin, ALT, AST, LDH, Purine, Aldolase, K, Pi, Cytokine)
                           ↓
  Myoglobin ⇔ NO      (1) Renal vasoconstriction
       ↓         ⇒   (2) Distal tubule obstruction
  Oxidant injury      (3) Proximal tubuleへのtoxic/ischemic injury
                           ↓
                         腎不全
```

図2 横紋筋融解症と腎障害の機序

位尿細管の虚血，および直接作用，(c) 尿細管内に生ずるミオグロビン円柱による遠位尿細管の閉塞などが関わっていると思われる．腎血管の虚血に関してはミオグロビンによる NO のキレート作用が腎血管収縮を増強しているといわれている[7]．

患者へのアドバイス

- 筋型糖原病は運動不耐による筋痛，筋硬直などの症状を示し，血清 CK が高度に上昇する場合に，尿が褐色であればミオグロビン尿の可能性が高い．
- 基礎疾患のある再発性ミオグロビン尿症の患者には，筋痛がある時などには自分の尿の色調をよく観察してもらい，褐色の際は医療機関を受診して臨床検査を受けるようにと説明しておく．

文献

1) 杉江秀夫, 杉江陽子．代謝性筋疾患．臨床検査．2002; 46: 479-86.
2) 福田冬季子, 杉江秀夫, 伊藤政孝, 他．筋型糖原病の全国調査および浜松市発達医療総合センターにおける筋型糖原病診断症例の比較検討．臨床神経．2003; 43: 243-8.
3) DiMauro S, Lamperti C. Muscle glycogenoses. Muscle Nerve. 2001; 24: 984-99.
4) Berardo A, DiMauro S, Horano M. A diagnostic algorithm for metabolic myopathies. Curr Neurol Neurosci Rep. 2010; 10: 118-26.
5) Cervwllin G, Comelli I, Lippi G. Rhabdomyolysis: historical background, clinical, diagnostic and therapeutic features. Clin Chem Lab Med. 2010; 48: 749-56.
6) Bosch X, Poch E, Grau JM. Rhabdomyolysis and acute kidney injury. N Engl J Med. 2009; 361: 62-72.
7) Martens DHJ, Rake JP, Navis G, et al. Renal function in glycogen storage disease type 1, natural course, and renopreservative effects of ACE inhibition. Clin J Am Soc Nephrol. 2009; 4: 1741-6.
8) 安本博晃．尿の物理学的検査—色調，尿量，尿比重，尿浸透圧，pH．総合臨牀．2009; 58: 1212-6.
9) Quinlivan R, Jungbluth H. Myopathic causes of exercise tolerance with rhabdomyolysis. Dev Med Child Neurol. 2012; 54: 886-91.

<杉江秀夫>

2 Pompe病

■ポイント
- Pompe病（糖原病Ⅱ型）はライソゾーム酵素である酸性α-グルコシダーゼの欠損により，細胞内にグリコーゲンが蓄積する常染色体劣性の遺伝性疾患であり，主に骨格筋，心筋が侵される．
- 生後数カ月までに発症する乳児型はfloppy infant，高度の心筋障害を呈する重症型である．
- 一方遅発型は，上下肢帯の脱力，呼吸筋障害をきたし，他の筋疾患との鑑別が難しい．
- 近年酵素補充療法が可能になり，早期診断の重要性が格段に増している．

A Pompe病（糖原病Ⅱ型）とは

1932年オランダの病理学者Pompeは心筋，骨格筋，肝臓に著明なグリコーゲンの蓄積をきたした乳児の剖検例をはじめて報告し，1963年Hersらがライソゾーム酵素である酸性α-グルコシダーゼ（酸性マルターゼ）（glucosidase acid alpha：GAA）の活性欠損あるいは低下が原因であることを突きとめた．ライソゾームは細胞質の不要な大分子化合物を取り込み，水解処理をする細胞内小器官であり，種々の酵素群を保有している．GAAはグリコーゲンのグルコシド結合を水解し，グルコースに分解する酵素であり，ライソゾーム内の酸性の環境で働く．GAAの活性低下・欠損は全身の細胞のライソゾーム内外にグリコーゲンの蓄積と細胞機能の障害をひき起こし，特に骨格筋，心筋が進行性に障害される．

本疾患は常染色体劣性の遺伝形式をとり，発生頻度はおおよそ400,000人に1人と推定されている．17q25.2-q25.3にある*GAA*遺伝子の変異がホモ接合体，複合ヘテロ接合体として認められる．2006年乳児型Pompe病に対する遺伝子組換えのヒト型酸性α-グルコシダーゼの有効性が証明され，日本を含む世界各国で治療に用いられている．現在原因療法が可能な唯一の代謝性筋疾患である．日本では29例報告されているが（厚生労働省HP），乾燥濾紙血を用いた酵素活性スクリーニングが可能となったことで診断される患者が増加することが予想される．

B 病型

生下時から高齢まで，あらゆる年齢に発症しうる疾患であり，発症年齢によって臨床像に特徴がある．乳児型は進行の速い重症型であり，より緩徐に発症する小児型，成人型は合わせて遅発型と分類されることが多い．

1 乳児型

発症は生下時から数カ月以内である．全身の筋の脱力（floppy infant），心筋障害，呼吸障害，肝腫大，巨舌，哺乳困難，発育遅延を呈し，心肺機能障害が急速に進行する重症型であり，古典的な Pompe 病である．未治療では1歳までに死亡することも多い．GAA の活性がほとんど認められず，GAA の形成を阻止あるいは機能を消失させる変異を両方の対立遺伝子に有している．

鑑別疾患にはライソゾーム関連膜蛋白質2（LAMP2）の欠損によるDanon病，糖原病Ⅲ型（脱分枝酵素欠損症）や先天性筋強直性ジストロフィー，脊髄性筋萎縮症などがあげられる．

2 遅発型

乳児期以降発症する小児型，および若年，成人発症の症例を含む．乳児型よりも進行は緩徐であり，もっとも多い病型では上下肢帯の筋力低下，横隔膜などの呼吸筋の筋力低下を主症状とする．四肢筋力低下よりも呼吸筋力低下が先に進行し，早朝の頭痛，夜間の不眠で発症することも多い．筋力低下は上肢帯よりも下肢帯に一般に顕著だが，肩甲骨周囲の筋力低下，翼状肩甲を認めることもある．また顔面の筋力低下，眼瞼下垂を呈する症例もある．筋痛，有痛性筋痙攣はまれではない．乳児型の特徴である心筋症は認めないことが多いが，WPW 症候群の報告がある．傍脊柱筋の障害が強く rigid spine syndrome を呈する症例もある．また血管平滑筋の障害により，心脳血管障害を主症状とする症例もまれにある．知的能力は保たれ，小脳症状，感覚障害は認めない．40％以下の種々の程度の GAA 残存酵素活性が認められる．

ほぼ均一の経過をとる乳児型と異なり特徴的な所見に乏しく，診断が難しいことが多い．他の代謝性筋疾患をはじめ肢帯型筋ジストロフィー，炎症性筋疾患，重症筋無力症などとの鑑別を要する．早期からの呼吸筋筋力の低下は本疾患を疑う手掛かりになる．

C 検査所見

エネルギー産生に必要なグリコーゲン分解は細胞質の酵素によって行われるため，低血糖やミオグロビン尿症などをきたすことはない．血清のクレアチンキナーゼ（CK）は中等度から高度の上昇を示すことが多いが，遅発型では正常範囲内のこともある．筋電図では筋原性の運動単位電位に加え，線維性収縮，陽性鋭波を認める．臨床的なミオトニーは認めないが，筋電図ではミオトニー放電を認めることも多い．部位によって異常所見の出現頻度が異なり，傍脊柱筋では検出率が高い．神経伝導検査は一般に正常である．筋 CT, MRI では，対称的に近位部に強い筋変性所見を認め，特に傍脊柱筋などの体幹筋，大腿後面の筋群に顕著である（図1）．

D 筋生検所見（図1）

酵素染色が可能な凍結標本での検討が有用である．乳児型，小児期発症例では好塩基性の内容物を入れた多数の空胞を伴うミオパチーの所見であり，筋細胞の壊死・再生像はあっても軽微である．空胞中あるいは外の細胞質に種々の程度のグリコーゲンの蓄積を認める（凍結標本ではグリコーゲンが標本作成過程で流れて観察しづらいが，電顕用のエポン標本を半薄切切片にして PAS 染色をすると本来のグリコーゲンの蓄積が観察される）．細胞質は酸性フォスファターゼ染色で活性の亢進を認める．遅発型の障害の軽い筋では一見ほぼ正常の筋組織所見を呈することもあるが，空胞が

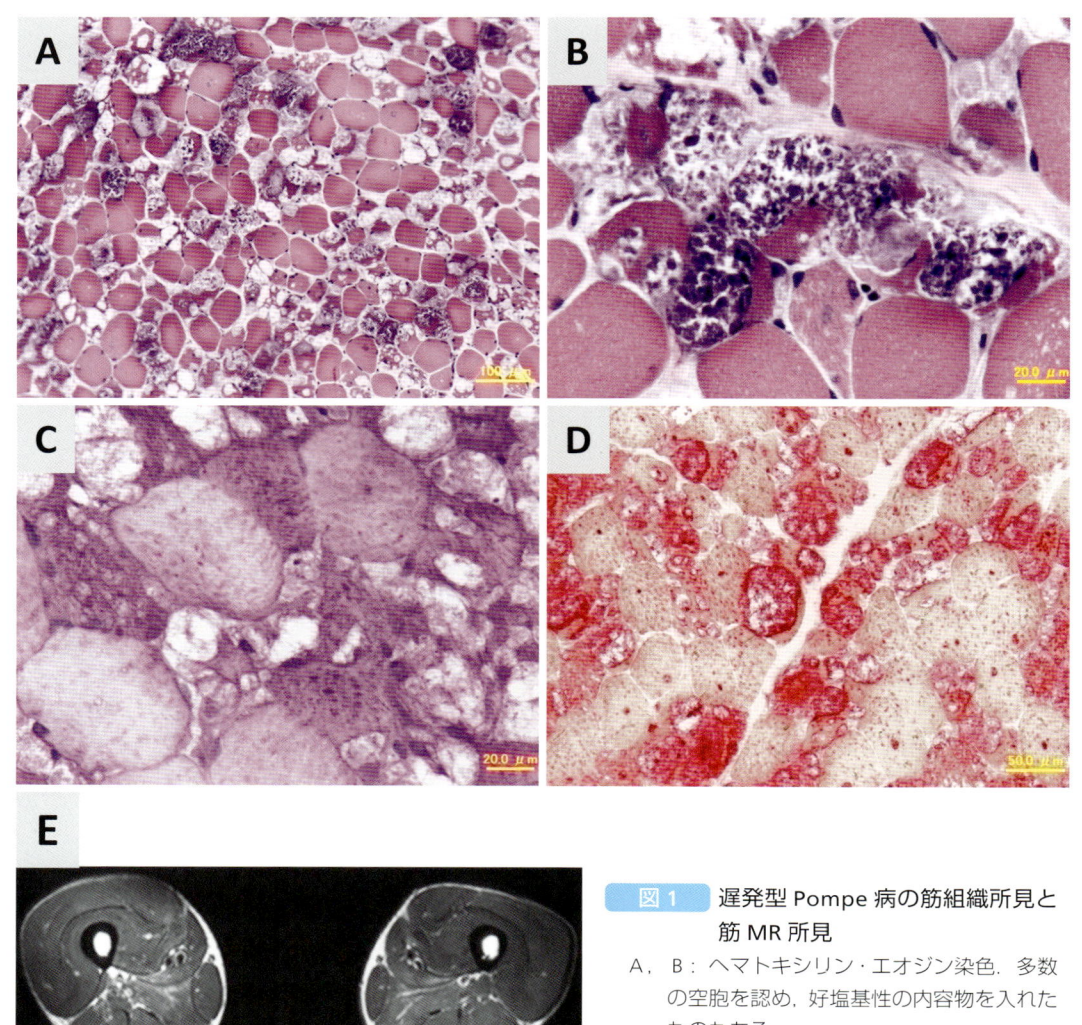

図1 遅発型 Pompe 病の筋組織所見と筋 MR 所見

A, B: ヘマトキシリン・エオジン染色. 多数の空胞を認め, 好塩基性の内容物を入れたものもある.
C: PAS 染色. 空胞内や細胞質が濃染する線維を認める.
D: 酸性フォスファターゼ染色. 空胞および細胞質に点状の染色性の亢進を認める.
E: 上段: T2 強調画像, 下段: 脂肪抑制画像 筋量は保たれており萎縮はみられない. 脂肪抑制画像で大腿屈筋の高信号を認める.

ごくわずかであっても, 酸性フォスファターゼ染色での染色性亢進は診断の手掛かりになる.

E 診断（図2）

　診断は GAA 活性の欠損・低下をもってなされる. 侵襲が少なく検体送付が簡便な乾燥濾紙血を用いた検査が本邦でも可能であり, 本検査が陽性であった場合には, 培養線維芽細胞やリンパ球な

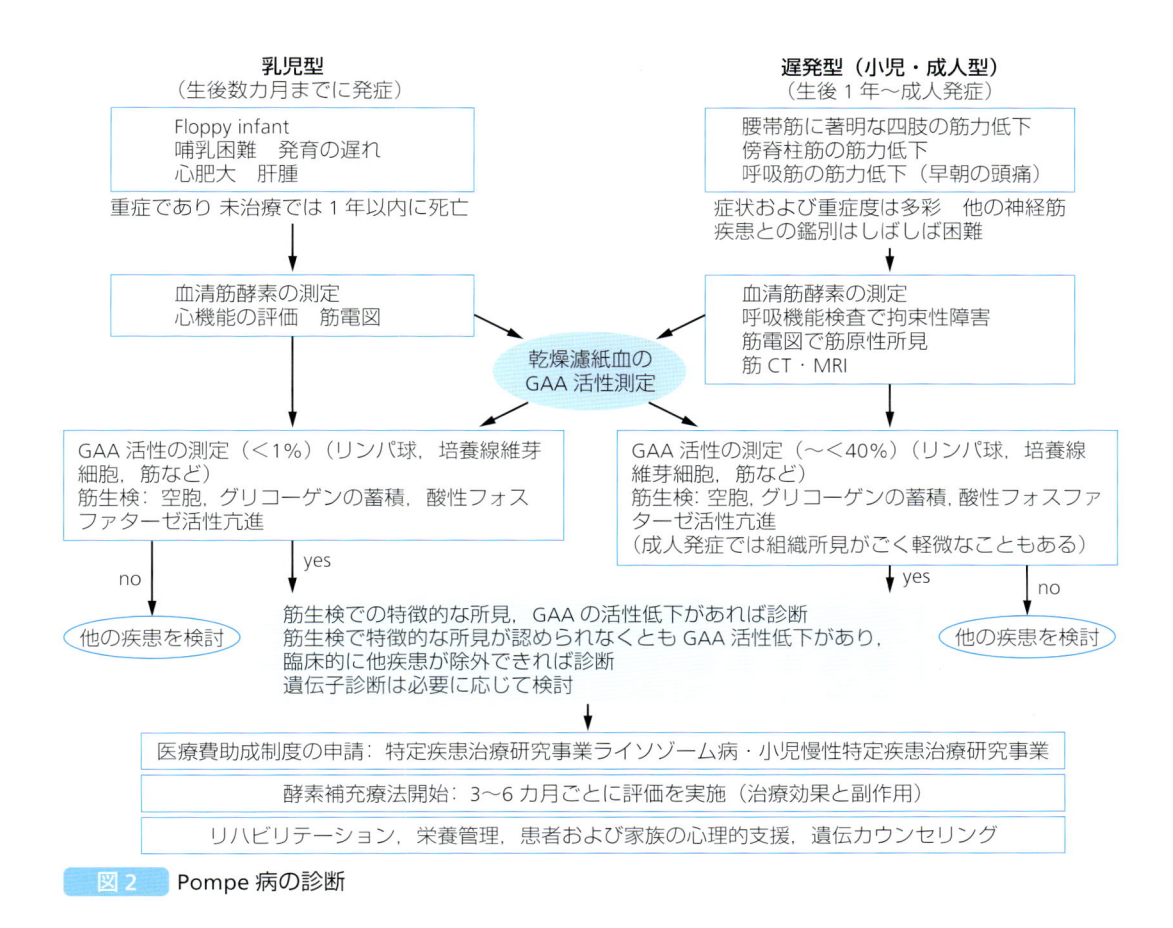

```
                乳児型                              遅発型（小児・成人型）
         （生後数カ月までに発症）                    （生後1年〜成人発症）

        ┌─────────────────────┐              ┌─────────────────────────┐
        │ Floppy infant       │              │ 腰帯筋に著明な四肢の筋力低下 │
        │ 哺乳困難  発育の遅れ │              │ 傍脊柱筋の筋力低下           │
        │ 心肥大  肝腫        │              │ 呼吸筋の筋力低下（早朝の頭痛）│
        └─────────────────────┘              └─────────────────────────┘
        重症であり未治療では1年以内に死亡       症状および重症度は多彩　他の神経筋
                                              疾患との鑑別はしばしば困難

        ┌─────────────────────┐              ┌─────────────────────────┐
        │ 血清筋酵素の測定     │              │ 血清筋酵素の測定          │
        │ 心機能の評価  筋電図 │              │ 呼吸機能検査で拘束性障害    │
        └─────────────────────┘              │ 筋電図で筋原性所見          │
                                              │ 筋 CT・MRI                │
                                              └─────────────────────────┘
                          乾燥濾紙血の
                          GAA 活性測定
```

図2　Pompe 病の診断

どを用いて酵素活性を測定し診断を確定する．酵素活性低下が明らかであれば遺伝子診断は必須ではない．国内の酵素活性測定施設は厚生労働省難治性疾患克服事業 HP ライソゾーム病→Pompe 病で検索できる．

F 治療とケア

1 酵素補充療法（enzyme replacement therapy：ERT）

アルグルコシダーゼ アルファ（遺伝子組換えヒト型 GAA）を1回あたり 20 mg/kg を隔週点滴静脈内投与する．点滴に際してアレルギー反応をきたすことがあり，残存酵素活性のない乳児型で起こりやすく注意が必要である．起きた場合には次回投与の際，前投薬（ステロイドなど）を検討する．治療前と治療開始後数カ月毎に筋力，呼吸機能をはじめとした評価を行う．特に遅発型ではまだエビデンスが少なく，治療効果には個人差がある．いずれの型でも組織の細胞傷害が進行していない早期から治療を開始することでより効果が期待できる．ERT 認可からまだ 10 年を経過しておらず，今後本治療の有効性や問題点について知見が蓄積していくと考えられる．

2 リハビリテーションと栄養管理：集学的医療

Pompe 病は筋症状が前面にたっているものの全身疾患であり集学的医療が必要である．側弯，関

節の拘縮を防ぐために，理学療法や適切な補助具を検討する．廃用性筋萎縮を避けるために適度な運動が必要であるが，過度な運動は避ける．また嚥下障害および栄養の状態を評価し，高蛋白食を基本としたバランスのとれた食事に配慮する．乳児型では心機能の評価と管理が重要であることに加え，ERT による生命予後の改善によって，脳や脊髄など中枢神経系の障害が明らかになることも報告されており，評価と対策が必要になる．遅発型では呼吸障害に対し，非侵襲的陽圧換気の導入も含めた管理が重要である．またワクチン接種を含めた感染症予防を積極的に行う．

3 医療助成

特定疾患治療研究事業の対象疾患であり，また 18 歳未満では小児慢性特定疾患として医療助成の対象になる．

4 遺伝カウンセリング

常染色体劣性遺伝であり，両親は保因者であることから，子供の 25％は発症し，50％はキャリアーになる．早期診断・早期の治療開始の観点から同胞の検査を勧める必要もある．

患者へのアドバイス（遅発型）

- ライソゾーム酵素の異常により全身の細胞にグリコーゲンが蓄積し，主に四肢・体幹および呼吸に関与する筋肉が進行性に障害される常染色体劣性の遺伝性疾患である．
- 2 週間毎の ERT により，症状を改善あるいは進行を抑制することが可能である．しかしながら効果には個人差があり，遅発型でのエビデンスはまだ少ない．
- リハビリテーション，栄養管理，呼吸管理などが全身状態をより良好に保つために必要である．
- 医療助成の対象疾患である．

謝辞

筋病理写真につきまして，診断と撮影およびご教示くださいました埜中征哉先生に深謝いたします．

文献

1) American association of Neuromuscular & Electrodiagnostic Medicine. Diagnostic criteria for late-onset（childhood and adult）Pompe disease. Muscle Nerve. 2009: 40: 149-60.
2) Kishinani PS, Steiner RD, Bali D, et al. Pompe disease diagnosis and management guideline. Genet Med. 2006; 8: 267-88.
3) Kishinani PS, Beckemeyer AA, Mendelsohn NJ. The new era of Pompe disease: advances in the detection, understanding of the phenotypic spectrum, pathophysiology, and management. Am J Med Genet. Part C. 2012; 160C: 1-7.
4) Schüller A, Wenninger S, Strigl-Pill N, et al. Toward deconstructing the phenotype of late-onset Pompe disease. Am J Med Genet. Part C. 2012; 160C: 80-8.
5) Kishinani PS, Hwu WL, Mandel H, et al. A retrospective multinational, multicenter study of the natural history of infantile-onset Pompe disease. J Pediatr. 2006; 148: 671-6.
6) Van Capelle CI, van der Beek NAME, Hagemans MLC, et al. Effect of enzyme therapy in juvenile patients with Pompe disease: A three-year open-label study. Neuromusc Disord. 2010; 20: 775-82.

＜竪山真規＞

7

遠位型ミオパチー：
GNE ミオパチー（縁取り空胞を伴う遠位型ミオパチー）

■ポイント
- 本邦で遭遇する頻度の高い遠位型ミオパチーである．
- 治療の可能性が示されており見落としてはならない病気になりつつある．
- 症状のばらつきが非常に大きいため生命予後は良好な例が多いが，重症例では重度の筋力低下のみでなく呼吸筋障害により人工呼吸器が必要になる場合もあることに留意する．

A 病態・病因

縁取り空胞を伴う遠位型ミオパチー（distal myopathy with rimmed vacuoles：DMRV）は埜中ミオパチー，あるいは欧米で hereditary inclusion body myopathy（hIBM）ともいわれている．近年 GNE myopathy と名称が統一されるようになってきた．若年成人で発症する常染色体劣性遺伝形式を取る緩徐進行性の遠位型ミオパチーで前脛骨筋の筋力低下が強く，病理学的に縁取り空胞を認める．シアル酸合成系の律速酵素であるウリジン二リン酸-N-アセチルグルコサミン（UDP-GlcNAc）2-エピメラーゼ-N-アセチルマンノサミンキナーゼ（GNE/MNK）をコードする *GNE* 遺伝子の変異により，シアル酸合成系の最終産物であるシチジンモノリン酸 N-アセチルノイラミン酸（CMP-NeuAc）の産生が低下する（図1）．モデルマウスを用いた治療研究では低シアル酸の改善により表現型が回復することから，*GNE* 遺伝子変異によるシアル酸生合成の低下が筋萎縮や筋線維内での変性を引き起こすと考えられる．

正確な有病率は不明であるが，日本には400人程度の患者がいると推察されている．本邦に頻度の高い変異が存在することから創始者効果が推測される．海外ではユダヤ人に多く発症し，イスラエルや米国に患者が多い．ユダヤ人以外にも，韓国・中国を初めとするアジア圏やブルガリアなどヨーロッパにも患者が存在することが知られている．重症度を規定する因子は知られていないが，ユダヤ人の患者より日本人のほうが重症な傾向があることから，遺伝子変異と重症度に何らかの関連がある可能性がある．

B 臨床経過

幼児期に明らかな異常はない．10代前半から発症者が出現し，40代までに発症する例がほとんどである．発症から歩行不能になるまでは13～16年程度と推察されるが，発症後7～8年で歩行不

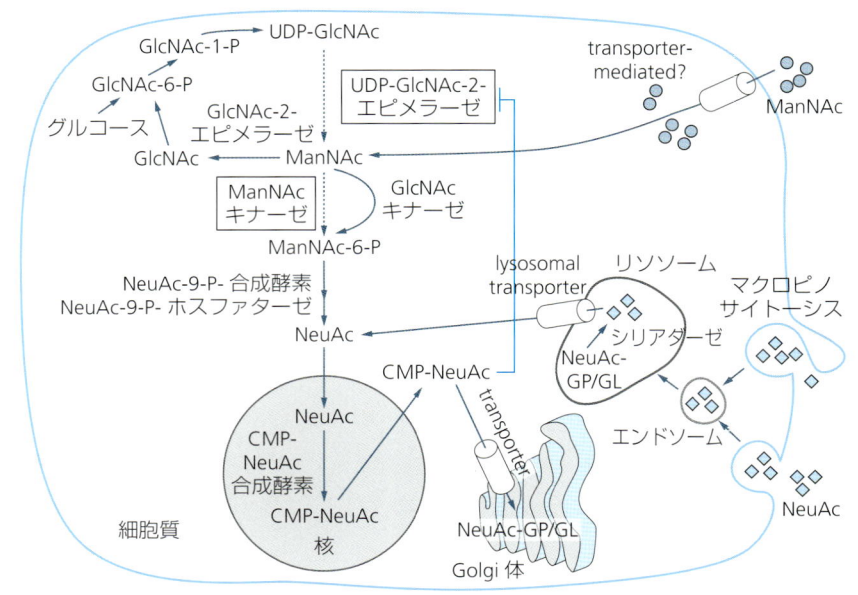

図1 シアル酸代謝経路と治療戦略（森まどか．筋強直性ジストロフィー．In: 門脇 孝，永井良三．総編集．カラー版内科学．西村書店；2012. p. 1661）
UDP-GlcNAc-2-エピメラーゼ/N-アセチルマンノサミンキナーゼはシアル酸代謝経路の律速酵素である．シアル酸生合成は，最終産物シチジンモノリン酸-N-アセチルノイラミン酸によるネガティブフィードバックにより調節されている．ManNAc と NeuNc は異なる経路を取って細胞内に取り込まれる．ManNAc の投与では GlucNAc kinase を用いた経路により ManNAc 6リン酸が合成される．ManNAc: N-アセチルマンノサミン，NeuAc: N-アセチルノイラミン酸，UDP-GlcNAc: ウリジンニリン酸-N-アセチルグルコサミン，GlcNAc: N-アセチルグルコサミン，CMP-NeuAc: シチジンモノリン酸-N-アセチルノイラミン酸

能になる場合もあれば 20 年以上経過しても歩行可能な患者が存在するなど，ばらつきが大きい．
　初発症状はつまずきや歩容の異常が多く，次第に前脛骨筋や中殿筋・内転筋の筋力低下による下垂足と lordosis を伴った特徴的な歩容を呈する．頸部前屈や大腿内転，足関節背屈や母趾背屈が強く障害され，大腿四頭筋は相対的に保持される（図2）．進行に伴い手指筋や頸筋の筋力低下が生じ，次第に遠位筋のみならず近位・体幹筋の筋力低下も高度になる．また歩行不能者では不動による下肢浮腫が高頻度にみられる．呼吸機能検査を行うと，努力肺活量の低下は 30％程度に認められ，10％未満で夜間低換気など呼吸不全が出現し，夜間を中心に人工呼吸器を使用する例が存在する．呼吸障害は年齢とは相関しないが，罹患期間と相関し CK 値と逆相関することから，長期罹患あるいは早期発症で筋萎縮が強い症例では呼吸不全を生ずる可能性を考慮して呼吸機能検査を施行するべきである（図3）．心筋障害や心伝導障害はみられない．嚥下障害はまれであるが，頸筋の筋力低下の著しい症例では，頸部のポジショニングの困難さから嚥下困難を訴えることがある．嚥下造影を施行すると，重症例で梨状窩への液体貯留や咽頭収縮の軽度の低下がみられることがある．

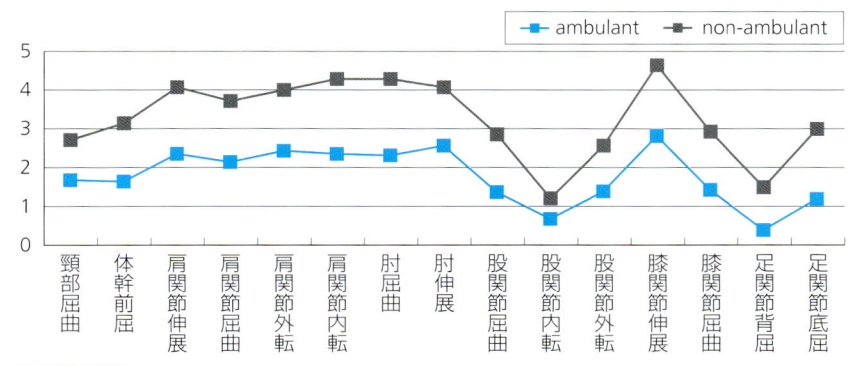

図2 歩行可能者8人，歩行不能者18人の徒手筋力テストの平均

GNEミオパチー患者の筋力低下のパターンは，頸部体幹や股関節内転，足関節背屈が比較的早く障害され，歩行不能になっても大腿四頭筋の筋力は保たれることが多い．

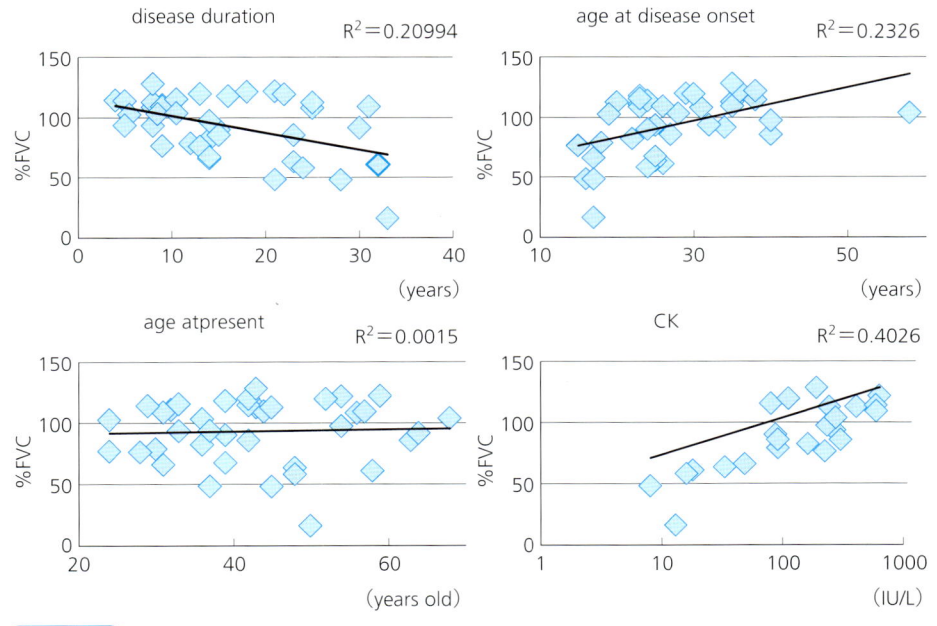

図3 GNEミオパチーの呼吸機能障害に関連する因子

％FVCは罹患期間・発症年齢・CK値と相関をもつが，現在の年齢とは相関しない．CKの低下は筋萎縮を示すため，発症から長期経過の筋萎縮が強い例では％FVCが低下する傾向があるといえる．

C 検査

症状の自覚がないときからCK値上昇が観察され，1000程度までの上昇を認めるが筋萎縮の進行につれて正常化する．針筋電図では，安静時のfibrillation，positive sharp waveを伴う早期動員を呈する．骨格筋CTでは，罹患筋の分布に沿った筋萎縮・脂肪置換を示す（図4）．筋病理所見では，大小不同や縁取り空胞を伴った萎縮筋線維を認める．縁取り空胞はアミロイド沈着や電顕でミエリ

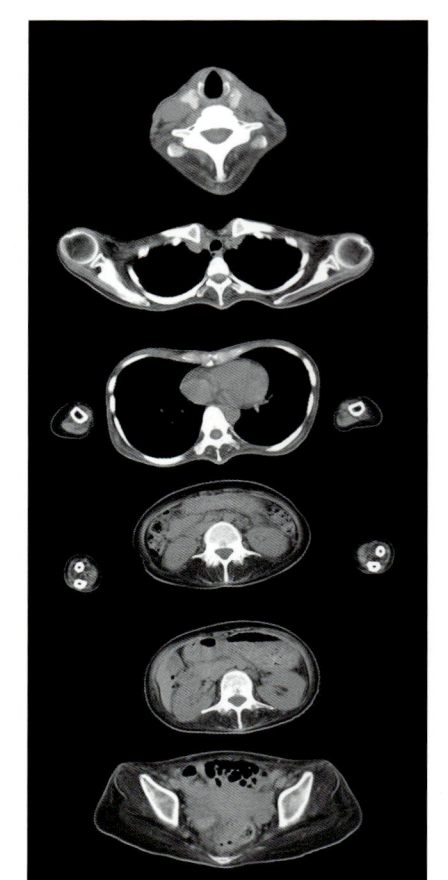

症例1　　　　　　　　　　　　　　症例2

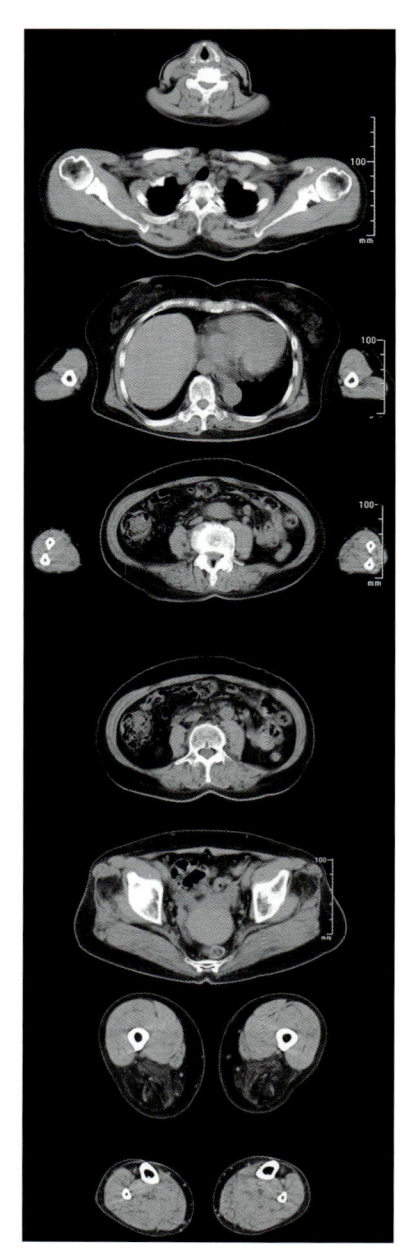

図4　GNEミオパチー患者の骨格筋 CT

症例1　30歳女性（V572L homozygote）: 18歳で発症, 24歳で歩行不能となった重症例. 手指と頸部の MMT が 2, 他は 1 以下. 大腿四頭筋に島状の筋残存を認めるのみで, 他は萎縮と脂肪置換が著明.

症例2　68歳女性（V572L/D176V compound）: 現在も独歩. 上半身では胸鎖乳突筋, 上腕三頭筋, 傍脊柱筋の軽度萎縮がみられるのみ. 中殿筋, 大腿屈筋・内転筋群, 前脛骨筋の脂肪置換がみられる. このように GNE ミオパチーでは症例ごとに重症度のばらつきが著しい.

ン小体や核内封入体などの所見を認めるが，DMRV に限らず縁取り空胞をもつ筋疾患（封入体筋炎や眼咽頭遠位型筋ジストロフィーなど）でみられる非特異的な所見である（図5）．

D 診断

特徴的な筋分布のパターンや筋生検所見で炎症所見のない縁取り空胞があれば，*GNE* 遺伝子変異の検索により確定診断を行う．最近では筋生検施行前に遺伝子診断されることも多い．

E 治療

特異的な治療法はなく，装具などの対症療法にとどまる．呼吸不全がみられるときは非侵襲的人工呼吸を試みる．ステロイドは無効である．NeuAc を用いたシアル酸生合成の回復がモデルマウスの表現型を改善したことから，米国で患者を対象とした第2相治験が進行中であり，日本での治験が待たれる（図5）．

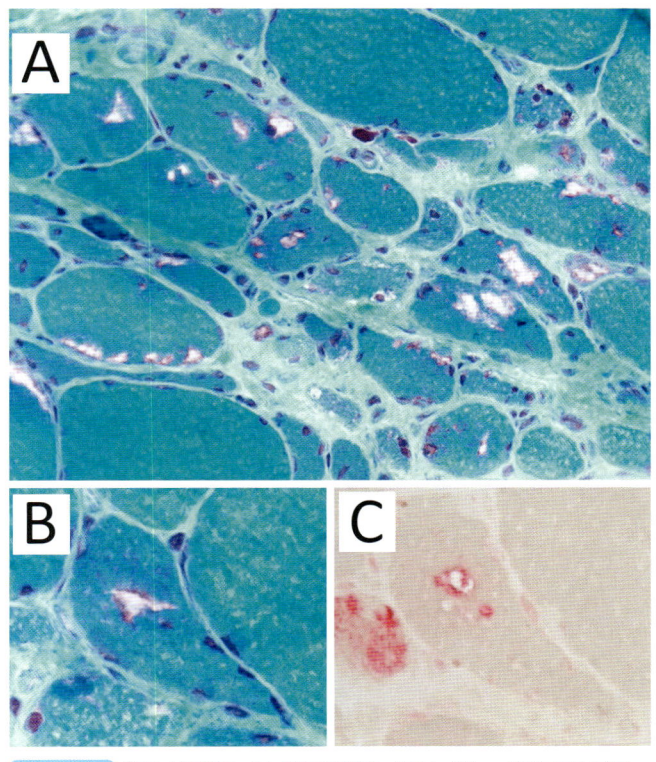

図5 筋生検所見（上腕二頭筋）（森まどか．筋強直性ジストロフィー．In: 門脇　孝，永井良三．総編集．カラー版内科学．西村書店; 2012. p. 1663）
A，B: Gomori トリクローム変法．C: 酸フォスファターゼ染色．赤色の縁取りを伴う空胞が多数観察される．

患者へのアドバイス

- 常染色体劣性遺伝であること
    患者の子どもへの遺伝は，血族婚以外は頻度がごく低い．
- 予後
    発症から平均では16年程度で歩けなくなるといわれているが，症例ごとにばらつきが大きい．装具や杖の利用で著明な改善がみられることがある．
    重症例では呼吸不全を生じるため，定期的に呼吸機能検査を受け，必要に応じて呼吸リハビリテーションや呼吸訓練，人工呼吸器を使う必要がある．
- 治療薬開発の可能性・患者登録システム
    シアル酸を補充する治療で症状が改善できる可能性があり，治験が行われている．治療法がないからと通院をやめてしまうようなことはせず，情報交換を継続してほしい．2012年現在，神経・筋疾患患者登録システムで患者さんの登録事業を行っており，情報提供を受けることも可能．

文献

1) 野口 悟, 他. 縁取り空胞を伴う遠位型ミオパチーのモデルマウスと糖化合物による治療. Brain and Nerve. 2010; 62: 601-10.
2) 埜中征哉. 臨床のための筋病理. 第4版. 東京: 医事新報社; 2011. p. 92-7.
3) Malicdan MC, et al. Prophylactic treatment with sialic acid metabolites precludes the development of the myopathic phenotype in the DMRV-hIBM mouse model. Nat Med. 2009; 15: 690-5.
4) Mori-Yoshimura M, et al. Respiratory dysfunction of GNE myopathy. Neuromuscular Disord. in press.
5) 森まどか. 縁どり空胞を伴う遠位型ミオパチー. In: 門脇 孝, 永井良三, 総編集. カラー版内科学. 東京: 西村書店; 2012. p. 1662.

<森 まどか>

8 筋ジストロフィー

1-a DMD/BMD
小児の臨床・ケア

> ■ポイント
> - Duchenne 型筋ジストロフィーは，多数の異なる専門領域にわたる包括的な管理が必要である．
> - 唯一有効性が確認されているステロイド療法，呼吸器・循環器系の管理と治療，整形外科，理学療法などの管理が重要である．
> - 特に心身ともに発達段階の小児期においては，医療者の各段階に応じた適切な対応が求められる．

A 病因，疫学，病態

Duchenne 型筋ジストロフィー（Duchenne muscular dystrophy: DMD）は X 染色体劣性遺伝性疾患で，原則男児に発症する．まれに Turner 症候群や X 染色体と常染色体の相互転座などの染色体異常により女児にも発症し，また女性保因者のなかにも重症度は様々に症状を示すものがある（症候性保因者）．筋ジストロフィーのなかで最も頻度が高く，男児出生 3,000～4,000 人に 1 人，人口 10 万人に 2～3 人といわれている．X 染色体短腕（Xp21）上のジストロフィン遺伝子の変異が筋細胞膜直下に存在するジストロフィン蛋白の欠損を生じることにより，膜の不安定性をきたして進行性の筋線維変性を生じる．

Becker 型筋ジストロフィー（Becker muscular dystrophy: BMD）は DMD と同様にジストロフィン遺伝子異常が原因であるが，ジストロフィンは完全に欠損せず，不完全なジストロフィンが発現するため，症状は多くが軽症である．臨床的な定義は，15 歳以上でも歩行可能な例のことを指す．

B 症状，検査所見

1 骨格筋症状

DMD では出生時より著しいクレアチンキナーゼ（CK）高値を示すが，胎生期・周産期に臨床症状を示す例はほとんどない．乳児期も，つたい歩きまでの運動発達は正常，もしくは極軽度の遅れの

みで多くは異常に気がつかれないが，独歩獲得は半数の例で1歳6カ月頃とやや遅れる．多くは，3〜5歳頃に易転倒性や跳躍，走行が不可能，もしくは集団保育に入り，他児と比較して初めて，運動が著しく苦手で，集団から遅れていることから気づかれる．幼児期より下腿の肥大に気づかれていることも多い．進行性に近位筋筋力低下を生じ，腰帯筋の障害により，起立時にまず臀部を高く上げてから体を起こし，進行するとGowers（ガワーズ）徴候（膝に手をついて下肢をよじ登るようにして立ち上がる現象）が認められる．歩行は下腹部を前に突き出して腰を振るようにして歩く動揺性歩行やアキレス腱短縮によるつま先歩行を認める．進行例では，腰を前に突き出して固定（腰椎前弯）や膝を反らせた（反跳膝）の立位姿勢をとる．5〜6歳で運動機能はピークに達した後，徐々に筋力低下が進行し，階段昇降，床からの起立が不可能となる．無治療の場合，多くは10歳前後遅くとも13歳までに歩行機能を失う[1,2]．10歳代前半では自力で車椅子を動かせるが，15歳を過ぎると手や指先の動きのみで電動車椅子を操作する程度の運動能まで低下する．10歳以後に側弯，呼吸筋力低下，心筋症が出現するが，これらの合併症の出現時期には個人差があるため，特に心筋症の早期発症例には注意が必要である．以前は20歳前後であった平均寿命が，現在では呼吸管理，心筋症への治療の進歩により平均寿命は30歳を超えている．

検査所見では，血清CK値が通常数千U/L（基準値の数倍から数十倍）と異常高値を示し，これは，運動機能ピーク時に最も高値を示し，歩行可能期間は高値を保つが，進行と共に運動量と筋量の低下を反映して低下する[3]．他，AST，ALT，LDH，アルドラーゼなどの酵素も上昇し，骨格筋由来にもかかわらず，ALT優位を示すことから，以前は肝障害と誤診されることもあった．骨格筋CT，MRIは障害筋を視覚化してとらえられる．脂肪置換を反映して，CTでは低吸収，MRIのT1強調画像（T1W）で高信号を示す．運動荷重，感染後の筋痛やCK値の上昇では，T2Wで高信号を示し，炎症，浮腫を反映していると考える．乳幼児期には画像変化はないが，下腿で腓腹筋，次にひらめ筋，大腿では大内転筋から変化が始まる．下腿では前面の筋が，大腿では薄筋，縫工筋，半膜様筋が比較的保たれ，それ以外の筋がびまん性に障害される[4]．

BMDの臨床像はDMDに近い重症例から，運動機能も良く，CK値上昇を偶然指摘されて気付かれる軽症例まで幅が広い．下腿の肥大が目立ち，運動後の筋痛，筋痙攣を訴えることが多い．運動機能や呼吸機能が保たれている一方で，青年期に進行する心機能障害が問題で，不整脈や心不全が主な死因となる．このため，心機能障害に関しては，小児期から注意深く観察する必要がある．

2 知的障害，発達障害

DMD患者の個々のIQは幅があるが，平均IQは80〜90と報告されており，1/3は70以下である．また，DMD患者は自閉症スペクトラムにあてはまる比率が高く，20％前後がその基準を満たす．学習障害，注意欠陥・多動性障害も高率に認める[5]．

C 臨床的ケア

DMDでは，呼吸器，循環器，整形外科，理学療法などの多数の異なる専門領域にわたる包括的な管理が必要である[2]．特に，心身ともに発達段階にあり，学校などにおける集団生活が患児の人生のなかで大きな意味をもつ小児期においては，医療者が各段階に応じた包括管理（マネジメント）の知識をもち，適切に対応することが求められる．子供本人だけでなく，両親，兄弟を含めた家族，

学校関係者と協力しつつ，専門家の立場から支援することが必要である．

1 ステロイド治療

　DMDにおいて，唯一，高いエビデンスレベルで有効性を支持された治療法である[2,6]．その効果は歩行可能期間の延長だけでなく，近年では，長期使用し続けることにより，呼吸機能維持，側弯予防，心筋症発症予防効果の報告があり，長期使用が推奨されるようになった．治療開始は，運動機能がプラトーに達したか，やや低下したことを本人が自覚する時期，すなわち5～6歳に行い，発達段階である幼児期特に2歳以下への投与は推奨されない．予め，後述する副作用について家族に理解を得，予防接種，特に水痘に関しては必ずすませておくよう準備を進める．本邦ではデフラザコートは認可されていないため，プレドニゾロンを投与する．投与量はいまだ施設間で統一されていないが，0.3 mg/kg/日未満では運動機能改善の効果がないことが証明されており[7]，一般にはBushbyらや米国神経学のガイドラインで提唱する0.75 mg/kg/日連日が推奨されている．一方で，0.75 mg/kg/日では肥満などの副作用の頻度が高く，0.3～0.5 mg/kg/日で使用されることも多い．当科の経験では0.25 mg/kg/日（0.5 mg/kg/隔日）という少量投与により歩行期間延長効果はなかったが，長期使用により副作用なく，呼吸・循環機能維持，側弯予防に効果を認めている．注意すべき点は副作用であり，消化管出血，骨粗鬆症への対応は必須である．特に発達障害や多動を合併している例では，興奮・行動異常が深刻な副作用であり，ステロイドを減量して対処する．不眠を防ぐために，夕方以後の内服は避け，基本的に朝1回内服とする．肥満は心筋症や呼吸不全の増悪因子であり，最も頻度の高い副作用である．自然経過のなかでも，運動機能低下時は消費カロリーが低下するため，元来肥満を発症しやすく，ステロイド使用が助長する．体重増加率を定期的に評価し，栄養指導の介入と，必要あればステロイド減量を考慮する．

2 理学療法

　経過中最も重要であり，適切で積極的な理学療法の介入は日常生活動作（ADL）を長期間保ち，さらに生活の質（QOL）の維持につながる．歩行可能な早期にも，筋肉，関節，胸壁の拘縮予防のための，毎日のストレッチを行う．ストレッチの長期的な継続には，家族と特に本人の理解と積極性がなければ難しい．また誤った理学療法は本人に痛みを与えるばかりか，残存する能力も障害しうる．定期的に理学療法士による，関節・筋のバランスの評価，家族と本人への指導と矯正を行う．起立台や補助具を用い，可能なかぎり歩行と立位の機能を維持することは，側弯予防でも重要である．歩行可能な時期にはできるだけ車椅子の利用は避け，長距離移動と転倒の危険性が増した時に限る．車椅子主体の生活となる頃には，身体機能制限を実際に代用する方法と，補助具を利用したADLの自立を指導する．特にこの時期の上肢の機能訓練は下肢機能を代替する意味でも重要である．上肢機能が低下する頃には，上肢の補助の工夫をし，できるだけ自立を維持する．たとえば，テーブル面を広くする，食器の軽量化や縁を高くすることにより，食事の自立を促せる．車椅子の時期には，不適切な坐位ポジションにより，側弯・関節拘縮が急激に進行しうる．できるだけ左右対称のバランスを保ち，車椅子と密着したポジションは避け余裕をもたせる．また足関節は足板に平らに保持し，関節拘縮を予防する．

3 整形外科的アプローチ

　関節拘縮，側弯に対しては，近年本邦でも，特に側弯手術例が増え，患者の高い満足度と安全性

に関する報告が続いている[10]．アキレス腱の拘縮は，早期に解離手術を行うことで歩行期間を一時的に延長できるとされていたが，再発のリスクも高く長期的効果がないことから，最近は推奨されない．側弯は車椅子になってからの進行が著しいため，予防は適切なポジショニングと立位訓練の継続である．しかし，いったん進行するとコルセットなどでの予防は難しい．側弯は進行すれば坐位，臥位を困難にしQOL，ADLを低下させ，さらには呼吸機能低下の原因となる．一般的にCobb角（脊柱の最も傾きの強い椎体のなす角）が20°を超えたら，専門的な脊柱外科医に紹介し，半年で10°以上進行する場合は，30〜40°になる前に手術を検討する．手術により姿勢維持が可能となり，不自然な姿勢による痛みから改善され，QOLは向上するが，残念ながら呼吸機能に関しての有効性を示す報告はほとんどない．

運動量が減ることによる骨粗鬆症が生ずるので，それへの対症療法が必要である．

4 呼吸・循環・消化器へのケア

呼吸不全に対するケアの進歩により，現在DMDの一番多い死因は心不全である．歩行可能な早期から胸壁の拘縮予防は重要であり，自分で可能な深呼吸以上の強制吸気により，最大強制吸気量を維持する訓練を行う．この訓練により，胸壁のコンプライアンスを保つことが可能である．訓練には声門を閉じて息を止め，アンビューバッグや舌咽呼吸（空気の塊を舌で送り飲み込む）により含気量を増やす方法がある．現在ではカフアシストを使用した機械的な咳介助もよい効果をあげている．呼吸不全は慢性的に進行するため，呼吸苦を訴えることは少なく，本人は無自覚であることが多い．睡眠中の低換気から中途覚醒，頻回の悪夢，日中の眠気，起床時の頭痛などの症状以外に，体重減少，食欲低下，学業成績の低下，イライラ感，意欲の減退など不定愁訴も慢性呼吸不全の症状であることに注意する．これらの症状の有無をとらえ，適切な時期に睡眠時呼吸モニタリングを行う．日中覚醒時には，自分の意識で呼吸機能を補正することから血液ガスでも異常を捉えられない．しかし睡眠時には呼吸努力が低下するため，初期には二酸化炭素の蓄積，症状が進行すると酸素化低下も認められるようになる．必要があれば，ガイドラインに従って非侵襲的陽圧換気療法（noninvasive positive pressure ventilation: NPPV）導入を行う[8]．最近ではNPPVにより，気管切開が回避されることが多く，QOLの向上につながった．しかし，嚥下障害，分泌物の過多，排出困難などではかえって危険となりうる点を理解し，状態に合わせて固執しすぎないことが必要である．気管切開は医療的ケアが複雑になるうえ，一部の例外，スピーチバルブ装着中を除き，声を失うことにもなるが，NPPVで対応できない場合には選択せざるをえないこともある．

心筋症は通常10歳以後で認めるが，なかには7〜8歳という早期に発症する例もあり注意が必要である．原則，10歳前には2年に1回，10歳以上の例では年1回の心臓超音波検査，心電図は最低でも行う．血漿脳性ナトリウム利尿ペプチド（BNP）は心不全のマーカーとされるが，DMDにおいては左室短縮率（LVSF）が15％を切ってから急激に上昇し，早期の変化は捉えられないことが知られている[9]．当院では，心臓超音波検査にてLVSFが28％以下，Teiインデックスが0.5を超えた場合に心機能低下と判断し，ACE阻害薬，βブロッカーを開始している．また，不整脈についても定期的なフォローが必要であり，突然死の可能性を考慮して，家族に蘇生の指導も行っている．

その他，便秘，急性胃拡張，上腸管膜動脈症候群なども起こりやすいので留意する．

5 心理的ケア

　確定診断後は，早い段階で十分な説明による，遺伝を含めたカウンセリングとその子のよい点に眼を向けられるように心理的サポートを行う．遺伝性疾患では，両親とくに母親が罪悪感を抱きやすく，子供に対し過剰な保護をする傾向がみられる．特別視は子供の知的・情緒面での発達を妨げ，家族内での不平等感，兄弟の過剰適応などの悪影響を与えうる．また，家族の悲観的な考えは，子供から将来への期待や希望を奪い，学業意欲を低下させうる．診断時は非常に重要な時期であり，医療者は遺伝カウンセリングに十分な時間をかけ，繰り返し両親の罪悪感を軽減する努力をする．心理療法の介入も有用である．適切な医療的介入を行うことで長期予後が可能であること，補助を利用することで，患者が目標に邁進できるように勇気づける重要性を理解してもらう．

　子供本人に，いつどのように病気のことを理解してもらうかという告知の問題は重要である．子供に病名を告げたくないという親は比較的多い．しかし，親の庇護がなくなる将来を見据え，子供が自分自身で意思決定をし，自分のケアに責任をもっていく必要があり，このために告知は必要なステップである．特に非侵襲的陽圧換気療法導入に加え，気管切開や側弯に対する矯正手術などの比較的侵襲性の高い治療法が必要となることが多く，本人の理解と意思が必要である．告知時期は一般的に小学生高学年から中高生が多いが，当然各個人の特質により異なる．欧米では診断のついた幼小児期より本人の前で，医療者と両親が話合い，小学校低学年の頃には，疾患と必要なマネジメントを本人に理解・納得してもらう形をとっている．特に本人が他人との差を感じ，疑問をもち始める時期には，疾患に関しての適切な理解を得ることにより，逆に運動の不得手に対する劣等感や精神的な苦痛を取り除くこともある．最近ではインターネットの普及により，子供が個人的に誤った情報を手に入れる可能性もある．このような事態を避けるため，家族と医療者それぞれから，落ち着いた状況で本人に説明することが重要である．兄弟にも適切な時期に説明をし，理解してもらうとよい．

　教育現場はまだ筋疾患への理解は不十分であり，医療者から学校への疾患に関する情報提供は協力を得るうえで重要である．いまだに，子供に十分に教育を受ける能力があるにもかかわらず，身体の不自由を理由に消極的な対応をする教育機関があるのが現実である．学校では可能な限り他児と同様の扱いをしてもらう．配慮が必要なのは，移動と体育授業である．前者に関して，手すりの設置，移動教室を減らす，移動先に荷物置き場を設置し荷物移動を軽減するなどの配慮を依頼する．特に，公立校では予算が必要なため1年前に教育機関，教育委員会に依頼する必要がある．必要に応じて，養護教員の介助も依頼する．教育機関によっては車椅子用リフトを設置してくれるところもある．体育授業に関しては見学だけではなく，理学療法も兼ね，本人が楽しんで参加できるようにしてもらうとよい．特に水泳は重力の問題を取り去るので，非常に適した運動である．教育現場と医療者の情報交換により，多くの学校生活の問題も軽減しうる．特に思春期の多感な時期には，周囲との違いにストレスを感じることも多く，教育者の協力が不可欠である．

さいごに

近年，遺伝子治療が始まり，根本的な治療法も夢でなくなってきた．子供達がそれぞれの夢と目標に向かって邁進できるように，私たち医療者は支えていく必要がある．

患者へのアドバイス

- 徐々に筋力低下が進行し，多くは10歳前後で歩行機能を失うが，ステロイド治療により，この期間を延長できうる．
- 10歳以後に側弯，呼吸筋力低下，心筋症が出現する．
- DMD患者では自閉症スペクトラム，学習障害，注意欠陥・多動性障害も高率に認めることから，早期の介入が必要である．
- ステロイド療法は唯一有効性が認められた治療法であり，副作用に注意して使用することで，運動機能の改善だけでなく，呼吸機能維持，側弯・心筋症予防にも効果がある．
- 理学療法は最も重要であり，痛みを伴わない，適切な毎日のストレッチが有効である．
- 側弯はコルセットでの予防は難しく，重度になる前に矯正手術を行うことが望ましい．
- 慢性呼吸不全は自覚症状が乏しいため，定期的な呼吸機能評価が重要である．近年，NPPVの導入により気管切開が回避されることが多くなった．
- 心不全は，現時点でのDMDの一番の死因であり，10歳前には2年ごと，特に10歳以後は毎年と，定期的な心臓超音波検査と不整脈評価が必須である．
- 患者を特別視せず，適切な医療的介入を行うことで長期生命予後が獲得可能であること，補助を利用することで，患者が目標に邁進できるように勇気づける重要性を家族に理解してもらう．
- 患者個人が意思決定をするために，告知は必要である．告知時期は一般的に小学生高学年から中高生が多いが，当然各個人の特質により異なる．

文献

1) Brooke MH, Fenichel GM, Giggs RC, et al. Duchenne muscular dystophy: patterns of clinical progression and effects of supportive therapy. Neurology. 1989; 39: 475-81.
2) Bushby K, Finkel R, Birnkrant DJ, et al. Diagnosis and management of Duchenne muscular dystrophy, part 1: diagnosis, and pharmacological and psychosocial management. Lancet Neurol. 2010; 9: 77-93.
3) Zatz M, Rapaport D, Vainzof M, et al. Serum creatine-kinase (CK) and pyruvate-kinase (PK) activities in Duchenne (DMD) as compared with Becker (BMD) muscular dystrophy. J Neurol Sci. 1991; 102: 190-6.
4) Mercuri E, Pichiecchio A, Allsop J, et al. Muscle MRI in inherited neuromuscular disorders: past, present, and future. J Magn Reson Imaging. 2007; 25: 433-40.
5) Hendriksen JG, Vles JS. Neuropsychiatric disorders in males with Duchenne muscular dystrophy: frequency rate of attention-deficit hyperactivity disorder (ADHD), autism spectrum disorder, and obsessive--compulsive disorder. J Child Neurol. 2008; 23: 477-81.
6) Manzur AY, Kuntzer T, Pike M, et al. Glucocorticoid corticosteroids for Duchenne muscular dystrophy. Cochrane Database Sys Rev. (1): CD003725.
7) Griggs RC, Moxlev RT 3rd, Mendell JR, et al. Prednisone in Duchenne dystrophy. A randomized,

controlled trial defining the time course and dose response. Clinical Investigation of Duchenne Dystrophy Group. Arch Neurol. 1991; 48: 383-8.
8) Birnkrant DJ, Bushby KM, Amin RS, et al. The respiratory management of patients with duchenne muscular dystrophy: a DMD careconsiderations working group specialty article. Pediatr Pulmonol. 2010; 45: 739-48.
9) Mori K, Manabe T, Nii M, et al. Plasma levels of natriuretic peptide and echocardiographic parameters in patients with Duchenne's progressive muscular dystrophy. Pediatr Cardiol. 2002; 23: 160-6.
10) Takaso M, Nakazawa T, Imura T, et al. Surgical management of severe scoliosis with high-risk pulmonary dysfunction in Duchenne muscular dystrophy. Int Orthop. 2010; 34: 401-6.

<石垣景子, 大澤真木子>

1 b DMD/BMD
成人の臨床・ケア

> ■ポイント
> - Duchenne 型筋ジストロフィー（Duchenne muscular dystrophy：DMD）は，ジストロフィン遺伝子の異常により幼児期から骨格筋，呼吸筋，心筋障害をきたす重篤な疾患である．
> - 人工呼吸器の普及，ケアの向上などに伴い，寿命は延長傾向である．
> - また同様の遺伝子変異で発症する Becker 型筋ジストロフィー（Becker muscular dystrophy：BMD）は進行が緩やかで比較的良性の経過をとるが，心不全の合併に注意を要する．

A DMD/BMD における臨床的事項

　進行性筋ジストロフィーは「筋線維の壊死と再生を主病変とする，進行性の遺伝性筋疾患」と定義される．DMD は進行性筋ジストロフィーのなかで最も頻度が高く，伴性劣性の遺伝形式をとる．ジストロフィン遺伝子の異常により発症し，2〜5 歳頃に歩行異常で気づかれることが多い．下腹部を突き出し，両足を広げて腰を振るような動揺性歩行や腓腹筋の仮性肥大が本症に特徴的である．進行性に筋力低下と筋萎縮がみられ，平均約 9 歳で歩行不能となり車椅子生活となる．10 歳代前半では自走での車椅子移動が可能であるが，10 歳代後半になると残存した手指の動きにて電動車椅子のハンドル操作ができる程度となる．呼吸筋の筋力低下が進行すると，座位で頭部を前後に動かして肩で呼吸する行為（船漕ぎ呼吸）がみられるようになる．知能低下を認める例もあり，健常者と比較して IQ は低いとされる[1]．以前は，20 歳前後で肺炎，呼吸不全，心不全などで死亡することが多かったが，人工呼吸器の普及，心保護治療などにより徐々に寿命が延長し[2]，40 歳以上の DMD 患者もまれではなくなってきた．しかしながら，未だ予後不良な疾患であることに変わりはない．

　BMD も DMD と同様の遺伝子異常によって発症する進行性の筋疾患だが，DMD と比べると症状の進行が遅い．DMD と同様に腓腹筋の仮性肥大が特徴的で，臨床的に類似する肢帯型筋ジストロフィーとの鑑別に役立つことがある．発症年齢は 10 歳前後〜60 歳代までと幅広く，進行度も症例毎に多様である．身体活動，起立，歩行も 30〜40 歳代を超えても保たれている症例が多く，生命予後も 20 歳代で死亡する重症例から天寿を全うする例まで幅広い．四肢筋力低下が軽度の場合，心筋に負荷がかかりやすく，急激な心不全増悪や不整脈をきたす例もあり，定期的な心機能検査が重要である．

　DMD/BMD ともに，確定診断には筋生検によるジストロフィン免疫染色，MLPA（multiple ligation-dependent probe amplification）法[3]によるジストロフィン遺伝子検査が必要である．

B 臨床的ケア，治療

1 骨格筋障害に対するケア

DMD患者では，筋力低下の進行による関節の不使用や関節周囲の筋肉バランス不均衡により，膝，股，足，肩，肘，手関節などの関節拘縮が必発である．また歩行不能となる時期より脊椎変形も顕著となる（図1A，B）．成人になると，日常生活動作にかなりの介助が必要であり，ベッド上生活となりやすいが，股関節周囲筋やハムストリングの短縮防止のため，できるだけ電動車椅子や支援機器を用い，座位姿勢を保つようにする．臥床期では，本人が快適で安定した臥位姿勢をとることが重要となる．また拘縮や変形により，骨突出部が圧迫され，痛みや褥瘡の原因となりやすいので，適時体位変換を行う．リハビリテーションでは，筋肉の進展性保持，関節拘縮予防のため，ストレッチや関節可動域訓練が最も重要であり，少なくとも1～2回/日，週4～6回施行することが望ましい．特に末期まで残存する手指機能が，将来的なQOLに関与するので，重点的に関節可動域訓練を行う．近年，医療機器の進歩により，終日ベッド上生活となっても，QOLを高いレベルで維

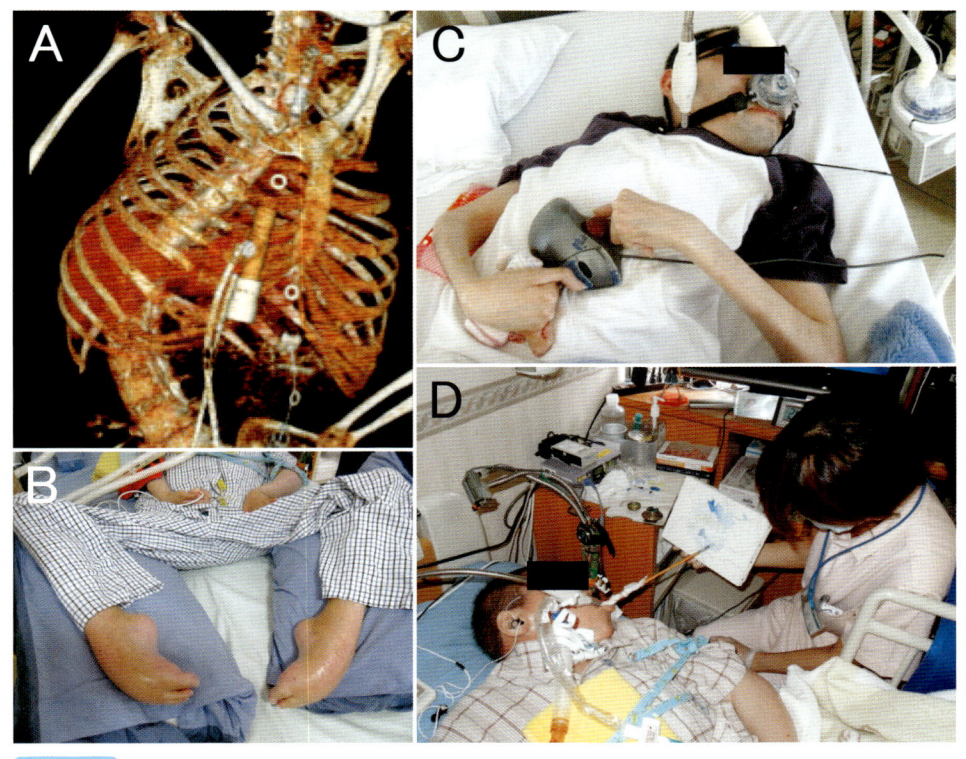

図1

A，B：DMD例（45歳）．脊椎側弯，胸郭変形（3D-CT），足，膝関節の著明な変形を呈している．

C：DMD例（29歳）．NPPV装着中．トラックボールマウスを腹部に置き，残存した手指機能を用い，パソコン操作を行っている．

D：DMD例（45歳）．気管切開下にて人工呼吸器装着中．残存した顔面筋を用い，口に筆を加え，絵画を行っている．

持することが可能である．当院においても，移動可能な人工呼吸器の使用による外出を積極的に行い，残存した手指の動き，顔面筋，舌の機能を用い，パソコン操作，趣味活動などの支援を行っている（図1C，D）．

2 呼吸筋障害に対するケア

DMD/BMD 患者における慢性呼吸不全は，呼吸筋力低下，胸郭変形に伴うコンプライアンスの低下，腹部膨満による横隔膜運動の制限などによる肺胞低換気を主因とする．臨床症状としては，呼吸器症状の他に，易疲労性，日中の頭痛，睡眠不足，頻脈，食欲低下，日中の眠気，体重減少などがみられる．車椅子生活となったら，咳の最大流量（cough peak flow：CPF），酸素飽和度（SpO_2）を定期的に測定する．何らかの呼吸不全の徴候がみられた場合は，血液ガスによる $PaCO_2$，呼気終末二酸化炭素分圧（End tidal CO_2：$ETCO_2$）を適時測定する．CPF が 270 L/min 以下では窒息の危険性が高まり，感冒，排痰困難，急性呼吸不全があれば，徒手または器械による咳介助（カフアシスト）を用いる．$PaCO_2$ or $ETCO_2 \geq 45$ mmHg，あるいは $SpO_2 < 95$％以下が持続する場合には，夜間より非侵襲的陽圧換気療法（noninvasive positive pressure ventilation：NPPV）を開始し，呼吸不全の進行状況にあわせて終日 NPPV 装着，あるいは気管切開下の人工呼吸器装着（tracheostomy positive pressure ventilation：TPPV）へと移行する．長期間の TPPV に伴う合併症として，慢性炎症に伴う肺胞の器質化や無気肺がしばしばみられ，体位ドレナージによる排痰，気管内吸引，器械的咳介助，などの気道浄化対策が重要である．また気管カニューレの気道への慢性的な圧迫，脊柱側弯に伴い，気管腕頭動脈瘻による気道出血がみられることがあり，しばしば致死的となる[4]．気道出血予防のため，気管切開は下位気管切開を避け，気管切開後は定期的なカニューレの位置確認とカフ圧のモニタリングが重要である．大量出血をきたした場合，カフ過膨張による救急止血を行うが，無効なことが多い．

3 心筋障害に対するケア

DMD/BMD 患者では心筋線維化や刺激伝導系の変性[5]により心筋障害や不整脈を合併することが

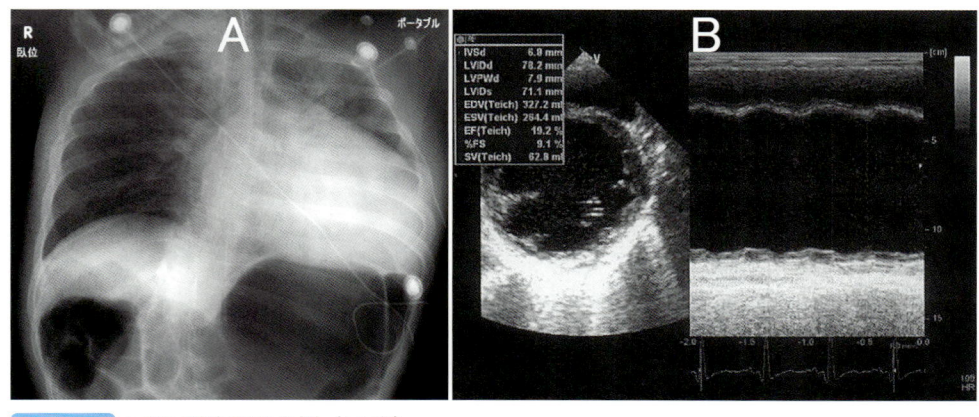

図2 DMD 重症心不全例（16歳）
A：胸部 X 線では心胸郭比 60％と著明な拡大を認める．
B：B モード（左）では著明な左室内腔の拡大，M モード（右）では左室壁運動の著しい低下がみられる（左室拡張末期径 78.2 mm，左室駆出率 19.2％）．

多く，生命予後に直結する．重症例では左室内腔の拡張，びまん性の左室壁運動低下といった拡張型心筋症様の病態をきたす．DMD/BMDにおける心筋障害の特徴として，ADL低下のため，心負荷が軽減され症状出現時は重篤となっている例が多い．そのため心不全症状発現前からの定期的な心機能検査，適正な生活習慣の指導が重要である．DMDの心筋障害は，骨格筋障害，呼吸筋障害と比較し，進行度が異なる症例が多い．当院において，心エコーによる駆出率50%未満のDMD患者の年齢は24.6±11.2歳（n＝13，14〜45歳）と多様であった．45歳においても駆出率が正常で，心筋障害が軽度な症例もあれば，人工呼吸器装着以前である10歳代に重症心不全のため死亡する症例もみられた（図2）．心不全に対する薬物療法としては，心不全症状がない時点からACE阻害薬の投与が勧められる[6]．また心機能低下が明らかで，頻脈を有する患者ではβ遮断薬（カルベジロール）の投与が，心事故発症，心不全増悪抑制に有効であるとされ，一般的に1.25 mg/日と少量から開始し，徐々に漸増する[7]．うっ血性心不全合併例では利尿剤，強心剤を用い，不整脈合併例では抗不整脈薬を併用する．

4 摂食嚥下障害に対するケア

DMD患者では，ベッド上生活となる20〜30歳代においても経口摂取が可能である例が多いが，口腔咽頭筋の筋力低下，咬合不全，巨舌，開口制限などにより，少なからず，摂食嚥下障害がみられる．特に終日NPPVを使用し，呼吸状態が安定しない時期では，呼吸不全による疲労や食欲不振のため，栄養状態が不良となりやすく注意を要する．食事は嚥下状態に応じて飲み込みやすい食形態を工夫し，一口量は少なく，適度に分けて摂取する．食後は誤嚥防止のため，30分〜1時間程度はリラックスした状態で体を起こしておく．誤嚥性肺炎が多発し食事摂取不良となってきたら，胃瘻造設も考慮する．また平滑筋臓器の障害により，イレウス，腹部膨満がみられることも多く[8]，緩下剤や浣腸などを用い，排便コントロールを行う．

患者へのアドバイス

- 呼吸筋障害や心筋障害が軽度であっても，不整脈や急性呼吸不全により状態が急激に悪化する可能性があるので，人工呼吸器の使用や気管切開に関して，前もって本人や家族と話し合う必要がある．
- TPPVへの移行時期は本人が精神的，身体的に不安定な状態になりやすく，気管切開の時期を冷静に判断できないことも多い．そのため，本人や家族と密に連携をとりながら，TPPVのメリット，デメリットについて，具体的かつわかりやすい説明を行う．
- TPPVを施行している患者では，合併症として肺炎，気胸，無気肺，気道出血，呼吸器不具合などが起こりえることを本人，家族に説明する．特に在宅療養している場合，バイタルサインの変化や自覚症状に注意し，早めに訪問看護師や主治医と相談するように指導する．
- 現在，DMDの死因は心不全が最も多く，心機能が生命予後に直結する．心機能低下があっても症状が出にくいので定期的に病院を受診し，心機能検査を受けるように勧める．ストレス，感染症，肥満，栄養不良，睡眠不足などが呼吸機能，心機能悪化につながりやすく，適正な生活指導を行う．

文献

1) Dubowotz V. Intellectual impairment in muscular dystrophy. Arch Dis Childh. 1965; 40: 296-301.
2) 川井 充, 多田羅勝義, 福永秀敏. 筋ジストロフィーの死亡年齢と死因: 国立筋ジストロフィー担当27施設における分析. 神経治療学. 2003; 20: 322.
3) Lai KK, Lo IF, Tong TM, et al. Detecting exon deletions and duplications of the DMD gene using Multiplex Ligation-dependent Probe Amplification (MLPA). Clin Biochem. 2006; 39: 367-72.
4) Saito T, Sawabata N, Matsumura T, et al. Tracheo-arterial fisula in tracheostomy patients with Duchenne muscular dystrophy. Brain Dev. 2006; 28: 223-7.
5) 佐野壽昭, 和田美智子, 香川典子. 筋ジストロフィーの心臓病理. 神経内科. 2005; 62: 547-52.
6) Remme WJ, Riegger G, Hildebrandt P, et al. The benefits of early combination treatment of carvedilol and an ACE-inhibitor in mild heart failure and left ventricular systolic dysfunction. The carvedilol and ACE-inhibitor remodelling mild heart failure evaluation trial (CARMEN). Cardiovasc Drugs Ther. 2004; 18: 57-66.
7) Matsumura T, Tamura T, Kuru S, et al. Carvedilol can prevent cardiac events in Duchenne muscular dystrophy. Intern Med. 2010; 49; 1357-63.
8) Boland BJ, Silbert PL, Groover RV, et al. Skeletal, cardiac, and smooth muscle failure in Duchenne muscular dystrophy. Pediatr Neurol. 1996; 14: 7-12.

〈石﨑雅俊〉

1 DMD/BMD
c 遺伝子診断

> ■ポイント
> - DMD/BMD はいずれもジストロフィン遺伝子の異常により発症する．
> - 遺伝子変異の同定は，確定診断，遺伝相談のみならず，現在開発が進んでいる新たな分子治療法の適応を考えるうえにおいても重要である．
> - しかし，遺伝子が巨大であるため変異を同定することは必ずしも容易ではなく，系統的に行う必要がある．

　筋ジストロフィーは筋線維の変性・壊死・再生を主な病理像とする進行性遺伝性の筋萎縮症であり，様々な遺伝子の異常により発症する．そのなかで最も頻度が高い疾患が Duchenne 型/Becker 型筋ジストロフィー（Duchenne/Becker muscular dystrophy：DMD/BMD）であり，ともにジストロフィン遺伝子の異常によって発症する．1987 年にジストロフィン遺伝子がクローニングされて以降[1]，遺伝子レベルでの診断が大きく発展し，今日では，遺伝子検査の一部は保険収載されている．
　一方，世界各地で根治治療に対する取り組みが行われてきているが，このような治療法の多くは遺伝子変異に応じたテーラーメイド治療である．そのため，遺伝子診断は，診断・遺伝相談のみならず，治療法選択という意味でも不可欠な検査となっている．しかし，ジストロフィン遺伝子が巨大であるため変異を同定することは必ずしも容易ではない．
　本稿では，ジストロフィン遺伝子変異の診断法ならびにその臨床への応用について概説する．

A　ジストロフィン遺伝子

　ジストロフィン遺伝子は 79 エクソンよりなる巨大な遺伝子である．筋組織において発現している mRNA は 14 kb であり，427 kD の蛋白をコードしている．ジストロフィン遺伝子は 8 つのプロモーターおよび選択的スプライシングにより様々なアイソフォームを発現している．5' 端に 4 つのプロモーターが，イントロン 29，44，55，62 にそれぞれ 1 つのプロモーターが存在し，組織特異的に発現している．骨格筋・心筋において主に発現がみられるのは M-ジストロフィンであり，その異常によって骨格筋・心筋の障害がみられる．他のジストロフィンアイソフォームは中枢神経系を中心に，色々な組織で発現しているが，その機能に関しては明らかではない[2]．
　DMD および BMD はともにジストロフィン遺伝子の異常であるにもかかわらず，DMD に比べて BMD は軽症である．DMD/BMD でみられるジストロフィン遺伝子異常のおよそ 6 割は 1 ないし複数のエクソンの欠失であるが，この両者の臨床症状の差は分子病態的にフレームシフト則によって説明することができる[3]．DMD では mRNA 上における欠失の塩基数が 3 の倍数でない（アウト・オブ・フレーム欠失）．そのため，それ以降のアミノ酸読み取り枠にずれを生じ，その結果として終

止コドンが現れ，C 端までジストロフィン蛋白が合成されない．このような蛋白は不安定であるため，筋細胞膜にジストロフィン蛋白の発現がみられず重症型となる．一方，BMD では mRNA 上における欠失の塩基数が 3 の倍数であるため（イン・フレーム欠失）アミノ酸読み取り枠は維持されており，一部アミノ酸の欠失はあるものの C 端まで蛋白が合成させるため軽症型となる．

点変異症例では，通常ナンセンス変異は C 端までジストロフィン蛋白が合成されないため DMD となる．しかし，スプライシングの異常などによりナンセンス変異であっても BMD の表現型となることもある[4]．

B DMD/BMD 発端者の遺伝子診断

DMD の場合，乳幼児期に運動発達の遅れで気づかれるが，なかには血液検査を施行した際に偶然 AST，ALT の上昇を指摘され，精査によって著しい高 CK 血症（乳幼児期では通常 10000 IU/L 以上）を認めたことを契機に診断されることも多い[5]．BMD では，より軽度の運動障害や，無症候性高 CK 血症を契機に受診される．なかには心不全を契機に診断されることもある．筋型の先天代謝異常症，甲状腺機能低下症などを除外する必要がある．また，急性発症・明らかな筋痛は筋炎をより疑わせる所見である．

本症で発見される遺伝子異常の型別の割合を図 1 に示す[6]．DMD では 1 ないし複数のエクソン欠失が 60%，重複が 8% の症例にみられ，残りがナンセンス変異，スプライシング変異，1 ないし数

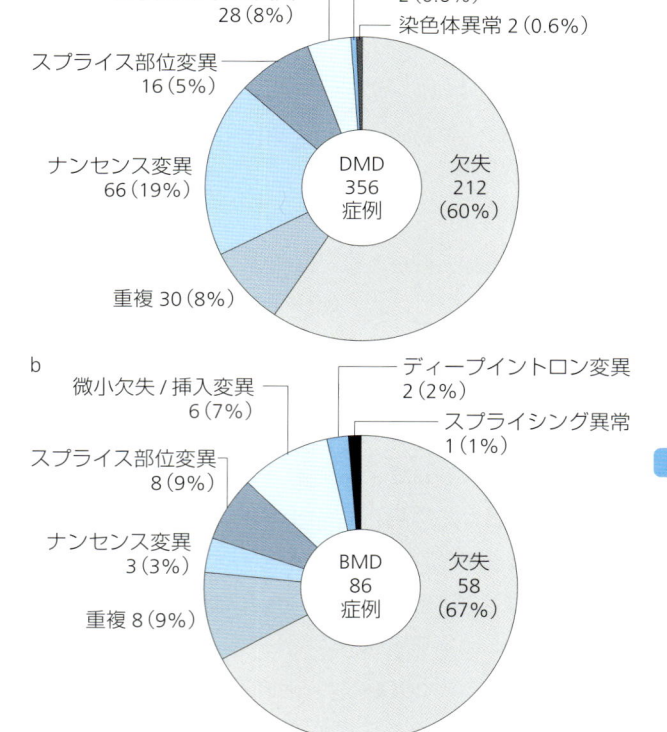

図1 **日本人 DMD/BMD 症例でみられるジストロフィン遺伝子異常の各型の頻度** (Takeshima Y, et al. J Hum Genet. 2010; 55: 379-88)[6]
a. DMD ではエクソン単位の欠失が 60%，重複が 8% にみられ，残りを微小変異が占め，染色体異常が 0.6% にみられる．b. BMD ではエクソン単位の欠失が 67%，重複が 9% にみられ，残りを微小変異が占める．

塩基の欠失・挿入変異などの微小変異である．BMDでは1ないし複数のエクソン欠失が67％，重複が9％の症例にみられ，ナンセンス変異も3％の症例にみられる．ディープイントロン変異は，イントロン内の点変異によりスプライシングサイトが形成され，イントロン内の配列がエクソンとしてmRNAに挿入される変異である．

　図2に遺伝子診断の流れを示す．DMD/BMDが疑われる場合，初めにMLPA（multiplex ligation-dependent probe amplification）法により解析する．この方法により全79エクソンの欠失・重複を迅速かつ高精度に診断することが可能であり，また，欠失・重複の保因者の診断も可能である．図3にMLPA法による解析結果を示す．aに示したDMD患者の解析結果は，エクソン10・11の欠失であり，保因者女性では，bのように欠失領域の遺伝子量が1/2になる．本法の注意点として，単一エクソンのみに異常がみられた場合は，点変異などにより結果が修飾された可能性があるので注意しなくてはならない[7]．図4に示した症例では，MLPAではエクソン25の欠失を示す結果であったが，塩基配列を解析したところ，エクソン25内の4塩基欠失であった．MLPAプローブの標的領域内の欠失のために，このような結果となった．

　これらの方法によって変異を同定し得ない場合，筋生検を施行する（図2）．筋生検によってDMD/BMD以外の筋疾患の可能性を除外した後，ゲノムDNAを用いて全エクソンおよび周辺のイントロンを含む領域を直接塩基配列解析法によって解析する，あるいはReverse transcriptase（RT）-

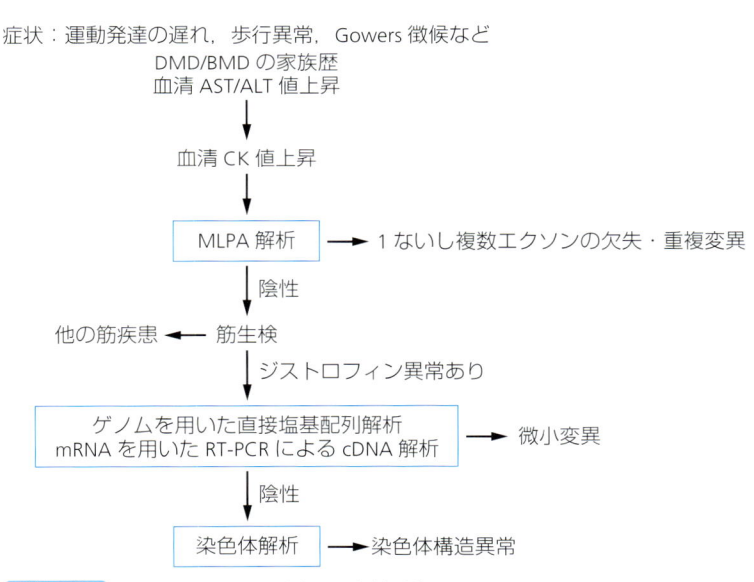

図2　ジストロフィン遺伝子診断手順

MLPA法によりエクソン単位の欠失・重複の診断が可能である．MLPA法で変異がみられない場合は，筋生検を施行し，ジストロフィン遺伝子異常症（DMD/BMD）以外の筋疾患の可能性を検討する．ジストロフィン遺伝子異常症であることが確認された場合は，ゲノムDNAを用いた全エクソンおよびその周辺のイントロンの直接塩基配列解析，筋あるいはリンパ球のmRNAを用いたRT-PCRによるcDNA解析を行い，微小変異の同定を行う．ジストロフィン遺伝子を分断するような染色体異常により発症する症例もある．

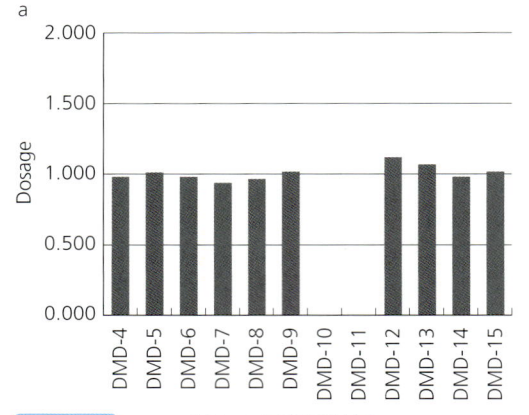

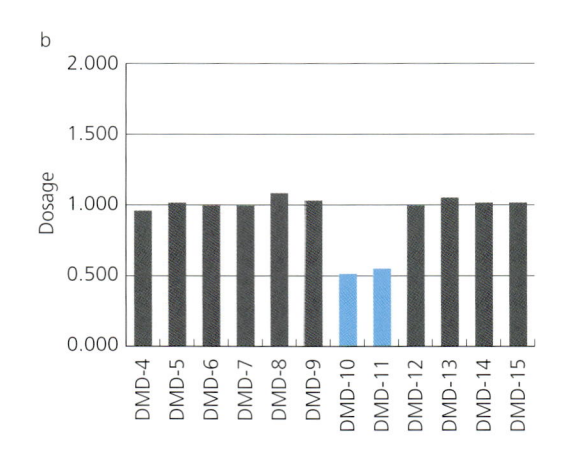

図3 MLPA法による解析結果

a. エクソン10・11の欠失を有するDMD症例．欠失エクソンでは増幅はみられない．b. エクソン10・11欠失の保因者女性．欠失エクソンでは増幅産物の量は1/2である．

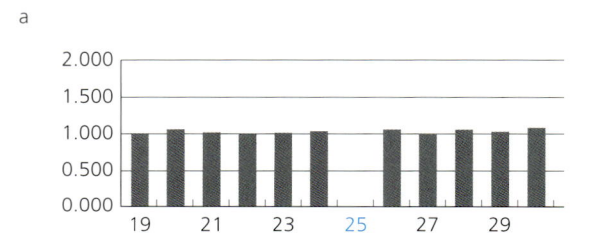

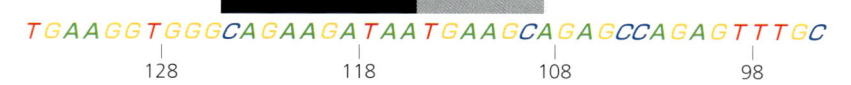

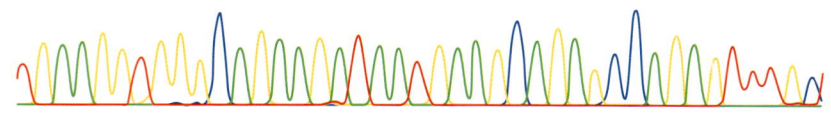

図4 MLPA法により1エクソンの増幅不良例の解析

a. MLPA解析結果．横軸はエクソン番号．エクソン25のみ増幅不良であり単独欠失のようにみえる．b. エクソン25の直接塩基配列解析結果．黒線・灰色線にMLPAプローブの標的配列を示す．プローブ標的配列内に4塩基欠失（c.3347_3350delAGAA）を認める．

8. 筋ジストロフィー

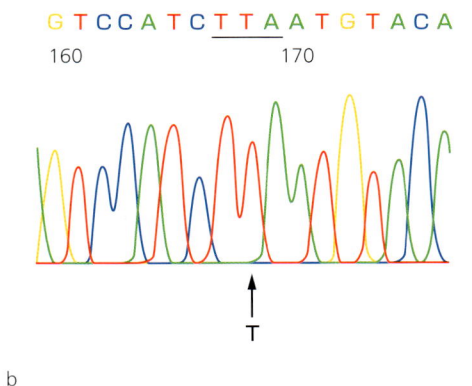

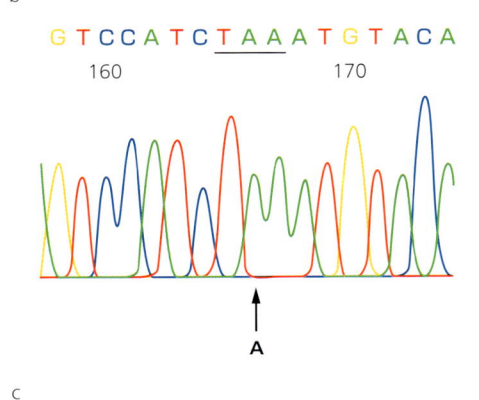

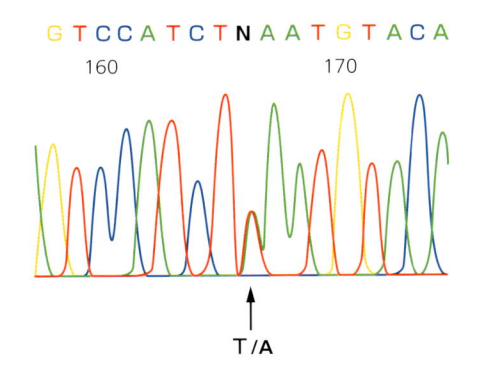

図5 エクソン8の直接塩基配列解析

a. 正常. 686番目の塩基はT（矢印）であり，コドンTTA（下線）はロイシンをコードしている. b. DMD症例. 同部位がAに変異（矢印）（c.686T＞A）しており，そのためTAA（下線）のナンセンスコドンを生じている. c. 同症例の母親. 同部位がAとTの2種類の遺伝子のヘテロ接合であり（矢印），保因者と診断される.

PCR法を用いて筋肉あるいはリンパ球のジストロフィン mRNA を増幅し，スプライシング異常の検索を行い，点変異などの微小変異の同定を行う（図5b）[6]．エクソン周辺の塩基配列解析のみでは，ディープイントロン変異を同定することはできない．また，まれに染色体構造異常があるため，必要に応じて染色体検査も考慮する（図1a）．なお，MLPA法による診断は保険適応であり，どこの施設においても施行可能であるが，十分な遺伝相談のできる体制のもとで行う必要がある．

C 保因者診断

　DMD症例の母，姉妹，あるいは姪などは，保因者である可能性がある．保因者の血清CK値は，正常から高値までの幅があるため，正常であっても保因者であることを否定はできない．通常，発端者の遺伝子変異を同定し，欠失・重複の場合はMLPA法によって（図3b），微小変異の場合はゲノムDNAの直接塩基配列解析法によって保因者診断を行う（図5c）．実際には約1/3の症例は突然変異であるといわれている．一方，発端者のいない家系において，無症候性高CK血症を契機にDMD保因者と診断さされることもまれではない．また，X染色体不活化の偏りにより症候性保因者となることもある．女児であっても，このような病態を鑑別に入れる必要がある．

　保因者母体の妊娠に際しては，遺伝子変異が明らかである場合は絨毛組織あるいは羊水細胞より抽出した遺伝子を用いて出生前診断を行うことが可能である．絨毛組織あるいは羊水細胞より抽出したゲノムDNAを鋳型として，はじめにY染色体特異的プライマーによるPCR法により，性別の判定を行う．男児であった場合は，発端者でみられた遺伝子変異の有無を確認する．遺伝子多型解析を行い，母体細胞混入の可能性を否定する[8]．

　なお，遺伝相談においては，発端者の母親が血液細胞の遺伝子解析で非保因者であっても，卵巣において変異遺伝子を有している（性腺モザイク）可能性があるため，結果を判断する際には注意が必要である[9]．

D 根治治療への応用

　DMDに対する根治治療への取り組みが世界各地で行われている．私たちはアンチセンスオリゴヌクレオチドによるDMDの分子治療の検討を進め，世界に先駆けて臨床への応用を行い，その有効性を明らかにした[10]．これは，欠失に隣接するエクソンのスキッピングを誘導し，アウト・オブ・フレーム欠失をイン・フレーム欠失にするもので，現在，世界各地で臨床への応用が進められている[11]．また，低分子化合物によってナンセンス変異を有するエクソンスキッピングを誘導する治療や[12]，アミノグリコシド系抗生剤によりナンセンス変異リードスルーを誘導する治療の臨床への応用も検討されている[13]．

　このように，現在臨床への応用が進められている治療の多くが，遺伝子変異の種類によるテーラーメイド治療である．これらの治療適応を検討するうえにおいても，遺伝子診断は不可欠である．

> **患者へのアドバイス**
> - DMD/BMDはいずれもジストロフィン遺伝子の異常により発症する．
> - 遺伝子変異の同定は，確定診断，遺伝相談のみならず，現在開発が進んでいる新たな分子治療法の適応を考えるうえにおいても重要である．
> - MLPA法によって診断されるのは，およそ7割の症例である．

文献

1) Koenig M, Hoffman EP, Bertelson CJ, et al. Complete cloning of the Duchenne muscular dystrophy (DMD) cDNA and preliminary genomic organization of the DMD gene in normal and affected individuals. Cell. 1987; 50: 509-17.
2) 竹島泰弘, 松尾雅文. Duchenne 型/Becker 型筋ジストロフィー. 小児内科. 2009; 41(増刊): 868-75.
3) Monaco AP, Bertelson CJ, Liechti-Gallati S, et al. An explanation for the phenotypic differences between patients bearing partial deletions of the DMD locus. Genomics. 1988; 2: 90-5.
4) Shiga N, Takeshima Y, Sakamoto H, et al. Disruption of the splicing enhancer sequence within exon 27 of the dystrophin gene by a nonsense mutation induces partial skipping of the exon and is responsible for Becker muscular dystrophy. J Clin Invest. 1997; 100: 2204-10.
5) Bushby K, Finkel R, Birnkrant DJ, et al. Diagnosis and management of Duchenne muscular dystrophy, part 1: diagnosis, and pharmacological and psychosocial management. Lancet Neurol. 2010; 9: 77-93.
6) Takeshima Y, Yagi M, Okizuka Y, et al. Mutation spectrum of the dystrophin gene in 442 Duchenne/Becker muscular dystrophy cases from one Japanese referral center. J Hum Genet. 2010; 55: 379-88.
7) Okizuka Y, Takeshima Y, Awano H, et al. Small mutations detected by multiplex ligation-dependent probe amplification of the dystrophin gene. Genet Test Mol Biomarkers. 2009; 13: 427-31.
8) 竹島泰弘. 筋ジストロフィーの出生前遺伝子診断. 産婦人科の実際. 2010; 12: 2021-7.
9) Ferreiro V, Szijan I, Giliberto F. Detection of germlinemosaicism in two Duchenne muscular dystrophy families using polymorphic dinucleotide (CA) n repeat loci within the dystrophin gene. Molecular Diagnosis. 2004; 8: 115-21.
10) Takeshima Y, Yagi M, Wada H, et al. Intravenous infusion of an antisense oligonucleotide results in exon skipping in muscle dystrophin mRNA of Duchenne muscular dystrophy. Pediatr Res. 2006; 59: 690-4.
11) 李 知子, 松尾雅文. Duchenne 型筋ジストロフィーに対するエクソンスキッピング誘導治療. 医学のあゆみ. 2011; 238: 536-41.
12) Nishida A, Kataoka N, Takeshima Y, et al. Chemical treatment enhances skipping of a mutated exon in the dystrophin gene. Nat Commun. 2011; 2: 308.
13) Malik V, Rodino-Klapac LR, Viollet L, et al. Gentamicin-induced readthrough of stop codons in Duchenne muscular dystrophy. Ann Neurol. 2010; 67: 771-80.

＜竹島泰弘＞

1 DMD/BMD
d 新規治療の開発

> ■ポイント
> - 平成23年にエクソン・スキップ療法が国際共同治験のフェーズⅢとして日本でもスタートして，その結果が待たれる．
> - リードスルーやマイオスタチンを抑制する方法は治験が止まっているが，今後の開発が期待できる．
> - また，既存の薬剤を使用したイデノベンやコエンザイムQ10なども治験が始まっている．
> - 平成24年10月の時点での状況を述べる．

　Duchenne型筋ジストロフィー（DMD）の原因遺伝子であるジストロフィン遺伝子がクローニングされて四半世紀が経った．エクソン・スキップ療法の登場でDMDの治療は現実味を帯びてきている．

　ここでは，現在，臨床に近い治療法を中心に述べる．基礎研究に関しては，§9-1（187頁）を参照されたい．

A　エクソン・スキップ療法（図1）

　エクソン51をターゲットする国際共同治験が進行中である．エクソン51をスキップすれば，DMD患者の13％が治療対象者となる．まず，ジストロフィン遺伝子のin frame/out of frame theoryについて述べる．遺伝子が蛋白に翻訳される時，核酸が3つ（コドン）で1つのアミノ酸をコードしている．ジストロフィン遺伝子の核酸の欠損が3の倍数でない場合は，遺伝子の翻訳時にコドンのフレームがずれてしまい，out of frameとなり，Duchenne型となる．しかし，Becker型は核酸の欠損の数が3の倍数で，コドンのフレームはずれずにin frameとなる．その時に不完全ではあるが，機能するジストロフィンが発現するため症状が軽度である．この法則に9割は従う．エクソン・スキップ療法はこれを応用する．

　エクソン51スキップ療法を例にとって述べる（図1）．たとえば，エクソン48から50の欠損はout of frameでDuchenne型（図1上段）であるが，エクソン48から51の欠損はin frameでBecker型（図1中段）である．ここで，気をつけないといけないのは欠損の長さが長いのがDuchenne型になるということではないことである．あくまでも3の倍数か否かが重要である．エクソン48から50の欠損の患者はエクソン51をなくしてしまえば，Becker型になる．その方法がアンチセンスという人工RNAを使用して可能となってきている．つまり，per-mRNAがスプライシングされる時にエクソン51と相補的な配列をもつアンチセンスを投与すると，そのエクソン51がスキップ

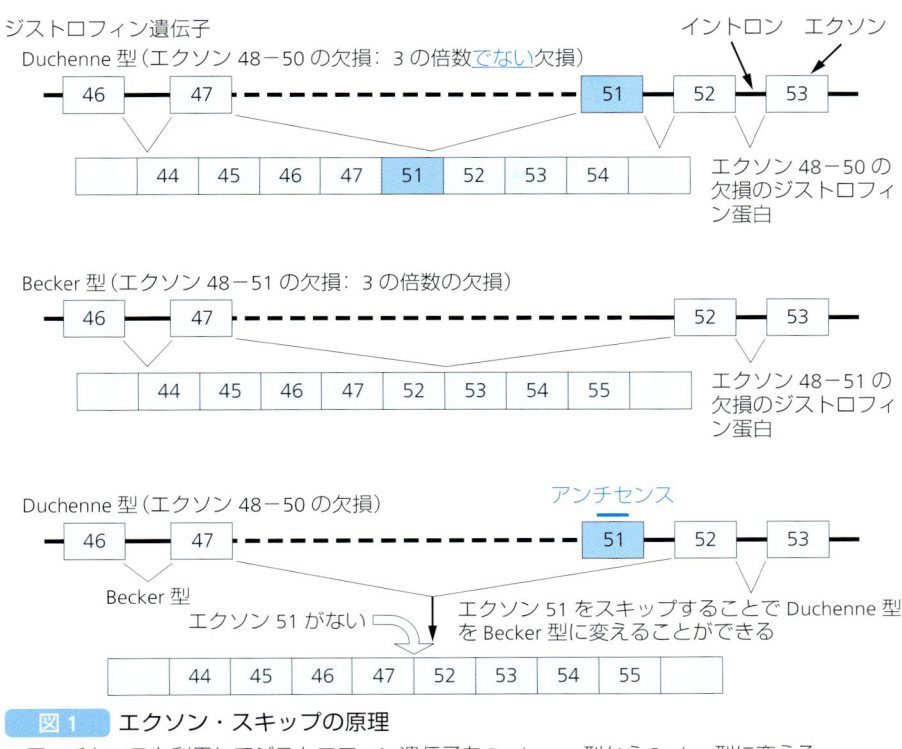

図1 エクソン・スキップの原理
アンチセンスを利用してジストロフィン遺伝子をDuchenne型からBecker型に変える．

されて，エクソン48から51がないジストロフィンが発現し，Duchenne型をBecker型に遺伝子的に変えることが可能である（図1下段）．このエクソン51のスキップ法の治療対象患者はエクソン48から50の欠損以外に，エクソン50，52，45-50，47-50，49-50の欠損をもつ患者も対象である．しかし，そのスキップする効率は，エクソンの欠損の部位や細胞の状態にもよるため，患者によって薬の効き目が違う可能性がある．2011年には，このエクソン51スキップ療法によってDMD患者の骨格筋においてジストロフィンの発現が確認され，6分間歩行での歩行距離が改善されたとの報告がなされている[1]．次は，同じ製薬会社においてエクソン44，45，53をスキップする治験を始めると報道もされている．現在のこの治療のアンチセンスは2'-O-メチルRNAであるが，その他にもモルフォリノなどの有望なアンチセンスも開発中である．

ジストロフィン遺伝子のエクソン45-55が欠失変異のホットスポット領域である．青木らがエクソン45-55全体をすべてスキップさせる方法を確立している．この手法が臨床応用できれば欠失変異をもつDMD患者の63％以上が治療可能になる[2]．

B リード・スルー療法（図2）

ジストロフィン遺伝子エクソン内で，点突然変異により終止コドン（ナンセンス変異）が生じてDMDを発症する場合がある．日本ではDMD患者全体の約10％がナンセンス変異とされている．

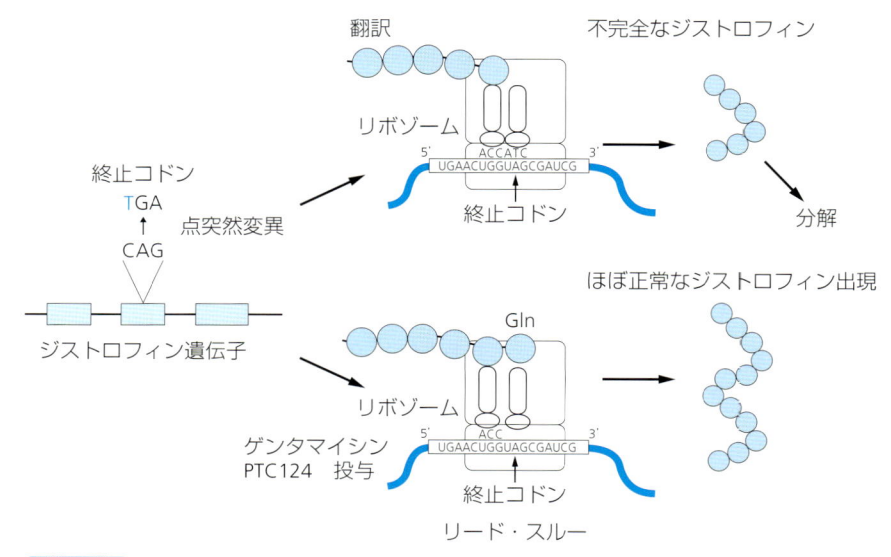

図2 リード・スルー療法

　アミノグリコシド系の抗生剤であるゲンタマイシンなどにより，このナンセンス変異によって生じた終止コドンを翻訳時に読み飛ばす現象をリード・スルー（read through）とよび，この現象を利用した治療法が開発されつつある．DMDのモデルマウスであるmdxマウスはジストロフィン遺伝子のエクソン23にナンセンス変異をもつ．このmdxマウスにゲンタマイシンを投与したところ筋組織内でリード・スルーが起こりジストロフィンの発現と筋力の回復が認められた[3]．この結果を受けてDMD患者やBMD患者に治験が行われたが，ゲンタマイシンには聴毒性や腎毒性があるため，投与量を増やせず，結果は満足のいくものではなかった[4]．その後，ゲンタマイシンを6カ月間投与した治験において最大で15％のジストロフィンの発現が認められたとの報告が2010年になされ[5]，ナンセンス変異がリード・スルー療法にて治療できる可能性が示されている．また，経口投与可能な新規リード・スルー誘起物質であるアタルレン（PTC124）を用いたリード・スルー療法の開発が行われたが，現在，治験は止まっている．その他，アミノグリコシド系抗菌薬のアルベカシン，マクロライド系抗菌薬のタイロシン，古い抗生剤ネガマイシンにもリード・スルー活性があることが確認されており，今後の開発に期待したい．

C　マイオスタチン発現抑制療法

　マイオスタチンは骨格筋増殖を抑制する蛋白で1997年に発見された．マイオスタチンのノックアウトマウスやウシのマイオスタチン変異体であるBelgian Blueにおいて，骨格筋が著しく肥大することがわかっている．このマイオスタチンの発現を抑制することで筋疾患患者の筋力や筋再生を高める治療法の試みがなされている．

　マイオスタチンに対する中和抗体を用いた治験が，BMDを含む様々な筋ジストロフィー患者に投与して行われたが，有意な効果はなかったことが報告された[6]．他にもマイオスタチンに結合する蛋白やRNA干渉を利用してマイオスタチンの発現を抑制する試みがある．現在も研究は継続的

に行われており，方法によっては成功する可能性を秘めている．

D　イデベノン

　日本では脳代謝状改善剤（フリーラディカルスカベンジャー）としてアバンという名前で発売になっていたが，現在は日本では発売中止である．フリーラジカルとは，脳などの細胞が脳梗塞などで障害を受けた場合に，障害を受けた細胞から放出される「活性因子」である．この「フリーラジカル」が周りの脳細胞に影響を与えて，脳梗塞による被害をより広げてしまう「遅発性神経細胞死」という現象を引き起こす．この薬にはこのフリーラジカルを抑制する働きがある．2011 年の Buyse らの論文によると，21 名の DMD の患者が 450 mg を毎日内服した結果，安全性に問題なく，心臓で最も早く異常をきたす左室下外側壁の radial（短軸像の心内腔の中心から外側に向かう方向）strain のピークと呼吸機能検査のピークフローが改善していた[7]と報告がある．現在，治療の第 3 相臨床試験まですすんでいる．評価対象は呼吸器機能（最大呼気量）である．日本での治験は行われていない．

E　コエンザイム Q10

　コエンザイム Q10 はノイキノンとして発売されており，うっ血性心不全の治療薬である．コエンザイム Q10 は，体内のエネルギー源である ATP（アデノシン三リン酸）を作り出すために必要な補酵素の 1 つである．細胞や組織の生命活動を補助する働きがあるため，軽度，中等度のうっ血性心不全に使用される．また，強力な抗酸化作用をもつ．2011 年の Spurney らによるとステロイドに追加してコエンザイム Q10 を投与すると，DMD の 12 名の 9 名が筋力の改善を認めている[8]．また，コエンザイム Q10 とリシノプリル（アンジオテンシン変換酵素阻害剤）を併用して，心機能の改善を目指した治験（フェーズ II/III）が平成 24 年 10 月では公募中である．

患者へのアドバイス

- 近い将来，治療が可能になる日がくるでしょう．
- まずは筋力低下の進行を遅くする治療が主となるでしょう．
- 治療は各患者の遺伝子の変異に応じたテーラーメイド治療とすべての患者が適応になる治療に分かれます．テーラーメイド治療に備えて，遺伝子の異常を確定することは大切です．

文献

1) Goemans NM, Tulinius M, van den Akker JT, et al. Systemic administration of PRO051 in Duchenne's muscular dystrophy. N Engl J Med. 2011; 364: 1513-22.
2) Aoki Y, Yokota T, Nagata T, et al. Bodywide skipping of exons 45-55 in dystrophic mdx52 mice by systemic antisense delivery. Proc Natl Acad Sci U S A. 2012; 109: 13763-8.
3) Barton-Davis ER, Cordier L, Shoturma DI, et al. Aminoglycoside antibiotics restore dystrophin function to skeletal muscles of mdx mice. J Clin Invest. 1999; 104: 375-81
4) Wagner KR, Hamed S, Hadley DW, et al. Gentamicin treatment of Duchenne and Becker muscular dystrophy due to nonsense mutations. Ann Neurol. 2001; 49: 706-11.
5) Malik V, Rodino-Klapac LR, Viollet L, et al. Gentamicin-induced readthrough of stop codons in

Duchenne muscular dystrophy. Ann Neurol. 2010; 67: 771-80.
6) Wagner KR, Fleckenstein JL, Amato AA, et al. A phase Ⅰ/Ⅱ trial of MYO-029 in adult subjects with muscular dystrophy. Ann Neurol. 2008; 63: 561-71.
7) Buyse GM, Goemans N, Hauwe MVD, et al. Idebenone as a novel, therapeutic approach for Duchenne muscular dystrophy: Results from a 12 month, double-blind, randomized placebo-controlled trial. Neuromuscular Disorders. 2011; 21: 396-405.
8) Spurney CF, Rocha CT. MD, Henricson E. MPH, et al. CINRG Pilot trial of Coenzyme Q10 in steroid treated Duchenne Muscular Dystrophy. Muscle Nerve. 2011; 44: 174-8.

＜木村重美, 小篠史郎＞

2 福山型先天性筋ジストロフィー

■ポイント
- 福山型先天性筋ジストロフィー（FCMD）は日本に特有の常染色体劣性の遺伝性筋疾患であり，乳幼児早期に発症し，筋，脳，眼に特異的な症状をきたすのが特徴である．
- 小児期の筋疾患のなかでは日本で 2 番目に多い．
- 近年，FCMD の病態機序が，原因遺伝子 fukutin（9q31）の非翻訳領域に挿入されたレトロトランスポゾンにより引き起こされたスプライシング異常症であることが解明された．

　福山型先天性筋ジストロフィー（Fukuyama type congenital muscular dystrophy：FCMD）は 1960 年に福山幸夫らにより見出された常染色体劣性遺伝病である．わが国の小児期筋ジストロフィー中では Duchenne 型の次に多く，日本人の約 90 人に 1 人が保因者，有病率は 10 万人あたり 2.9 人，日本に約 1000 から 2000 人位の患者が存在すると推定される．日本人特有の疾患とされてきたが，近年海外からの報告が相次いでいる．本症は重度の先天性筋ジストロフィー病変とともに，多小脳回を基本とする高度の脳奇形〔敷石（2 型）滑脳症〕やてんかんなどの中枢神経症状，さらに近視，白内障，視神経低形成，網膜剥離などの眼病変が共存する．すなわち，本症は遺伝子異常により骨格筋-眼-脳を中心に侵す一系統疾患である[1]．

A 臨床的特徴

　典型的な例で，多くは頸定の遅れや運動発達遅延で気づかれる（図 1）．新生児時期あるいは乳幼児早期より近位筋優位の筋力・筋緊張の低下，フロッピーインファントがみられる．表情に乏しく，口は開き，頬はふっくらとしてまつ毛が長く，目が輝いている特徴的な顔面筋罹患がある（図 2）．関節拘縮は早期からみられ，手指，股，膝，足関節にみられる（図 2）．頸定の平均は約 8 カ月，座位までは獲得できる例が多い．最高運動到達機能は多くは 3 から 4 歳時のいざりまでである．10 歳未満で獲得していた座位が不能になることが多く，そのあとも運動退行は進行する．10 歳以降で心筋症・心不全・呼吸不全や消化管機能障害を呈する．平均寿命は 15 歳程度とされるが現在は 40 歳を超える例の報告もあり，個人差が大きいがその理由はわかっていない．最近遺伝子検査が保険適応となり，診断を早期に確定される患者が増え，また歩行可能である軽症例の患者の報告も増えている．中枢神経系の合併症は必発であり，中等度から高度の知的障害は 100％でみられ，単語程度の会話レベルが可能である．有熱性・無熱性痙攣・てんかんの合併が約 50％である．近視，遠視，視神経萎縮，眼振，網膜剥離などの眼病変は約 70％にみられる[1]．

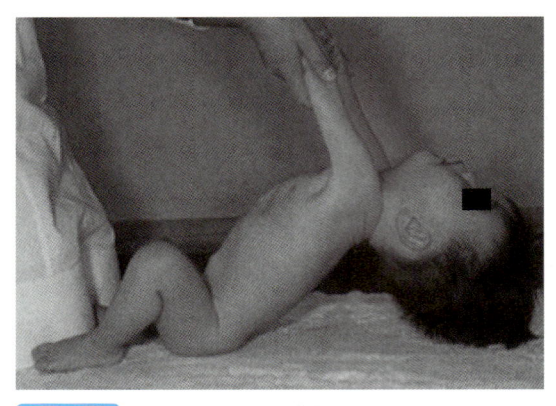

図1　FCMD患者の全身像

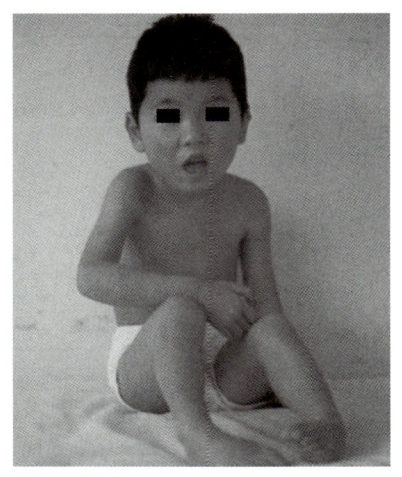

図2　FCMD患者の全身像

B　検査所見

血清 CK 値は数千程度のことが多い．血清 ALT，AST，LDH，アルドラーゼも上昇する．しかし年齢が上がり，総筋量が減ると CK 値も減少する傾向にある．筋電図では筋原性の所見が得られる．神経伝導速度は正常から軽度遅延する[1]．

C　筋病理所見

最近では，本症の確定診断がフクチン遺伝子の変異を見つける遺伝子検査（保険適応）がなされるようになってからは筋生検が行われることはほとんどなくなった．FCMD の筋線維は特徴的で，筋の壊死・再生像がみられるが，すべての筋線維は円形で小径であり，年齢差に関係なく直径は 40 μm 以下である．間質には結合織が著しく増加しており，早期より激しい筋病変が起こっていることが考えられる．筋炎のような細胞浸潤像はなく，小径の線維が多く残存していることから，筋の分化遅延が背景にあると考えられる[2]．

D　画像所見

先天性筋ジストロフィーに合併する脳回形成異常は丸石様滑脳症（cobblestone lissencephaly）を呈する．MRI では多小脳回，白質髄鞘化の遅延，大脳皮質の形成異常に加えて，白質に T2 強調像でびまん性の高信号を認める（図3）．T2 強調像で白質の高信号は年齢の上昇とともに軽快する．また小脳には小さい囊胞を認める．FCMD 胎児剖検脳では，FCMD では脳表のグリア境界膜と基底膜に亀裂が生じ，神経細胞とグリア細胞を含む脳組織が脳表から飛び出して，本来の脳表よりも外側に新たに脳表が形成され，その結果，皮質の層構造は乱れて多小脳回と同じ所見となる[2]．

E　診断

上述の特徴的な臨床診断に加えて，フクチン遺伝子の変異同定のための遺伝子検査（保険適応）

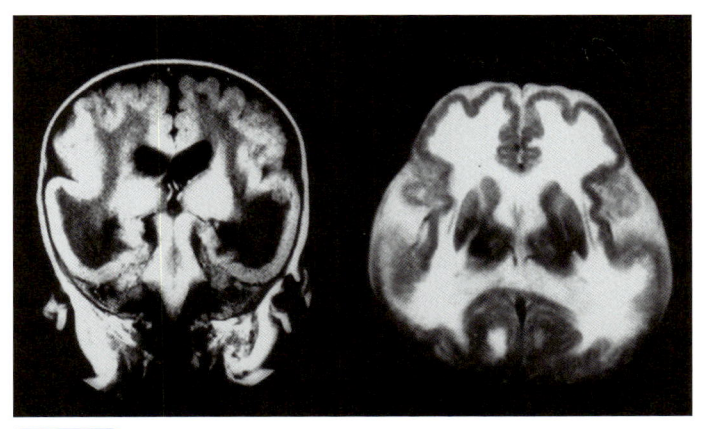

図3 FCMD 6カ月時頭部 MRI（T2強調）画像

で確定診断が可能．日本の FCMD の患者はそのほとんどが 3 kb の SVA 型レトロトランスポゾンの挿入変異をフクチン遺伝子の 3' 非翻訳領域にホモないしはヘテロで認める[3]．ヘテロの場合一般的にホモより重症となるが，心筋症のみの軽症例の報告[4]や，3 kb 挿入変異のない症例の報告も海外ではみられる．

F 病態機序と新たな展開

FCMD の疾患責任遺伝子であるフクチン遺伝子（*fukutin*, 9q31）は 1998 年に筆者らのグループにより同定された．ほとんどの FCMD 患者は，フクチン遺伝子の末端側の，蛋白質をコードしない 3' 非翻訳領域に「動く遺伝子」である約 3 千塩基長（3 kb）の SVA（Sine-VNTR-*Alu*）型レトロトランスポゾンの挿入型変異を認める．この変異は約 100 世代前，日本人祖先の 1 人に生じたとされるため，日本人の 90 人に 1 人が保因者で約 3 万出生に 1 人発症すると考えられている[3]．

フクチン遺伝子が同定された後に，FCMD では筋膜上の糖蛋白である α ジストログリカンの糖鎖に対する抗体の反応性が低いことが報告された[5]．そして糖転移酵素 POMGnT1，POMT1/2 がそれぞれ，FCMD の類縁疾患である muscle-eye-brain（MEB）病，Walker-Warburg 症候群（WWS）の原因遺伝子であることが次々と明らかにされた．これら患者の骨格筋では細胞膜と基底膜を繋ぐ糖蛋白 α-ジストログリカンの O-マンノース型糖鎖修飾に欠損があり，この糖鎖を介する細胞膜-基底膜間の結合が破綻するために重度の筋ジストロフィーが発症すると考えられるようになり[6]，これらの疾患を α ジストログリカノパチーと総称し新しい疾患概念ができた（図 4）．フクチン蛋白はゴルジ体に局在し，既知の糖転移酵素とのアミノ酸配列相同性より α ジストログリカン（αDG）の糖鎖修飾に関与する糖転移酵素ではないかと考えられているが，その機能を含め未知な点が多い．

近年，筆者らのグループは FCMD では SVA 型のレトロトランスポゾンの挿入変異によりエクソントラッピングという形のスプライシング異常が起き，異常なフクチン蛋白が作られることが疾患の病態機序であることを解明した[7]．さらにこのエクソントラップを核酸を用いて阻害するアンチセンス療法が，モデルマウスや患者細胞にて治療的効果を示すことを明らかにした．これは，Duchenne 型筋ジストロフィーで現在国際治験が進行中であるエクソンスキップ療法と違い，「エク

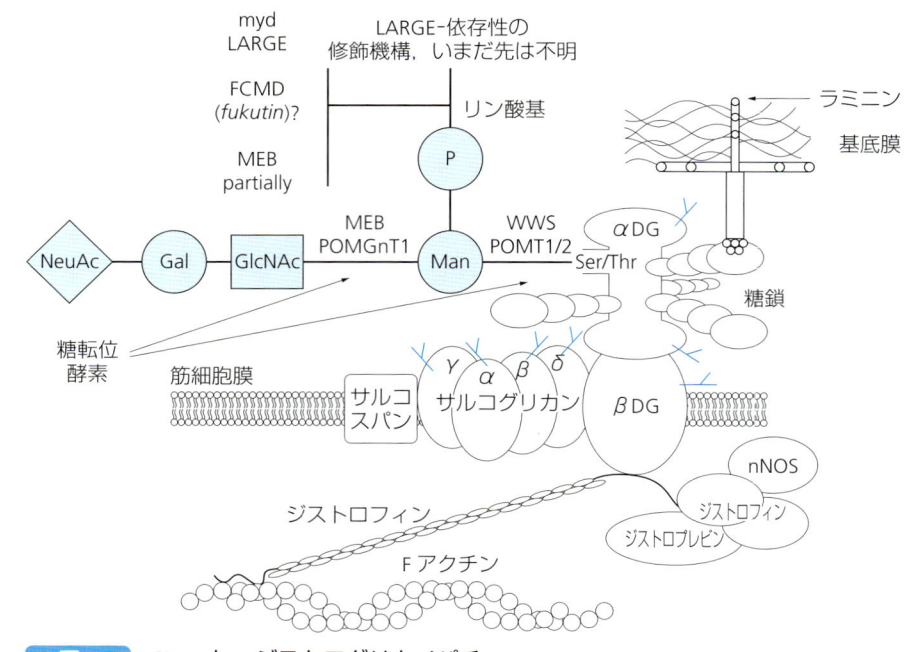

図4 FCMDとαジストログリカノパチー
αジストログリカンは筋膜上の糖蛋白で，O-マンノース型糖鎖をもつ．FCMDの類縁疾患はこの糖転移酵素の遺伝子に変異がみつかっている．

ソントラップ阻害」であり，患者型フクチン遺伝子のスプライシング異常を制御し完全なフクチン蛋白の回復を目指す根治療法である．日本の福山型筋ジストロフィーの患者はすべてレトロトランスポゾンの挿入変異を有するため，同一のアンチセンス核酸で治療が行える利点がある．フクチンの機能は未知であるが糖転移酵素ではないかと考えられており，アンチセンス療法によりたとえ少量でも正常のフクチン蛋白が回復することで，十分な治療効果が得られる可能性が期待できる（図5）[7,8]．

G 予後

緩徐に進行し，10歳代で完全臥床となる．他の筋ジストロフィーと同様に誤嚥や窒息，呼吸不全，心不全が予後に大きく関係し，肺炎，心筋症，呼吸不全などの合併症のため典型的な例では20代で死亡する．平均寿命は15歳程度とされるが，重症型では幼児期の死亡例もみられる．また呼吸器や合併症に対する管理の改良より，40歳を超える患者も存在する．

H 遺伝について

FCMD患者は常染色体劣性の遺伝形式を有し，父，および母がそれぞれ保因者であり，ヘテロでフクチン遺伝子に変異をもち，25％の確率で患者が出生する．フクチンの変異はその約90％が3'非翻訳領域に約3kbのレトロトランスポゾンの挿入変異をホモ接合でもつ．発端者の兄弟の保因者診断は可能であるが，検査前には遺伝カウンセリングを通じた慎重な意思決定が望ましい．家族

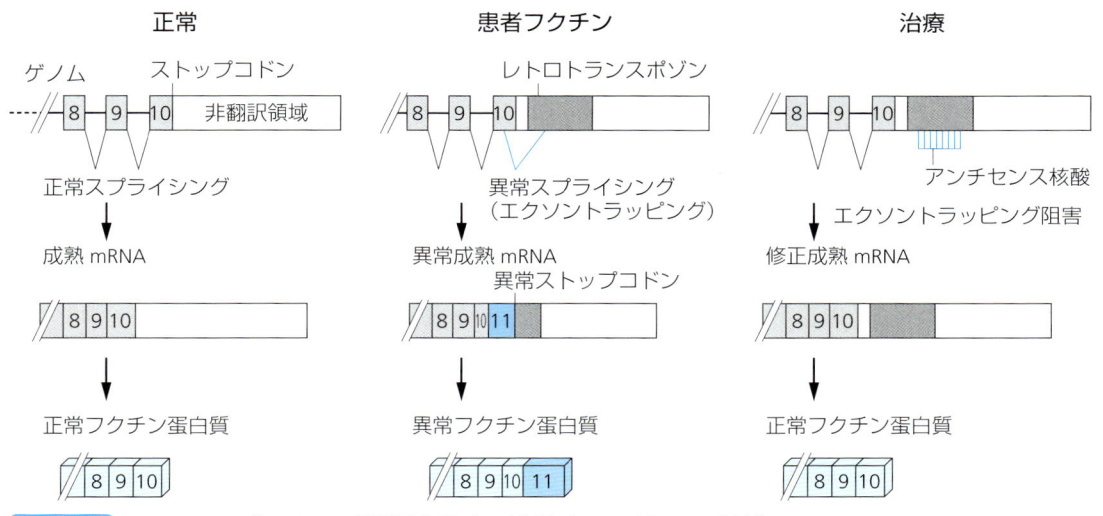

図5 FCMDのスプライシング異常と治療の構想（アンチセンス療法）

正常フクチン（左）では起きない異常スプライシングがレトロトランスポゾン挿入により引き起こされ，エクソン11を含む異常フクチンが患者において検出される（中央）．アンチセンス療法でのエクソントラッピング阻害はこのスプライシング異常を抑制し，正常な蛋白の回復を誘導する治療法（右）である．

歴のない遺伝病ということで，診断がついて両親それぞれが保因者であることを知り驚かれるケースが多い．次子に対する出生前診断が可能である．

I 治療上でのポイント

1 非薬物療法

根本的治療法のない現時点では，リハビリテーションによる筋拘縮の予防，肺理学療法による呼吸筋のリハビリなどが中心である．呼吸器の導入に関しては，精神遅滞があるため患者の協力が得られにくいことより困難とされる．

2 薬物療法

てんかんや痙攣に対し薬物療法がなされるが，決まった治療法はない．

3 横紋筋融解症

福山型筋ジストロフィーを含むαジストログリカノパチーでは何らかのウイルスや細菌感染を契機に特異的に横紋筋融解症が発症し，劇的に筋力が落ちる例があり，なかには致死的となるものもある[9]．この疾患の病態機序は未解明であるが，何らかの免疫的な機序が関与すると考えられ，治療法にはステロイドの点滴静注での効果が報告されている．

患者へのアドバイス

- 福山型先天性筋ジストロフィーは日本に特有の小児期早期発症の先天性筋ジストロフィーであり，常染色体劣性遺伝形式をとる．両親はいずれも保因者である．

- 確定診断は遺伝子検査（保険適応）で可能である．
- 筋以外に中枢神経系の合併症（100％）および眼病変（70％）を認める．
- 典型的な例では歩行に到達する例は少ない．
- 治療法は現在のところ，拘縮予防のリハビリテーションやてんかんに対する薬物治療などの対症療法が中心である．
- 風邪などのウイルス感染や細菌感染を契機に筋力低下が悪化し，横紋筋融解症を発症し時に致死的となる場合がある．
- 最近 FCMD の発症機序がスプライシング異常であることが解明され，分子標的治療であるアンチセンス療法の臨床応用の実現が待たれる．
- 筋ジストロフィー協会　http://www.jmda.or.jp/　では患者登録制度がはじまっている．
- ふくやまっこの会　http://fukuyamakko.com/　は日本初の FCMD の家族会である．

文献

1) Fukuyama Y, Osawa M, Suzuki H. Congenital progressive muscular dystrophy of the Fukuyama type-clinical, genetic and pathological considerations. Brain Dev. 1981; 3: 1-29.
2) 埜中征哉．臨床のための筋病理．4版．東京：日本医事新報社；2011．p. 64-70.
3) Kobayashi K, Nakahori Y, Miyake M, et al. An ancient retrotransposal insertion causes Fukuyama-type congenital muscular dystrophy. Nature. 1998; 394: 388-92.
4) Murakami T, Hayashi YK, Noguchi S, et al. Fukutin gene mutations cause dilated cardiomyopathy with minimal muscle weakness. Ann Neurol. 2006; 60: 597-602.
5) Hayashi YK, Ogawa M, Tagawa K, et al. Selective deficiency of alpha-dystroglycan in Fukuyama-type congenital muscular dystrophy. Neurology. 2001; 57: 115-21.
6) Michele DE, Barresi R, Kanagawa M, et al. Post-translational disruption of dystroglycan-ligand interactions in congenital muscular dystrophies. Nature. 2002; 418: 417-22.
7) Taniguchi-Ikeda M, Kobayashi K, Kanagawa M, et al. Pathogenic exon-trapping by SVA retrotransposon and rescue in Fukuyama muscular dystrophy. Nature. 2011; 478: 127-31.
8) 池田真理子，小林千浩，戸田達史．福山型筋ジストロフィーの病的スプライシング異常とアンチセンス療法．実験医学．2012; 30: 950-3.
9) Murakami T, Ishigaki K, Shirakawa S, et al. Severe muscle damage following viral infection in patients with Fukuyama congenital muscular dystrophy. Brain Dev. 2012; 34: 293-7.

＜池田真理子，戸田達史＞

3 Dysferlinopathy

■ポイント
- Dysferlinopathy は dysferlin 遺伝子変異を原因とする筋ジストロフィーで常染色体劣性遺伝形式を示す．
- 初期の下腿屈筋の障害を特徴とする三好型遠位型筋ジストロフィーとより近位筋障害の優位な肢帯型筋ジストロフィー 2B 型が主病型である．
- 骨格筋組織の免疫染色や遺伝子検査が可能である．
- 後期には呼吸障害にも気を配る必要がある．

　三好型遠位型筋ジストロフィーはわが国の三好和夫らの記載により臨床型が確立された疾患であり，常染色体劣性の遺伝形式を示す[1]．1995 年にはその原因遺伝子が第 2 番染色体短腕 2p13 に存在することが明らかになった[2]．同じ頃に常染色体劣性遺伝形式を示す肢帯型筋ジストロフィー（LGMD）の一種が第 2 番染色体短腕のほぼ同じ領域に連鎖し LGMD2B として報告された[3]．1998 年に三好型遠位型筋ジストロフィーの原因遺伝子 dysferlin が同定され[4]，LGMD2B も同じ dysferlin 遺伝子が原因であることも明らかになった[4,5]．同時に distal myopathy with anterior tibial onset あるいは distal anterior compartment myopathy とよばれる前脛骨筋の障害を特徴とする筋ジストロフィーからも dysferlin 遺伝子変異がみつかった[4]．いくつかの臨床像を呈する疾患群から dysferlin 遺伝子異常が発見されたことから dysferlinopathy（ジスフェルリン異常症）という疾患概念が確立された．

　Dysferlin 遺伝子は翻訳領域が 6,243 塩基で 2,080 アミノ酸をコードし[4]，エクソン 55 個からなる[6]大きな遺伝子である．Dysferlin 蛋白は免疫組織化学による検討では筋細胞膜に局在する[7,8]．膜修復に際し重要な働きをもつと考えられている[9,10]．

　我々は東北大学医学部神経内科の青木正志教授と共同で日本人筋ジストロフィー患者の dysferlin 遺伝子解析を行ってきた（図1）．我々が行った PCR-SSCP 法による同遺伝子解析では日本人 91 家系に 42 種類の変異を見出した．変異は遺伝子全体に広く分布していた．c.2997G>T (p.W999C) 変異（アレルあたり 22.7％），c.1566C>G (p.Y522X) 変異（13.1％），c.4497delT 変異（8.5％）および c.3373delG 変異（8.0％）が多くみられた．c.2997G>T 変異は三好型遠位型筋ジストロフィーより LGMD2B に多くみられる一方，c.3373delG 変異は LGMD2B にはほとんど認めなかった．また c.2997G>T 変異をもつと発症が遅くなり，上肢の筋力低下から発症することもあった[11,12]．

　三好型遠位型筋ジストロフィーの臨床型は 1986 年の Miyoshi らの原著[1]に詳しく記載されている．クレアチニンキナーゼ（CK）の単位が現在使用されているものと異なっているため注意が必要である．また筋病理において細胞浸潤はみられなかったと記載されているが[1]，のちに dysferlino-

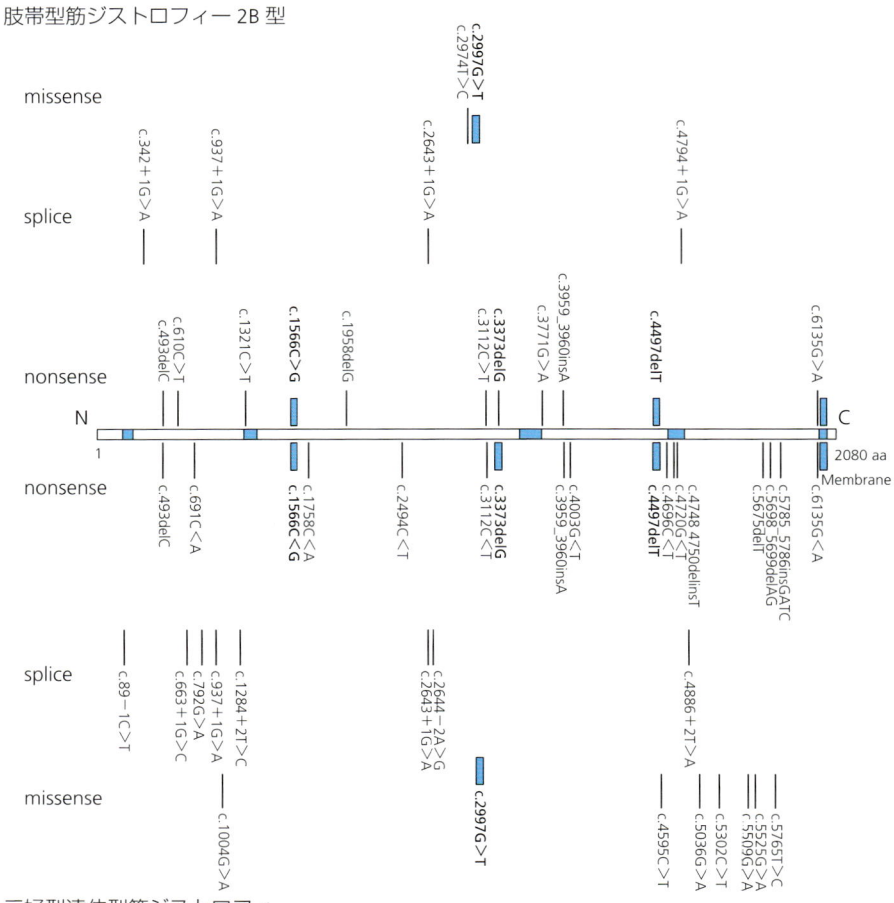

肢帯型筋ジストロフィー 2B 型

図1 日本人の dysferlin 遺伝子変異

蛋白の下に三好型遠位型筋ジストロフィー患者での，上に肢帯型筋ジストロフィー 2B 型患者での遺伝子変異を示した．太線と太文字は日本人に多い変異（ただし肢帯型では c.3373delG 変異はほとんどみられないため太線にしていない）．蛋白に近いほうから nonsense 変異，splice 異常をきたす変異，missense 変異の順に示した．

表1 常染色体劣性遠位型筋ジストロフィー（三好型）のクライテリア[14]

1）本病型は遺伝性で，遺伝型は常染色体劣性，男女，両性に同様に発症する．
2）筋萎縮は筋原性，筋電図は筋原性，筋組織所見は筋ジストロフィー性である．
3）筋萎縮は下肢遠位筋に始まり，下腿屈筋にもっとも強く，とくに腓腹筋，ヒラメ筋，足底筋が侵される．
4）多くは 10 歳代後半から 20 歳代で発症する．
5）症状は進行性であり，筋萎縮は下腿屈筋から，次いで大腿筋に及び，起坐，歩行に支障をきたす．しかし，bed patient になることは少ない．上肢の手，前腕の筋萎縮も加わるが，程度は軽い．
6）血清 CK 活性値が中程度から高度に上昇する．
7）血清 CK 活性値に関し，著しい上昇を示すホモ因子型発症前段階にあたるものがある．
8）本病型は，原因遺伝子（DYSF）が染色体上 2p13 にあり，これが新しい蛋白質（dysferlin）をコードし，その変異が原因とされる．

表2 肢帯型筋ジストロフィー2B型のクライテリア

1) 10歳代後半から若年成人期に発症する．
2) 下肢の筋力低下で発症する．
3) 骨格筋CTで初期から下肢遠位筋の障害がみられる．
4) 骨格筋CTで初期から腰椎の傍脊柱筋の障害がみられる．
5) 上肢では近位筋優位の障害である．
6) 後期でも手の機能は保たれる．
7) 後期でも頸の筋力は保たれる．
8) 顔面筋や嚥下は保たれる．
9) 側弯を呈さない．
10) 高CK血症である．
11) 心機能は保たれる．
12) 呼吸機能が低下していく傾向がある．

pathyでは半数以上に細胞浸潤がみられると報告されている[13]．2000年の三好の総説から三好型遠位型筋ジストロフィーの病型の要約の表を引用しておく（表1）[14]．我々は最近LGMD2Bの臨床型をまとめ，報告した[12]のでその要点を紹介する（表2）．

A 診断

臨床症状，血清CK値，筋電図，骨格筋CTなどから筋疾患であることの確認と鑑別が行われる．血清CK値は発症からの経過とともに低下していくため，特に後期ではそれほど高くないこともある．我々が遺伝子解析した患者の血清CK値を示す（図2）．骨格筋CTは筋原性であることの確認もある程度できる．さらに筋障害の分布の把握に有用である．我々が遺伝子解析した患者の典型的

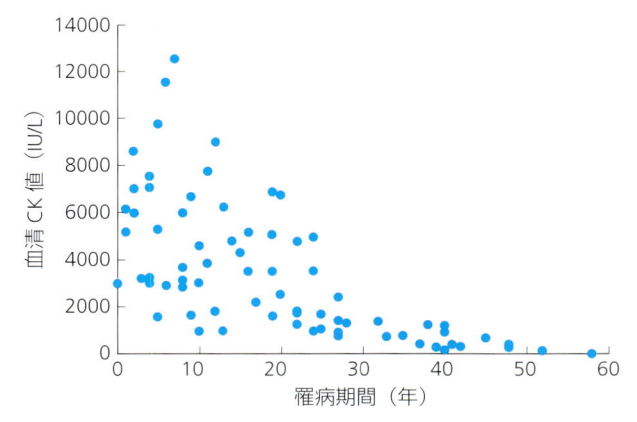

図2 遺伝子変異が確定した日本人dysferlinopathy患者の血清CK値

最終測定値を測定時の罹病期間に対しグラフにした．発症40年ころから正常値をとる例もみられる．

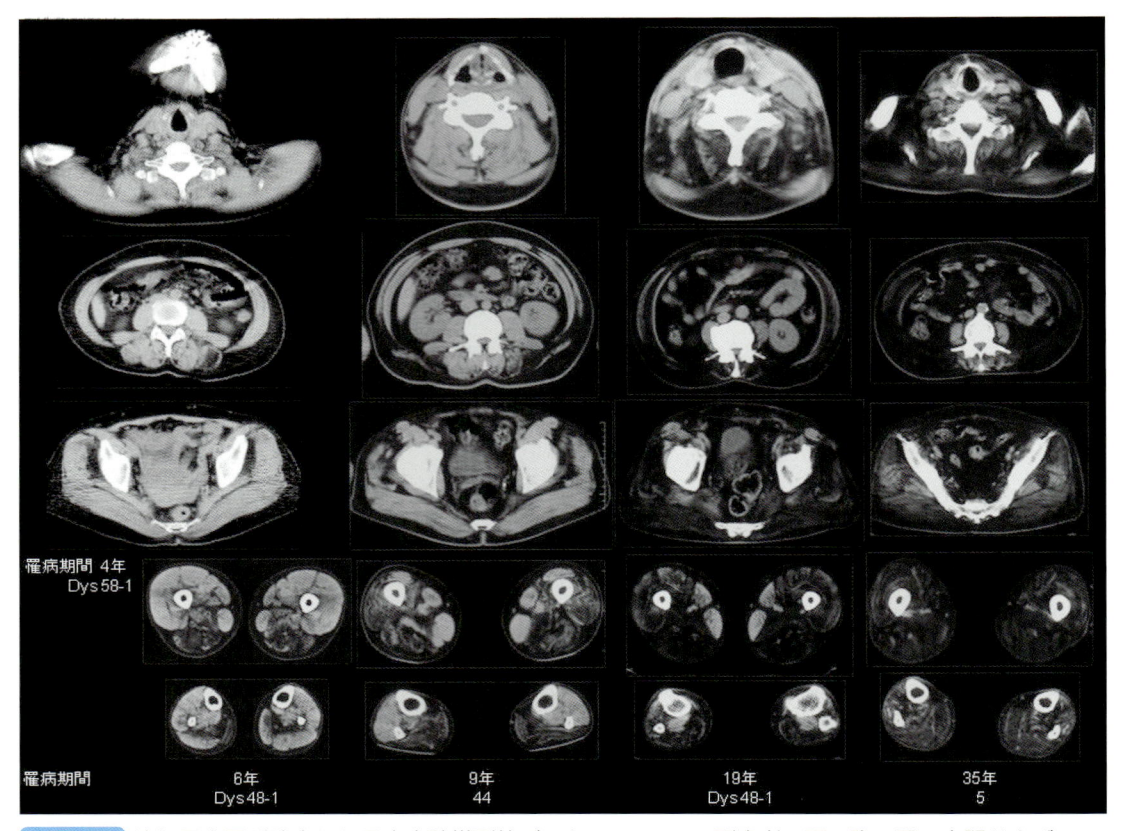

図3 遺伝子変異が確定した日本人肢帯型筋ジストロフィー 2B 型患者の頸，腹，臀，大腿および下腿レベルの骨格筋 CT 像

罹病期間の下は患者番号．詳細は文献 12 を参照．

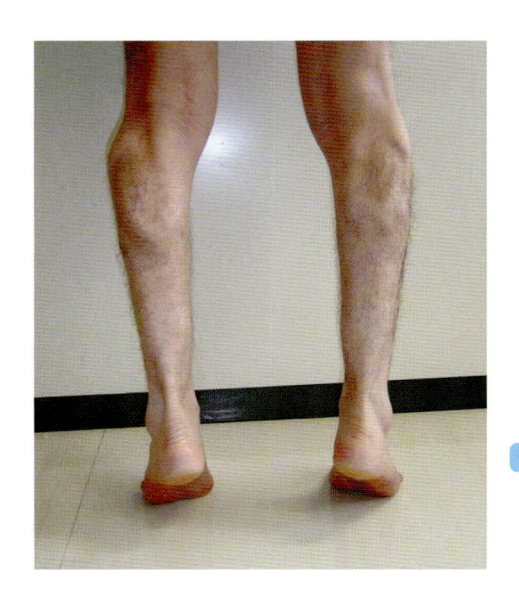

図4 三好型遠位型筋ジストロフィー患者のつま先立ちした下腿

下腿屈筋の筋萎縮が目立つ．十分につま先立ちができないためこの時点で徒手筋力は 2 となることに注意．

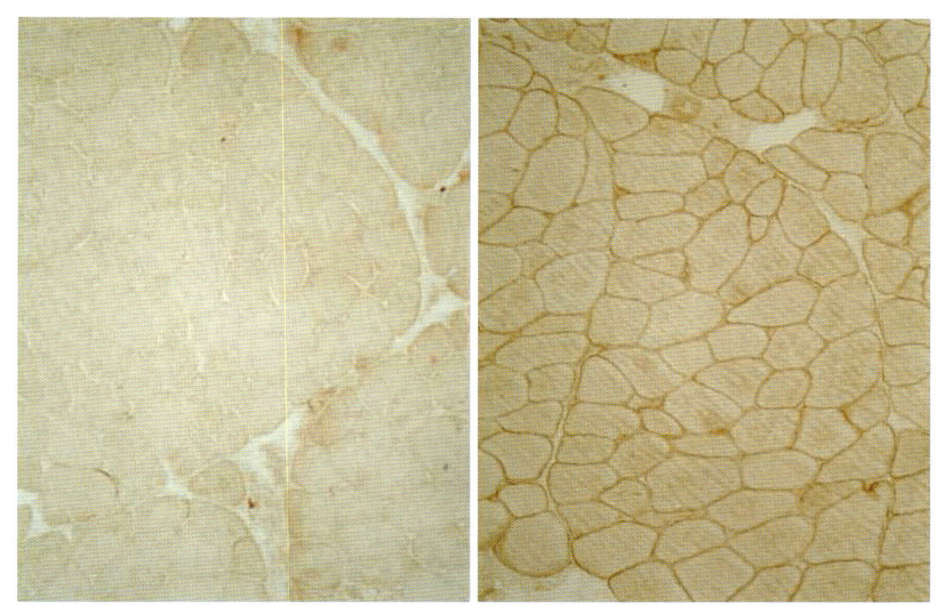

図5 三好型遠位型筋ジストロフィー患者の筋生検の dysferlin 蛋白の免疫染色
右のコントロールでは筋線維膜が染色されるのに対し，左の患者では染色されない．

な骨格筋 CT 像を示す（図3）．ただし非典型的な例も時にみられる．なお画像上三好型遠位型筋ジストロフィーと LGMD2B は区別がつかないといわれている[15]．三好型遠位型筋ジストロフィーは初期につま先立ちの困難を示す下腿屈筋の障害が目立つ（図4）という，筋疾患のなかではかなり特徴的な症状がみられるため臨床診断が比較的可能であると思われる．なお下腿屈筋の徒手筋力テストは立位で行うのが正しい[16]．LGMD のなかで 2B 型は日本では最も頻度が高い[17]ことや上記の特徴からある程度臨床診断できる．しかし臨床的に三好型遠位型を呈した他疾患も報告される[18]ようなこともあるうえ，海外では anoctamin 5 遺伝子変異による Miyoshi muscular dystrophy 3[19]（ちなみに dysferlin 遺伝子変異によるものは Miyoshi muscular dystrophy 1 ともいわれる）なども報告されているため診断のためには筋生検により筋病理診断を行うことが望ましい．筋病理所見はジストロフィー性所見であるが細胞浸潤がみられることもある．そのため多発筋炎と間違えられていることがある．抗 dysferlin 抗体による免疫染色も可能である．完全に欠損（図5）していると dysferlinopathy の可能性がかなり高いと思われる．しかし完全な欠損以外の非典型的な異常[20]や他疾患での二次的な dysferlin 蛋白の異常[20-23]も報告されており，最終的な確定診断は遺伝子変異の確認になると思われる．

B 治療

根治療法がないため経過観察，リハビリテーションが中心となる．呼吸機能は徐々に低下していくため特に後期に非侵襲的人工呼吸が必要となることがある[12]．自験例では呼吸器感染を機に非侵襲的人工呼吸を行うようになることも多いと思われる．

患者へのアドバイス

- 根治療法がいまだない進行性の疾患である．
- 後期には呼吸障害にも気をつける必要がある．
- 遺伝子診断は現時点では研究段階で時間がかかる．
  ただしこれのみで終わってしまうと絶望感のみが残るうえ体調を崩しても医療機関受診が遅れることもあるので以下のことも加えることがよいと考えている．
- 寿命にそれほど影響しない（厳密にいうと呼吸障害が生じるためそうでないかもしれないが，筋ジストロフィーといわれるとDuchenne型を思いうかべる人も多い）．
- 現在の医学レベルでもリハビリテーション的なこと，社会福祉的なことはかなり治療としてできる．
- 呼吸障害に対しては効果的な治療法がある．
- 治療法の研究が行われていて他の筋ジストロフィーでは遺伝子治療の治験も始まっている．
- 治療法開発に備え，なるべくよい状態を保つことが必要である．

謝辞：免疫染色を行っていただいた東北大学医学部神経内科の堅山真規先生に深謝いたします．本研究は国立精神・神経医療研究センター精神・神経疾患研究開発費（23-4）によって行われた．

文献

1) Miyoshi K, Kawai H, Iwasa M, et al. Autosomal recessive distal muscular dystrophy as a new type of progressive muscular dystrophy. Brain. 1986; 109: 31-54.
2) Bejaoui K, Hirabayashi K, Hentati F, et al. Linkage of Miyoshi myopathy (distal autosomal recessive muscular dystrophy) locus to chromosome 2p12-14. Neurology. 1995; 45: 768-72.
3) Bashir R, Strachan T, Keers S, et al. A gene for autosomal recessive limb-girdle muscular dystrophy maps to chromosome 2p. Hum Mol Genet. 1994; 3: 455-7.
4) Liu J, Aoki M, Illa I, et al. Dysferlin, a novel skeletal muscle gene, is mutated in Miyoshi myopathy and limb girdle muscular dystrophy. Nat Genet. 1998; 20: 31-6.
5) Bashir R, Britton S, Strachan T, et al. A gene related to Caenorhabditis elegans spermatogenesis factor fer-1 is mutated in limb-girdle muscular dystrophy type 2B. Nat Genet. 1998; 20: 37-42.
6) Aoki M, Liu J, Richard I, et al. Genomic organization of the dysferlin gene and novel mutations in Miyoshi myopathy. Neurology. 2001; 57: 271-8.
7) Anderson LV, Davison K, Moss JA, et al. Dysferlin is a plasma membrane protein and is expressed early in human development. Hum Mol Genet. 1999; 8: 855-61.
8) Matsuda C, Aoki M, Hayashi YK, et al. Dysferlin is a surface membrane-associated protein that is absent in Miyoshi myopathy. Neurology. 1999; 53: 1119-22.
9) Bansal D, Miyake K, Vogel SS, et al. Defective membrane repair in dysferlin-deficient muscular dystrophy. Nature. 2003; 423: 168-72.
10) Lennon NJ, Kho A, Bacskai BJ, et al. Dysferlin interacts with annexins A1 and A2 and mediates sarcolemmal wound-healing. J Biol Chem. 2003; 278: 50466-73.
11) Takahashi T, Aoki M, Tateyama M, et al. Dysferlin mutations in Japanese Miyoshi myopathy: relationship to phenotype. Neurology. 2003; 60: 1799-804.
12) Takahashi T, Aoki M, Suzuki N, et al. Clinical features and a mutation with late onset of limb girdle muscular dystrophy 2B. J Neurol Neurosurg Psychiatry. 2013; 84: 433-40.
13) Gallardo E, Rojas-García R, de Luna N, et al. Inflammation in dysferlin myopathy: immunohistochemical characterization of 13 patients. Neurology. 2001; 57: 2136-8.

14) 三好和夫. 三好型ミオパチーの臨床. 神経内科. 2000; 52: 265-74.
15) Paradas C, Llauger J, Diaz-Manera J, et al. Redefining dysferlinopathy phenotypes based on clinical findings and muscle imaging studies. Neurology. 2010; 75: 316-23.
16) Pact V, Sirotkin-Roses M, Beatus J, et al. 立位での検査. In: 木下真男, 監訳. 徒手筋力ハンドブック. 東京: メディカル・サイエンス・インナーナショナル; 1985. p. 111-5.
17) 林由起子, 後藤加奈子, 南　成祐, 他. 本邦における肢帯型筋ジストロフィーの病型頻度とその特徴. 臨床神経. 2008; 48: 1232.
18) 白藤俊彦, 大塚喜久, 小別所博, 他. 臨床的に三好型ミオパチーを呈した肢帯型筋ジストロフィー2A型の1例. 臨床神経. 2008; 48: 651-5.
19) Bolduc V, Marlow G, Boycott KM, et al. Recessive mutations in the putative calcium-activated chloride channel anoctamin 5 cause proximal LGMD2L and distal MMD3 muscular dystrophies. Am J Hum Genet. 2010; 86: 213-21.
20) Tagawa K, Ogawa M, Kawabe K, et al. Protein and gene analyses of dysferlinopathy in a large group of Japanese muscular dystrophy patients. J Neurol Sci. 2003; 211: 23-8.
21) Piccolo F, Moore SA, Ford GC, et al. Intracellular accumulation and reduced sarcolemmal expression of dysferlin in limb-girdle muscular dystrophies. Ann Neurol. 2000; 48: 902-12.
22) Matsuda C, Hayashi YK, Ogawa M, et al. The sarcolemmal proteins dysferlin and caveolin-3 interact in skeletal muscle. Hum Mol Genet. 2001; 10: 1761-6.
23) Tateyama M, Aoki M, Nishino I, et al. Mutation in the caveolin-3 gene causes a peculiar form of distal myopathy. Neurology. 2002; 58: 323-5.

＜髙橋俊明＞

4 顔面肩甲上腕型筋ジストロフィー

■ポイント
- 顔面肩甲上腕型筋ジストロフィー（facioscapulohumeral dystrophy：FSHD）では顔面筋，前鋸筋，腹直筋，腰部傍脊柱筋などが萎縮しやすく，三角筋，肩甲挙筋などが残存しやすいが，ある時点から at random に一部の骨格筋が萎縮し始めることがみられる．
- 診断は臨床所見の確認が最も重要であり，筋罹患分布の確認に筋 CT が有用である．
- 筋生検の臨床的な有用性は低く，臨床診断の確定は DNA 診断になる．
- 4q35 の欠失がある FSHD1 が多い．常染色体性優性遺伝形式であるが，孤発例も約 1/3 と多い．
- 合併症では兎眼や網膜血管腫症による視機能低下には注意する．進行例では呼吸筋罹患に対応する必要も生じてくる．

筋萎縮をきたす遺伝子発現が亢進してしまうという病態生理が年々わかりつつある[1]．ここでは臨床的事項を中心に記載する．

A 臨床症状

1 筋萎縮・筋力低下

顔面筋や前鋸筋，腹直筋などに萎縮が生じやすい．他の筋疾患と同様に軽症例から重症例まであるが，典型的な例では特徴的な顔貌（図1），翼状肩甲（図2），腰椎前弯（図3），Beevor 徴候，四肢体幹での左右差・部位差のある筋萎縮（図4）を示す．軽症例では，血縁者をみてはじめて気付かれることもある．歴史的に顔面肩甲上腕型というが，体幹や下肢にも症状は生じないわけではない．病名から体幹や下肢に問題は生じないという誤解がされないようにしたい．顔面，上肢帯，上腕，体幹・下肢の順に進行するとの記載もあるが，必ずしもそうではない．萎縮は patchy に生じ，ある部分がある時点から at random に萎縮し始めるようにみえる．筋力・筋肉量が部位によって異なり，部位差，左右差があることが多い．筋疾患では筋束単位で病変が進行することが多いが，FSHD の萎縮も筋束単位で生じる．結果的にある部分だけ筋がよく残る現象（筋球）もまれではない[2]．問題がない筋には異常がほとんどなく，代償的に一部の筋は肥大することもよくある．骨格筋 CT でこの選択性がよくわかる（図4）．左右差は筋ごとに分散する例も多いが，一側に比較的集中し hemiatrophy にみえる例もある．数年でも進行がある例もあれば，5～10 年以上 ADL が変わらない例もあり，進行は患者により様々である．進行に伴い左右差は目立たなくなる例も多い（図5）．

保たれている筋は異常に乏しく，筋力トレーニングも可能ではある．しかしオーバーワークで筋

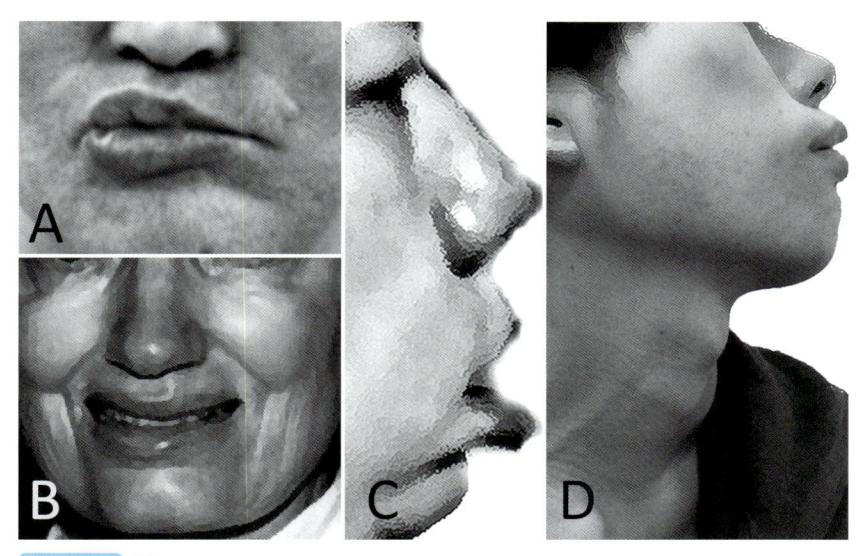

図1 顔

口を閉じるときに口輪筋の左右差がある例もある（A）．鼻唇溝が残ることも多いが（B），みられなくなる例もある（C，D）．Cは下口唇下垂，Dは胸鎖乳突筋萎縮と肩甲舌骨筋残存を示す．

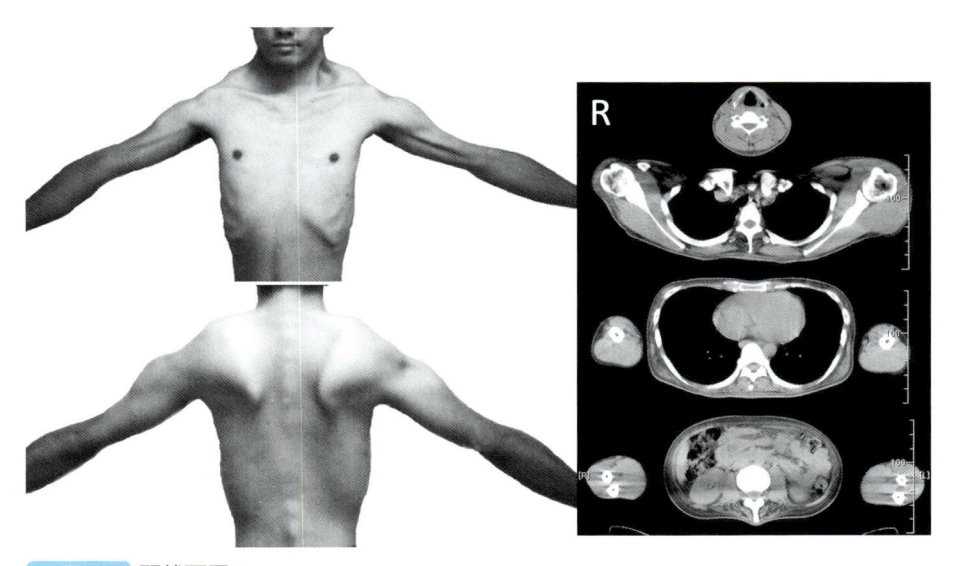

図2 翼状肩甲

典型的には肩甲骨の下端優位に内側が浮く．肩甲挙筋，三角筋は残存していることが多い．この例では僧帽筋は萎縮が著明で，胸鎖乳突筋は胸骨頭優位に一側性に残存している．右の三角筋も一部が萎縮している．

4．顔面肩甲上腕型筋ジストロフィー　153

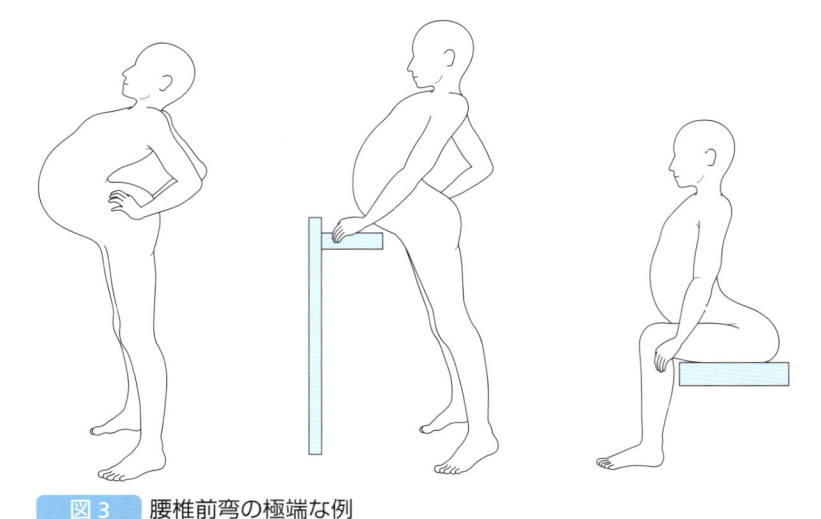

図3 腰椎前弯の極端な例
右端の図は車椅子座位になった患者での座位姿勢を示したものである．

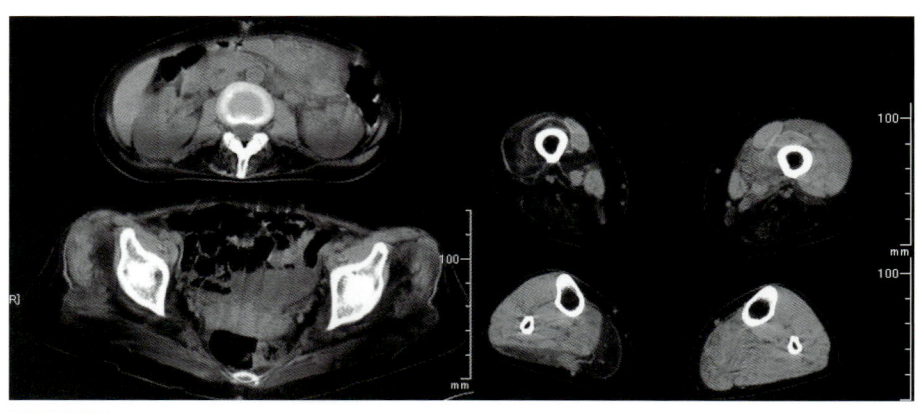

図4 体幹・下肢の筋萎縮の1例
このように左右差・部位差が明らかな例が多い．

痛が生じやすく，萎縮筋の過用は日常生活の工夫で避けたい．疲労などに，少量隔日など副作用が問題ない量のステロイド内服がある程度有効なことがある．筋痛や疲労が強まった時期に一時的に用いることもある．一律に内服することには有効性が示されていない．

2 顔面（図1）

口輪筋や眼輪筋の筋力（lip pursing and eyelash burying）が弱い．一側性のことも多い．風船を膨らますことや口笛を吹くことができず，石鹸やシャンプーが目に入りやすいことが多い．笑うときに口角が上がらずに横へ動き，横笑いになる（a horizontal or transverse smile）．困ってはいない患者は多く，尋ねないとわからない．睡眠中に目が閉じていず，薄眼が開いていることには家族が気付いていることも多いが，修学旅行で指摘されたりもする．ストローで吸う，口笛や楽器を吹く，

風船を膨らます動作はできることもあり，またできないからといって，必ずしもFSHDでもない．口唇は前に出て，口唇と歯肉の間に食物がたまる傾向があり，下口唇が目立つことが多く，進行例は下口唇下垂になる．

　幼小児期から両側性で表情が乏しいこともあり，病気と気付かれないと親子関係に影響することもある．構音障害は進行例で口唇音が発音しにくくなる．下口唇吊り上げ術もあるが，開口障害が口腔内衛生に問題になることもあり，歯科医とも相談する必要がある．閉眼が弱くてもBell現象は明瞭にあって眼球結膜・強膜がみられることが多い．閉眼不全が進行すれば，兎眼から結膜炎を起こしやすくなる．眼裂は開大し下眼瞼外反も生じるが，眼瞼下垂や外眼筋麻痺はふつう生じない．嚥下障害は進行例ではみられるが，頸部の不安定性などが問題になる．舌筋は早期発症重症例で萎縮がみられる．咬合力の低下は生じにくい．

　顔をみるだけで臨床診断が可能なこともある筋疾患では，筋強直性ジストロフィーとFSHDは患者数が比較的多い．FSHDでは眼瞼下垂や咬筋萎縮が生じにくいことが，筋強直性ジストロフィーや先天性ミオパチーとは違っている．これらをミオパチー（様）顔貌という言葉でまとめないほうがよい．4q35欠失は境界域でFSHDの症状の記載が乏しい重症筋無力症合併例などの報告[3,4]で眼瞼下垂の記載があるが，眼瞼下垂があれば，先天性ミオパチーや先天性筋無力症候群などの鑑別を要する．咀嚼や嚥下の筋力低下が重症筋無力症の合併で生じた症例報告もある[5]．なお，鑑別診断に周産期からの顔面神経麻痺がある．

3　頸部・上肢

　肩甲挙筋が保たれやすい．胸鎖乳突筋も良いことが多いが，初期から萎縮する例もあり，左右差があるのはまれでない．傍脊柱筋から萎縮し，首下がりをみることもある．典型的な翼状肩甲（scapular winging; a winged scapula; scapula alata）がみられることが多い（図2）．前鋸筋の萎縮により，肩甲骨下端が浮き，三角筋があっても腕があがらなくなる．壁などを押したり，上肢に抵抗を加えたりで，目立たせることができる．肩甲骨固定が悪いため，立位や座位よりも仰臥位で挙上しやすくなり，その分が肩甲胸郭固定術（scapulothoracic arthrodesis）で改善しうる．典型的な翼状肩甲は，前鋸筋が萎縮していて，三角筋と肩甲挙筋が残存している．僧帽筋膨隆（trapezius hump）という言葉もあるが，ふつう僧帽筋肥大はみられない．僧帽筋は萎縮し，肩甲挙筋によって肩甲骨が拳上されることが多い（scapular high-riding on the back, producing the illusion of hypertrophied trapezius muscles）．棘上筋が残存していると数十度まで外転できる．翼状肩甲に左右差があることも多い．鎖骨が水平に近くなり，外側が下がることもあり，肩は丸く見える．大胸筋が萎縮すると，腋下の皮膚のしわが斜めに入る〔inverted axillary folds（creases）〕．なお僧帽筋萎縮単独では肩関節の前方屈曲ができても，外転が不十分になり，肩甲骨内側は浮かない．前鋸筋萎縮に加え僧帽筋萎縮があると外転がさらに困難だが，運動可能範囲だけではわかりにくい．比較的初期から三角筋が萎縮し翼状肩甲を呈さず上肢拳上困難になる例[1]や，初期に広背筋萎縮が目立つ例もまれにある．

　上腕二頭筋・三頭筋の罹患は個人差が大きい．肘関節拘縮は少ない．前腕は腕橈骨筋や橈側手根伸筋，手指伸筋が萎縮しやすい．手指屈筋よりも手関節背屈が弱く，尺側屈曲しやすく，手関節背屈位で支持すれば握力は上がることが多い．手内筋萎縮は生じにくいが，弱くなることはある．萎縮の左右差はおそらく利き手と無関係で，利き手側から罹患すると自覚しやすい．肩や上腕の筋萎

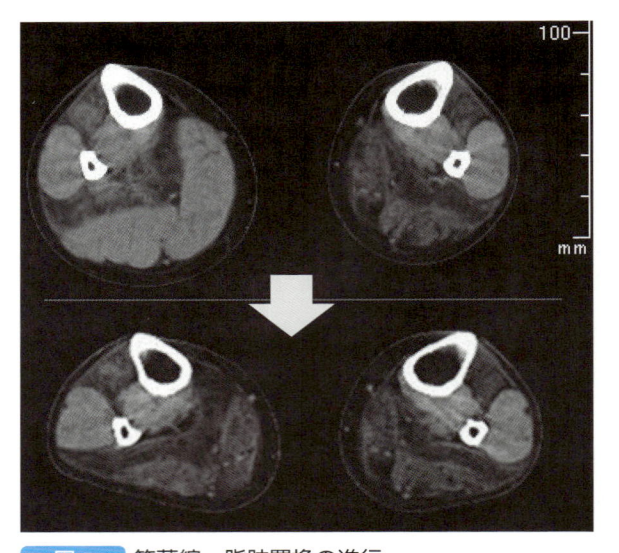

図5 筋萎縮・脂肪置換の進行
左右差が進行によって目立たなくなる例が多い．この50歳代の例では，5年間で残存していた右腓腹筋の萎縮が進行した．

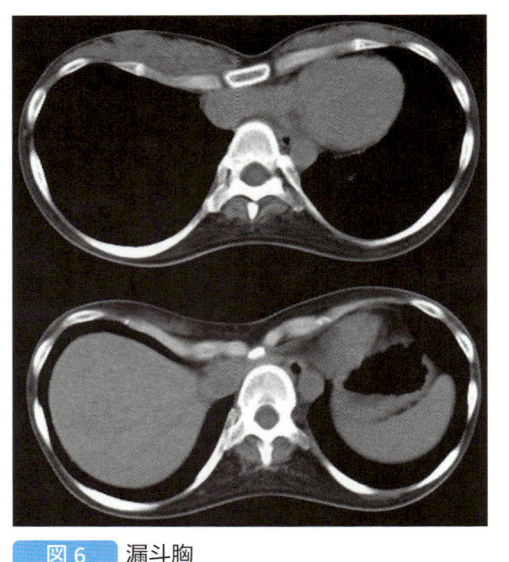

図6 漏斗胸
30歳代の女性例．
胸郭下部優位にみられ，心臓は左へ偏位している．胸郭がやや非対称なことも多い．

縮に比し「前腕」が保たれているとポパイの腕（Popeye arms）ともいうが，この言葉は使わないほうがよい．漫画のポパイは上腕も前腕も膨らむ．また上腕二頭筋腱断裂で「上腕」二頭筋が隆起するPopeye徴候との混同の危険もある．

4 体幹

腹直筋が弱くなる．腹直筋は上方が残りやすく，腹筋で起き上がれなくても，臍が上に移動するBeevor徴候陽性例は多い．左右差があると，もしも腹直筋が右上に多く残っていれば，臍は右上に移動する．軽度では定規を当てての観察がわかりやすい．ただしBeevor徴候や，臍が下へ行く逆Beevor徴候は他の筋疾患でもみられる．

腰背部の傍背柱筋萎縮により立位は腰を反らすようになることが多い（腰椎前弯）．腹筋も萎縮して，腹部は出やすい．極端な腰椎前弯もみられる（図3）．腰椎コルセットが必要なこともある．車椅子座位でも体幹前弯は目立つが，座位をとれなくなることもある．胸郭の前後径が小さく，漏斗胸のことも多い（図6）．前弯が生じるため，左右方向の側弯はふつう生じにくい．側弯が生じても軽度にとどまる．成人以降で顕在化した患者では，猫背になりやすくなっていることもあるが，換気などを考慮して，できれば背は伸ばす方が良い．

5 下肢

下腿三頭筋は比較的残存し，下垂足が比較的に多いが，患者ごとに様々である．両側大腿は後面優位に萎縮する例が多いが，大腿四頭筋の罹患が目立つ例もあり，一側の下肢筋萎縮が目立つ例もある．前脛骨筋のみの萎縮では，足趾伸展で代償していて自覚しないことも多く，前脛骨筋の筋力は足趾屈曲でみる必要がある．下垂足には靴などの工夫や短下肢装具は有用だが，他の筋力次第で装具の有用性は低くなる．上肢筋力低下で杖の使用が困難であることが多い．教科書的には約2割

で進行に伴い車椅子が必要になるが，手動車椅子では介助者が必要で，電動車椅子が必要になることが多い．状態によってヘッドレスト，肘かけはねあげ，足台スイングアウトの他に，電動昇降式も必要になる．

6 呼吸筋

車椅子レベルの患者の数割で横隔膜萎縮による換気不全が生じ，咳の勢いが弱くなり，最大強制吸気量の維持を図る呼吸・排痰のリハビリテーションや非侵襲的陽圧換気を行う．歩行可能ながら換気障害が進むこともまれにはある[6]．

B 診断のための検査

1 針筋電図・筋生検

筋内で部位差が大きいことがある．脱神経電位が多いと炎症を伴う可能性がある．生検組織で，FSHDであることを積極的に示す病理所見はなく，炎症所見の有無の確認のために行うかどうかになる．変化が軽度の部位では小角化線維の散在や集簇にとどまるが，壊死再生や炎症所見が著しいこともある．

2 DNA 診断

第4染色体の長腕（q）の末端にはD4Z4という約3,300個の塩基配列の反復があり，正常は10回以上の反復であるが，FSHD1（4q35-FSHD）患者では反復回数が3～10回程度と少なく，欠失がある[1]．白血球DNAを抽出しサザンブロットを行う．第10染色体にある同様の配列との区別に二重消化を行う．欠失が大きいほど重症の傾向はある．しかし，欠失が軽度でも，進行して重症になる例もある．反復回数が5～7回に欠失していても，異常がないか乏しい血縁者がいることもある．欠失の程度のみで必ずしも重症度の判断はできない．基本的に患者から子への遺伝は50％である．患者によってはモザイクのこともある．患者の約1/3では，両親に4q35欠失はみられず，新生突然変異と考えられる．ただし，その一部は生殖細胞モザイクによる可能性もある．

FSHD2は4q35欠失がなく，第18染色体にある *SMCHD1* 遺伝子の変異による[7]．D4Z4のDNA低メチル化とクロマチンのrelaxationが生じ，FSHD1と同じ症状を示すことになる．

C 合併症について

1 眼病変

睡眠中に目が閉じられないと，結膜充血が生じやすい．角膜の障害が生じないように注意する．兎眼にはアイマスク，点眼や眼軟膏などを使用している．

眼底の粟粒血管腫や血管瘤に注意を要する．黄斑部から離れた部位に生じる病変も含めれば，おそらく1～2割の患者にはみられる．出血や浮腫を生じると，片眼の視野の一部に一時的に見えにくいことが生じ，数日以上続いて自然軽快することも多いが，反復して黄斑部に及べば失明に至る例もある．網膜剥離をきたすこともある．利き目でない目に生じ，視力検査まで気付かれなかった例もあるが，両眼に生じることが多い．Coats病様病変ともいうが，男女ともに生じる．黄斑部に出血や浮腫が及ぶ恐れがある病変には，進行を防ぐためにレーザー治療が行われる．なお，眼底血管蛇行の記載もあるが，それ自体では支障は生じないと考える．またまれに静脈血栓症も生じるこ

2 神経症状

幼小児期から症状が重い例では，早くから感音性の聴力低下を伴うことや，てんかん発作や知的障害を合併することがある．知的障害が聴力低下による言語発達障害やてんかん発作によるものかどうかが問題になる．

3 呼吸障害

進行例で，呼吸状態は座位より仰臥位で，さらに睡眠で悪化することがある．呼吸機能検査は座位と仰臥位で行うのが推奨される．通常のマウスピースでは漏れるため，マスクの使用で測定する．睡眠中の非侵襲的陽圧換気では，口鼻マスクや顔マスクを用いる．

4 心障害

不整脈[6,8]，心筋症による心拡大・心機能低下[8]はまれであるが，生じることがあり，注意する．

5 その他

運動量が低下すると肥満になるなどで，素因があれば糖尿病もまれではない．重症筋無力症[5]などの他の疾患の偶然の合併では，診断は難しいことがある．

D 診断での問題点

顔面筋の症状は小児期からあるため，患者は気にしておらず，自らは話さないことが多い．初期に肥大筋が高度萎縮筋に接し代償されていると，筋力低下を見逃しやすい．針筋電図でも，隣接した筋がほぼ正常だと萎縮筋の筋原性変化は捉えにくい．萎縮のない筋はほぼ異常がなく，神経原性変化と見誤られることもある．筋 MRI は撮られても，筋 CT が撮られていないと，注目していない筋の脂肪置換は気付かれにくい．知的障害やてんかん，もしくは難聴で経過をみられている小児患者もいる．筋生検も診断的でなく，筋炎とされてもステロイド投与には反応しうる．筋炎と誤診されても，ステロイドに副作用がなければ不利益はないが，FSHD の診断がなされた時点で，遺伝について心理的に動揺することは多い．

FSHD1 でも痛みやしびれが主訴の軽症例や，顔面筋罹患も乏しく上肢を挙上できる例，歩行障害が遠位型ミオパチーに似る例，腰椎傍脊柱筋の一部だけが萎縮している例もある．

4q35 欠失がない事例の一部は FSHD2 と考えられるが，FSHD に似て非なる筋疾患にはいろいろある．女性では，X 染色体にある遺伝子の変異で左右差/部位差が著しい筋疾患がみられ，dystrophin の異常が多いが，*FHL1* 変異による還元小体ミオパチーもある．LGMD2A や LGMD2B でも左右差/部位差が目立つ例もまれにあるが，ふつう顔面筋罹患はない．上肢挙上困難や翼状肩甲が目立っても，Pompe 病（糖原病Ⅱ型），Becker 型などの筋ジストロフィー，先天性ミオパチー[9]などの他の筋疾患，抗 SRP 抗体陽性壊死性ミオパチーや皮膚筋炎[10]，また筋萎縮性側索硬化症などの神経原性筋萎縮もあるが，FSHD ほどには筋罹患の選択性は高くないことが多い．筋炎の進行は速いことが多く，診断と治療は急ぐべきであり，鑑別診断としては重要である．

患者へのアドバイス

- 病状や進行には個人差が大きい．
- 現状維持を図るのが基本で，筋痛には無理せずに，活動範囲の維持・拡大には装具の使用など工夫をする．
- 急な進行では合併症を検索する．
- ステロイド投与が有用なこともある．
- 進行例では咳の勢いや肺活量の低下に注意する．
- 筋萎縮の程度によらず網膜血管腫には注意し，念のため片眼での視野は毎日確認する習慣をつけてもらう．
- 患者から子への遺伝は 50％の可能性があるが，患者自身には孤発例も多い．

文献

1) 林由起子，後藤加奈子，西野一三．ここまで分かった筋疾患 顔面肩甲上腕型筋ジストロフィー．臨床神経．2012；52：1154-7．
2) 大矢 寧，大石健一，小川雅文，他．顔面肩甲上腕型筋ジストロフィーの筋球．神経内科．2002；57：73-6, 2002（letter to the editor：神経内科．2003；58：431-2）．
3) Sansone V, Saperstein DS, Barohn RJ, et al. Concurrence of facioscapulohumeral muscular dystrophy and myasthenia gravis. Muscle Nerve. 2004; 30: 679-80.
4) Dorobek M, Kabzińska D. A severe case of facioscapulohumeral muscular dystrophy (FSHD) with some uncommon clinical features and a short 4q35 fragment. Eur J Paediatr Neurol. 2004; 8: 313-6（眼瞼下垂は非対称性）．
5) 佐久間博明，嶋崎 茂，斎藤 博，他．顔面肩甲上腕型筋ジストロフィーに重症筋無力症を合併した 1 例．臨床神経．2001；41：179-83（眼瞼下垂なし，呼吸状態が変動）．
6) 重藤寛史，田村拓久，大矢 寧，他．洞機能異常をみとめた顔面肩甲上腕型筋ジストロフィーの 1 例．臨床神経．2002；42：881-4．
7) Lemmers RJ, Tawil R, Petek LM, et al. Digenic inheritance of an SMCHD1 mutation and an FSHD-permissive D4Z4 allele causes facioscapulohumeral muscular dystrophy type 2. Nat Genet 2012; 44: 1370-4.
8) Laforet P, de Toma C, Eymard B, et al. Cardiac involvement in genetically confirmed fascioscapulohumeral muscular dystrophy. Neurology. 1998; 51: 1454-6.
9) Hausmanowa-Petrusewicz I, Fidziańska A, Badurska B. Unusual course of nemaline myopathy. Neuromuscul. Disord. 1992; 2: 413-8.
10) 大矢 寧，當山 潤，小川雅文，他．顔面・肩甲・上腕に強い筋罹患を示し，致死的な心筋障害をともなった皮膚筋炎・強皮症の合併例．臨床神経．2001；41：289-95．

<大矢　寧>

5 Emery-Dreifuss 型筋ジストロフィー

■ポイント
- Emery-Dreifuss 型筋ジストロフィー（EDMD）は，幼児期以降に発症する緩徐進行性の筋力低下に加え，病初期からの関節拘縮を特徴とする筋疾患である．
- 思春期以降に重篤な心伝導障害と心筋症の合併をきたし，高率に突然死をきたすので，定期的な心機能評価の上，除細動装置付きペースメーカーの装着が必須となる．

A 臨床症状

　Emery-Dreifuss 型筋ジストロフィー（EDMD）は，1）筋ジストロフィー，2）関節拘縮，3）心伝導障害を伴う心筋症，を臨床的な3徴とするまれな遺伝性筋疾患である（図1）．幼児期以降，肩甲帯ならびに下腿を中心とした全身性の筋萎縮，筋力低下が緩徐進行性に認められる．血清 CK 値は正常の2～5倍程度と中等度の上昇を認める．筋力低下の目立つ前から足関節や肘関節の拘縮が認められる点が本疾患の特徴で，しばしばアキレス腱延長術が施行される．また，頸部の前屈制限も目立ち，強直性脊椎症候群（rigid spine syndrome）と診断されている場合もある．心症状は通常，思

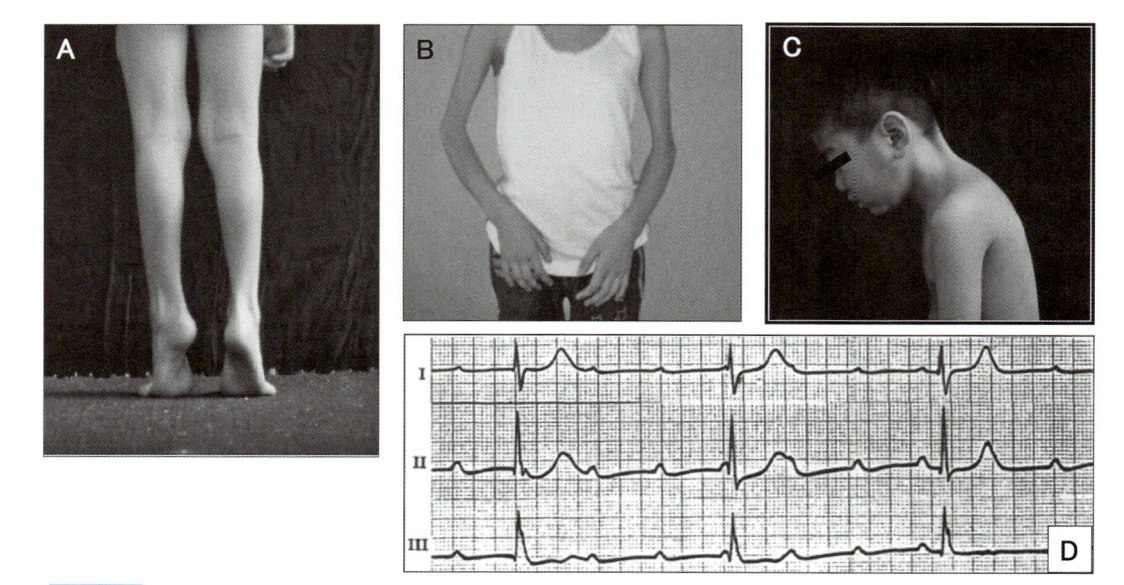

図1
EDMD で認められた足関節（A），肘関節（B），および後頸部の拘縮（C）と完全房室ブロック（D）．

春期以降に必発する．Sick sinus 症候群などの高度の伝導障害とともに拡張型心筋症も合併する．ペースメーカーの挿入が必須となるが，致死的な心室性不整脈も頻発するため，除細動装置付きのペースメーカーでないと突然死を防ぐことはできない．また，定期的な心機能評価にもかかわらず，ストレスなどで突然，致死性の不整脈をきたすこともあるので，常に注意が必要である．

B 原因遺伝子

EDMD の原因遺伝子はこれまでに 6 つが同定されているが，核膜関連蛋白質をコードするものが多く，また同じ遺伝子の変異が，EDMD 以外の臨床病型を示すことが知られている．

EDMD の原因遺伝子として最初に同定されたのは，X 染色体劣性の遺伝形式をとる EDMD の責任遺伝子，*EMD*（当初は *STA* とよばれていた）で，エメリンという核の内膜に存在する蛋白質をコードしている[1,2]．核膜蛋白質の欠損が筋ジストロフィーの原因となるという事実は当時，非常に注目を集めた．その後，核ラミナの主要構成成分である A 型ラミンをコードする遺伝子，*LMNA* の変異が常染色体優性，および劣性の EDMD を引き起こすことが報告された[3]．以後，様々なヒト疾患が核膜関連蛋白質の異常によることが明らかにされ，「nuclear envelopathy；核膜病」と総称されるようになっている[4]（図 2A）．

EMD は Xq28 に存在する遺伝子で，エメリン蛋白質の欠損が EDMD の原因となる．発症年齢は幼児期から成人期以降と様々である．エメリンは骨格筋のみならず，全身の様々な細胞の核膜に存在する蛋白質で，筋組織のみならず，皮膚生検や口腔粘膜細胞を用いても，免疫組織染色でエメリンの欠損を確認することにより，診断が可能となる（図 2B）．*EMD* の遺伝子変異は EDMD の他，まれに病初期に関節拘縮を認めず，四肢の近位筋優位の筋障害を示す肢帯型筋ジストロフィーを示す場合もある[5]．また，女性の保因者は，成人以降に心症状を示すことがあるので，注意する必要がある．

染色体 1q21.2 にコードされる *LMNA* の変異は常染色体優性，あるいは劣性の EDMD の他，肢帯型筋ジストロフィー 1B 型（LGMD1B），先天性筋ジストロフィー（L-CMD），伝導障害を伴う心筋症（CMD1A）といった筋疾患，さらには脂肪萎縮症である Dunnnigan-type partial lipodystrophy（FPLD2），末梢神経障害を呈する Charcot-Marie-Tooth 病 2B1 型（CMT2B1），早老症候群である Hutchinson-Gilford progeria syndrome や atypical Werner syndrome，新生児致死性皮膚疾患（lethal restrictive dermopathy），といった遺伝形式も臨床症状も全く異なる様々な疾患を引き起こすことが相次いで明らかになり，これらを総称してラミノパチーとよんでいる[4]．*LMNA* 変異による EDMD は幼児期早期に発症することが多く，臨床症状は典型的な EDMD の他，先天型や肢帯型との中間型を示す場合もあり，多彩である[6]．確定診断には遺伝子診断が必要となる．

その他，症例数は少ないが，複数の EDMD 原因遺伝子が同定されている．ネスプリン-1, -2 をコードする *SYNE1*，および *SYNE2* の変異は，いずれも常染色体優性遺伝形式をとる EDMD の原因となる[7]．*SYNE1* は常染色体劣性の脊髄小脳変性症 8 型（SCAR8）や常染色体劣性の関節拘縮を伴う先天性筋ジストロフィーの原因遺伝子でもある[8,9]．ネスプリン-1 および -2 は，C 末端側にある膜貫通ドメインを介して核外膜に局在する蛋白質で，患者細胞では，A 型ラミンやエメリンの局在異常，ならびに核膜の脆弱性が認められる．

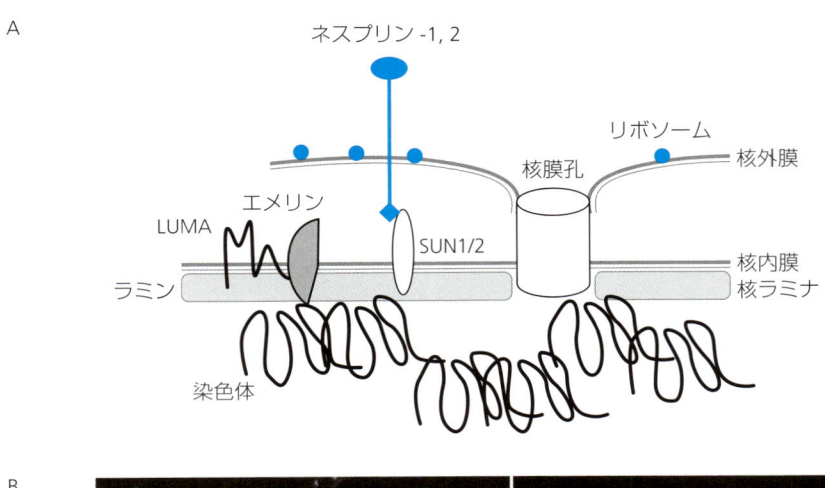

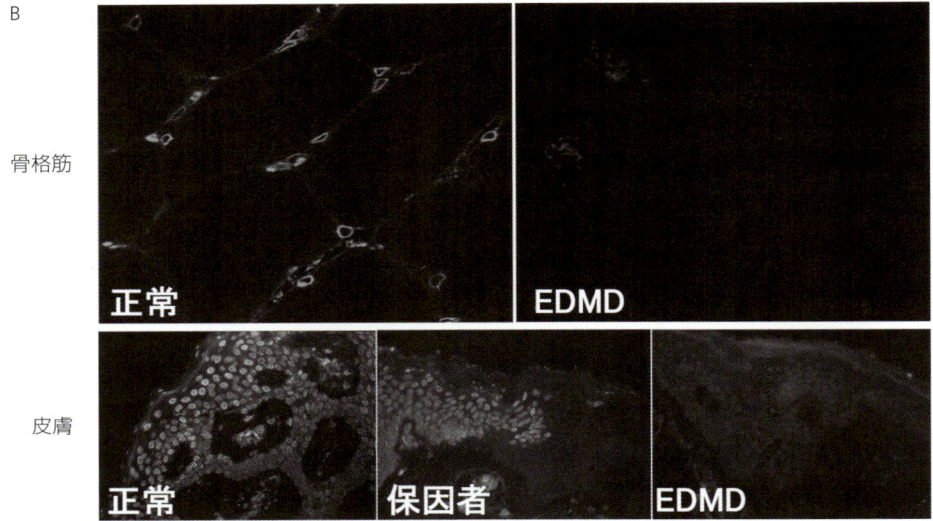

図2
A: 核膜蛋白質の模式図
B: エメリン染色．正常組織では核膜に存在するエメリンが*EMD*変異によるEDMDでは欠損している．保因者はエメリンが正常な核と欠損する核が混在する．

　染色体Xq26.3に存在する*FHL1*の変異もまたEDMDの原因となる．*FHL1*変異による筋疾患の臨床症状は多彩で，EDMDの他，還元小体ミオパチー，X-linked dominant scapuloperoneal myopathy（SPM），X-linked myopathy with postural muscle atrophy（XMPDA），強直性脊椎症候群，といった疾患も引き起こす[10-14]．家族内発症がある場合，女性の発症者のほうが症状は軽度である．*FHL1*変異のほとんどは2番目のLIMドメイン部分に集中しているが，EDMDを示すものはFHL1のC末端側のアミノ酸変化による．変異部位の違いがどのようにして異なった臨床症状を示すのかは明らかでない．

　*TMEM43*は，染色体3p25.1に存在し，核膜蛋白質LUMAをコードする．我々はTMEM43のヘテロ接合変異がEDMD様の筋ジストロフィーを引き起こすことを報告した[15]．TMEM43は，familial arrhythmogenic right ventricular dysplasia 5（ARVD5）の原因でもあることも報告されている[16]．

　以上のように，EDMD は臨床的 3 徴を示す疾患の総称であり，遺伝学的には多様な疾患群である．原因遺伝子の判明していない例も多い．核膜蛋白質は様々な疾患の原因となりうることから，その具体的な発症機序の解明が待たれている．

患者へのアドバイス

- EDMD は，骨格筋，関節，心臓の障害を特徴とするまれな疾患である．
- 幼児期以降，いずれの年代でも発症する．
- 筋萎縮，筋力低下は緩徐進行性である．
- 関節拘縮は足関節，肘関節，後頸部に強い．
- 思春期以降，心伝導障害や心筋症といった心症状が出現する．
- 突然死を予防するため，定期的な心機能検査が必要であるとともに，必要に応じてペースメーカーの挿入が必要となる．
- 動悸やめまい，立ちくらみ，短時間の意識消失など，なんらかの異常を感じた場合，速やかに受診すること．

文献

1) Bione S, Maestrini E, Rivella S, et al. Identification of a novel X-linked gene responsible for Emery-Dreifuss muscular dystrophy. Nat Genet. 1994; 8: 323-7.
2) Nagano A, Koga R, Ogawa M, et al. Emerin deficiency at the nuclear membrane in patients with Emery-Dreifuss muscular dystrophy. Nat Genet. 1996; 12: 254-9.
3) Bonne G, Di Barletta MR, Varnous S, et al. Mutations in the gene encoding lamin A/C cause autosomal dominant Emery-Dreifuss muscular dystrophy. Nat Genet. 1999; 21: 285-8.
4) Méndez-López I, Worman HJ. Inner nuclear membrane proteins: impact on human disease. Chromosoma. 2012; 121: 153-67.
5) Ura S, Hayashi YK, Goto K, et al. Limb-girdle muscular dystrophy due to emerin gene mutations. Arch Neurol. 2007; 64: 1038-41.
6) Astejada MN, Goto K, Nagano A, et al. Emerinopathy and laminopathy clinical, pathological and molecular features of muscular dystrophy with nuclear envelopathy in Japan. Acta Myol. 2007; 26: 159-64.
7) Zhang Q, Bethmann C, Worth NF, et al. Nesprin-1 and-2 are involved in the pathogenesis of Emery Dreifuss muscular dystrophy and are critical for nuclear envelope integrity. Hum Mol Genet. 2007; 16: 2816-33.
8) Gros-Louis F, Dupre N, Dion P, et al. Mutations in SYNE1 lead to a newly discovered form of autosomal recessive cerebellar ataxia. Nature Genet. 2007; 39: 80-5.
9) Attali R, Warwar N, Israel A, et al. Mutation of SYNE-1, encoding an essential component of the nuclear lamina, is responsible for autosomal recessive arthrogryposis. Hum Mol Genet. 2009; 18: 3462-9.
10) Gueneau L, Bertrand AT, Jais J-P, et al. Mutations of the FHL1 gene cause Emery-Dreifuss muscular dystrophy. Am J Hum Genet. 2009; 85: 338-53.
11) Schessl J, Zou Y, McGrath MJ, et al. Proteomic identification of FHL1 as the protein mutated in human reducing body myopathy. J Clin Invest. 2008; 118: 904-12.
12) Quinzii CM, Vu TH, Min KC, et al. X-linked dominant scapuloperoneal myopathy is due to mutation in the gene encoding four-and-a-half-LIM protein 1. Am J Hum Genet. 2008; 82: 208-

13)
13) Windpassinger C, Schoser B, Straub V, et al. An X-linked myopathy with postural muscle atrophy and generalized hypertrophy, termed XMPMA, is caused by mutations in FHL1. Am J Hum Genet. 2008; 82: 88-99.
14) Shalaby S, Hayashi YK, Goto K, et al. Rigid spine syndrome caused by a novel mutation in four-and-a-half LIM domain 1 gene (FHL1). Neuromusc Disord. 2008; 18: 959-61.
15) Liang WC, Mitsuhashi H, Keduka E, et al. TMEM43 mutations in Emery-Dreifuss muscular dystrophy-related myopathy. Ann Neurol. 2011; 69: 1005-13.
16) Merner ND, Hodgkinson KA, Haywood AFM, et al. Arrhythmogenic right ventricular cardiomyopathy type 5 is a fully penetrant, lethal arrhythmic disorder caused by a missense mutation in the TMEM43 gene. Am J Hum Genet. 2008; 82: 809-21.

<林　由起子>

6 Ullrich，ベスレムミオパチー

■ポイント
- Ullrich病（Ullrich型先天性筋ジストロフィー）は生下時からの筋力低下，筋萎縮，近位関節の拘縮と遠位関節の過伸展を特徴とする疾患であり[1]，ベスレムミオパチーは幼少時に発症し関節拘縮を伴い緩徐に進行する近位筋優位の筋力低下と筋萎縮を特徴とする疾患である[2]．
- 両疾患で6型コラーゲン（collagen VI）遺伝子異常が明らかになりcollagen VI関連筋疾患に分類されている．

collagen VIは異なる遺伝子に支配される α1，α2，α3 の3本の α 鎖からなり，骨格筋を含む全身の組織の細胞外マトリックスに広く分布する分子量約50万の細線維分子で，細胞接着，分化や再生との関連で注目されている多機能分子である．

我々はUllrich病患者生検筋において，本症の病因であるcollagen VI欠損を初めて明らかにした[3]．その後我々と他のグループから本症におけるcollagen VI遺伝子変異が報告され[4,5]，本症が一疾患単

表1 Ullrich病とベスレムミオパチーの比較

	Ullrich病	ベスレムミオパチー
遺伝形式	常染色体劣性 de novo 優性変異	常染色体優性 まれに常染色体劣性
原因遺伝子	COL6A1, A2, A3	COL6A1, A2, A3
発症メカニズム	Loss of function Dominant negative	Dominant negative Loss of function
免疫組織化学的染色 　筋collagen VI 　筋基底膜 laminin β1 　線維芽細胞 collagen VI	 欠損～低下（筋基底膜特異的欠損例も多い） 正常 欠損～低下	 正常（光顕レベルでは） 低下（年齢とともに） 低下～正常
発症年齢	生下時～幼少時	幼少時～成人
遠位関節過伸展	全例	まれ
近位関節拘縮	高頻度	高頻度
筋力低下	著明	軽度
呼吸不全	高頻度	まれ

位として確立された．英国では最も頻度の高い先天性筋ジストロフィーであり[6]，我が国では福山型先天性筋ジストロフィー（FCMD）に次いで頻度が高い[7]．

ベスレムミオパチーは通常はcollagen VIのヘテロ変異により優性遺伝を呈するが[8]，まれに劣性遺伝のベスレムミオパチーも存在するため，Ullrich病とベスレムミオパチーの異同が問題になっている（表1）．最近では典型的な重症のUllrich病と軽症のベスレムミオパチーはcollagen VI関連筋疾患の連続したスペクトラムの両端に位置する疾患と考えられている．

A 臨床症候

　Ullrich病の臨床的特徴は，生下時から近位関節の拘縮と遠位関節の過伸展，全身性の筋萎縮および筋力低下を呈することである（図1）．歩行を獲得することは少なく，進行期においては呼吸不全が高率に出現する．FCMDとは異り知能は正常である．遺伝形式は常染色体劣性で両親は臨床的には異常を認めないが，de novoのヘテロ変異を有するUllrich病も報告されている[9]．関節の過伸展は他の筋疾患や結合組織疾患（Ehlers-Danlos症候群ほか）でもみられることがあるので鑑別が必要である．

　ベスレムミオパチーは，幼少時に発症する例が多いが，成人発症例の報告もある．緩徐に進行する近位筋優位の筋力低下と筋萎縮に加え，比較的早期より関節拘縮を伴うことが特徴である（図1）．関節拘縮は全身にみられ手指関節，肘関節，足関節に著明である[10]．関節の過伸展は幼児期に一時的にみられることがあるがUllrich病のように持続することはまれである．

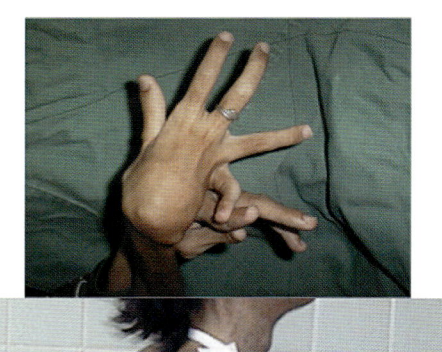

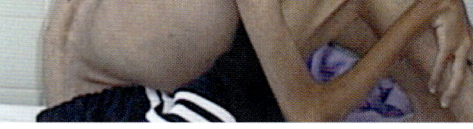

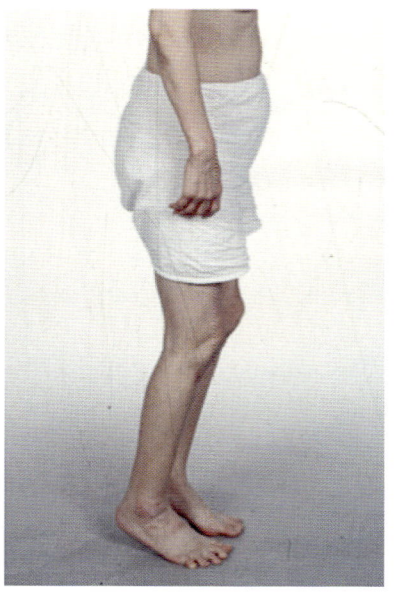

図1 患者の全身像
Ullrich病患者では全身の筋萎縮，遠位関節の過伸展，近位関節の拘縮および脊柱変形を認める．
ベスレムミオパチー患者では近位筋の萎縮と足関節，膝関節，股関節の拘縮を認める．

Ullrich 病とベスレムミオパチーの電気生理検査では神経伝導速度は正常であり，針筋電図は筋原性変化を認める．Ullrich 病の呼吸機能検査では比較的早期から％VC の低下が認められる．血清 CK などの筋原性酵素は両疾患とも正常か軽度上昇を認める．大腿部の MRI は Ullrich 病では広汎に障害されているが内転筋群は比較的保たれており，ベスレムミオパチーでは外側広筋の周辺部から障害される傾向がある[11]．

B　筋病理所見

　Ullrich 病の筋病理所見は基本的には dystrophic な変化が主体である[12]．結合織の増殖，壊死線維，筋線維の大小不同，type 1 fiber predominance などが認められる．壊死・再生線維は FCMD などに比べると少数で，進行例ではきわめて小径の筋線維と結合織の増殖が目立ち，壊死線維はほとんどない．collagen VI の発現は欠損あるいは低下しており（図 2），筋基底膜特異的 collagen VI 欠損を呈す

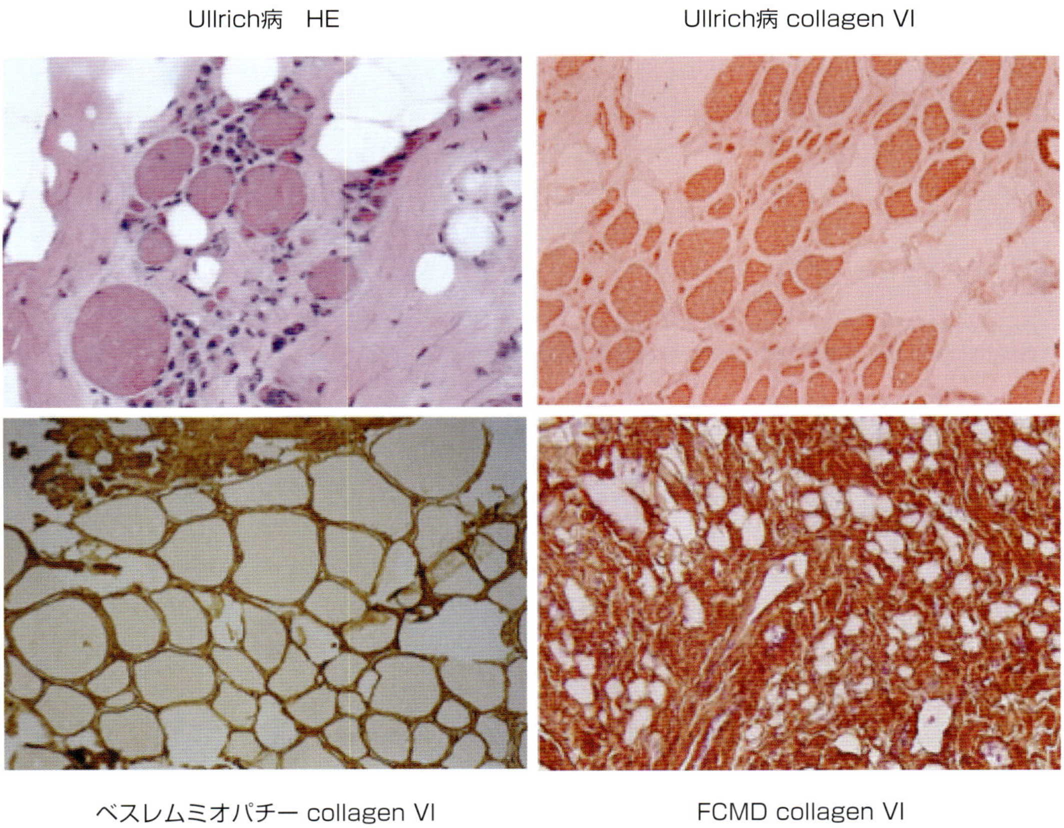

Ullrich病　HE　　　　　　　　　　Ullrich病 collagen VI

ベスレムミオパチー collagen VI　　　FCMD collagen VI

図2　生検筋の病理所見
collagen VI の免疫組織化学的染色では福山型先天性筋ジストロフィー（FCMD）などでは細胞外マトリックスが染色されるが，Ullrich 病（collagen VI α2 遺伝子の frame shift 変異例）では完全に欠損している．本患者の HE 染色では結合織の著明な増殖があり，きわめて小径の筋線維を多数認める．ベスレムミオパチーの collagen VI は光顕レベルでは明らかな異常を認めない．

る症例[13]は完全欠損例よりも頻度が高い．自験例では collagen VI との関連が知られている NG2 proteoglycan や[14]，collagen 特異的分子シャペロンである HSP47[15]の基底膜上の発現低下を認めた．本症では生検皮膚や培養皮膚線維芽細胞においても collagen VI が欠損しており皮膚生検も診断に有用である．電子顕微鏡所見では基底膜の増殖と筋形質膜の形態異常や筋内毛組血管異常を認める[16]．我々は Ullrich 病の皮膚および培養線維芽細胞において fibronectin 受容体の発現が著明に低下していることを明らかにし，collagen VI 欠損が細胞接着にも影響を及ぼすことを証明した[17]．

ベスレムミオパチーの筋病理所見は通常の組織化学では筋線維の大小不同，結合織や中心核の軽度増加などの非特異的変化が主体であり，しばしば lobulated fiber が認められる．生検筋の免疫組織化学では collagen VI の染色性は保たれている（図 2）が，培養線維芽細胞で collagen VI の発現低下がみられることがあり，分子レベルでも collagen VI 構造異常が報告されている．またベスレムミオパチーの進行例では Ullrich 病と異り筋基底膜 laminin $\beta1$ の二次的な減少が認められる．

C 遺伝子変異

collagen VI 遺伝子変異は Ullrich 病およびベスレムミオパチーとも変異が 3 遺伝子にわたる．劣性遺伝の Ullrich 病ではホモの変異よりも複合ヘテロの変異例が多い．最近では de novo の優性変異の症例が劣性遺伝の症例と同じかそれ以上の頻度でみられると考えられている．類似したミスセンス変異でも collagen VI のアセンブリーに関与する部位かどうかにより，collagen VI 蛋白量および臨床像が異ることが知られている．また collagen VIα1 遺伝子のグリシン部位のヘテロのミスセンス変異が collagen VI と細胞外マトリックスの接着障害をきたし，筋基底膜特異的 collagen VI 欠損の原因になりうることが報告されている[18]．

ベスレムミオパチーでは大部分が優性変異であり，多くは Gly-Xaa-Yaa の繰り返し構造からなる triple helical domain のグリシンのミスセンス変異で，collagen VI の 3 鎖構造が障害され不完全な蛋白が産生される．また collagen VIα2 のナンセンス変異とミスセンス変異の複合ヘテロ変異によるまれな劣性遺伝を呈するベスレムミオパチー例も報告されている[19]．

D 治療

Ullrich 病では心筋はあまり障害されないので，Ullrich 病患者の生命予後の観点からは呼吸障害の早期発見と治療が最も重要であり，適切な呼吸管理により生命予後は著明に改善する．また関節拘縮や脊柱変形予防のためのリハビリテーションも必要である．一方，当科で長期経過観察を続けている 3 世代にわたるベスレムミオパチーの家系例では症例により関節拘縮や筋力低下に違いがみられるが，歩行困難の主因は筋力低下よりも関節拘縮である症例が多く，アキレス腱延長術などの整形外科的治療により歩行可能期間が著明に延長していた．

我々は実験的治療として Ullrich 病患者の線維芽細胞で mRNA 監視機構（NMD）を抑制したところ，欠損していた collagen VI が一部合成され，細胞機能も改善した[20]．NMD の抑制は早期終止コドンを有し NMD が負の影響を示す遺伝子疾患の治療標的となる可能性がある．また Ullrich 病生検筋の筋芽細胞において細胞死の原因となるミトコンドリア機能異常が報告され，ミトコンドリア膜透過性遷移ポア（PTP）開口阻害薬であるシクロスポリン A によりアポトーシスの出現が抑制され

た[21]. シクロスポリン A 経口投与の臨床試験でも病理変化の改善が報告されたが[22], 長期投与の結果では効果は限定的である. collagen VIα1 ノックアウトマウスにおいてオートファジー機能障害がみられ, 低蛋白食やラパマイシンなどによりオートファジーを亢進させることにより筋萎縮が抑制されることが報告されており[23], 治療戦略の一つとして注目されている.

患者へのアドバイス

- Ullrich 病とベスレムミオパチーはともに 6 型コラーゲン異常が原因であり, Ullrich 病の両親には症状がないが, ベスレムミオパチーの大部分は優性遺伝である.
- Ullrich 病は生下時から筋力低下と関節異常をきたす疾患であり, 呼吸障害の早期発見と治療が最も重要である.
- ベスレムミオパチーは比較的経過のよい疾患であるが, 足関節拘縮で歩行困難となることが多く, 整形外科的治療が歩行期間延長に有効である.

文献

1) Ullrich O. Kongenitale atonisch-sklerotische Muskeldystrophie ein weiterer Typus der heredodegenerativen Erkrankungen des neuromuskularen Systems. Z Ges Neurol Psychiat. 1930; 126: 171-201.
2) Bethlem J, van Wijnaarden GK. Benign myopathy, with autosomal dominant inheritance: a report on three pedigrees. Brain. 1976; 99: 91-100.
3) Higuchi I, Suehara M, Iwaki H, et al. Collagen VI deficiency in Ullrich's disease. Ann Neurol. 2001; 49: 544.
4) Higuchi I, Shiraishi T, Hashiguchi T, et al. Frameshift mutation in the collagen VI gene causes Ullrich's disease. Ann Neurol. 2001; 50: 261-5.
5) Camacho Vanegas O, Bertini E, Zhang RZ, et al. Ullrich scleroatonic muscular dystrophy is caused by recessive mutations in collagen type VI. Proc Natl Acad Sci U S A. 2001; 98: 7516-21.
6) Clement EM, Feng L, Mein R, et al. Relative frequency of congenital muscular dystrophy subtypes: Analysis of the UK diagnostic service 2001-2008. Neuromuscul Disord. 2012; 22: 522-7.
7) Okada M, Kawahara G, Noguchi S, et al. Primary collagen VI deficiency is the second most common congenital muscular dystrophy in Japan. Neurology. 2007; 69: 1035-42.
8) Jöbsis GJ, Keizers H, Vreijling JP, et al. Type VI collagen mutations in Bethlem myopathy, an autosomal dominant myopathy with contractures. Nat Genet. 1996; 14: 113-35.
9) Pan TC, Zhang RZ, Sudano DG, et al. New molecular mechanism for Ullrich congenital muscular dystrophy: a heterozygous in-frame deletion in the COL6A1 gene causes a severe phenotype. Am J Hum Genet. 2003; 73: 355-69.
10) Jöbsis GJ, Boers JM, Barth PG, et al. Bethlem myopathy: a slowly progressive congenital muscular dystrophy with contractures. Brain. 1999; 122: 649-55.
11) Mercuri E, Lampe A, Allsopp J, et al. Muscle MRI in Ullrich congenital muscular dystrophy and Bethlem myopathy. Neuromuscul Disord. 2005; 15: 303-10.
12) Nonaka I, Une Y, Ishihara T, et al. A clinical and histological study of Ullrich's disease (congenital atonic-sclerotic muscular dystrophy). Neuropediatrics. 1981; 12: 197-208.
13) Ishikawa H, Sugie K, Murayama K, et al. Ullrich disease due to deficiency of collagen VI in the sarcolemma. Neurology. 2004; 62: 620-3.
14) Higashi K, Higuchi I, Niiyama T, et al. Abnormal expression of proteoglycans in Ullrich's disease with collagen VI deficiency. Muscle Nerve. 2006; 33: 120-6.
15) Higuchi I, Hashiguchi A, Matsuura E, et al. Different pattern of HSP47 expression in skeletal

muscle of patients with neuromuscular diseases. Neuromuscul Disord. 2007; 17: 221-6.
16) Niiyama T, Higuchi I, Suehara M, et al. Electron microscopic abnormalities of skeletal muscle in patients with collagen VI deficiency. Acta Neuropathol. 2002; 104: 67-71.
17) Hu J, Higuchi I, Shiraishi T, et al. Fibronectin receptor reduction in skin and fibroblasts of patients with Ullrich's disease. Muscle Nerve. 2002; 26: 696-701.
18) Kawahara G, Okada M, Morone N, et al. Reduced cell anchorage may cause sarcolemma-specific collagen VI deficiency in Ullrich disease. Neurology. 2007; 69: 1043-9.
19) Gualandi F, Urciuolo A, Martoni E, et al. Autosomal recessive Bethlem myopathy. Neurology. 2009; 73: 1883-91.
20) Usuki, F, Yamashita A, Higuchi I, et al. Inhibition of nonsense-mediated mRNA decay rescues the mutant phenotype in Ullrich's disease. Ann Neurol. 2004; 55: 740-4.
21) Angelin A, Tiepolo T, Sabatelli P, et al. Mitochondrial dysfunction in the pathogenesis of Ullrich congenital muscular dystrophy and prospective therapy with cyclosporins. Proc Natl Acad Sci U S A. 2007; 104: 991-6.
22) Merlini L, Angelin A, Tiepolo T, et al. Cyclosporin A corrects mitochondrial dysfunction and muscle apoptosis in patients with collagen VI myopathies. Proc Natl Acad Sci U S A. 2008; 105: 5225-9.
23) Grumati P, Coletto L, Sabatelli P, et al. Autophagy is defective in collagen VI muscular dystrophies, and its reactivation rescues myofiber degeneration. Nat Med. 2010; 16: 1313-20.

＜樋口逸郎＞

7 カルパイノパチー（カルパイン3異常症）

■ポイント
- 骨格筋特異的カルパインであるカルパイン3（p94）の遺伝子変異が原因で発症する常染色体劣性の肢帯型筋ジストロフィー（LGMD2A）で，わが国ではLGMD2B（ジスフェルリノパチー）に次いで頻度の高い病型である．
- Duchenne型に比べると進行は緩徐であり，心筋は障害されない．

　1991年フランスのBeckmannらによりLa Reunion島に多い常染色体劣性遺伝の肢帯型筋ジストロフィーの原因遺伝子が第15染色体に連鎖していることが報告され，1995年に同グループのRichardらによりカルパイン3遺伝子変異が同定された．

　カルパイン3（p94とも呼ばれる）はCa^{2+}依存性プロテアーゼであり，酵素活性の異常により発症する筋ジストロフィーとしては最初に見出された．世界的にはLa Reunion島の他，スペインバスク地方，米国オハイオ州・ペンシルバニア州のAmish居住地域に多く集積してみられるが，発症者はわが国を含めて世界に広く分布している．わが国におけるLGMDの原因としてはジスフェルリノパチー（LGMD2B）に次いで頻度の高い病型であり，約11％を占める．

A 臨床像

　臨床的には肢帯筋の左右対称性，進行性の筋力低下を特徴とする．発症年齢は2歳から40歳（8～16歳が多い）までと幅があり，重症度も軽症～重症まで家系間や家系内でも多様である．進行はDuchenne型に比べると緩徐であり，歩行不能になるのは発症後15～25年とされる．一般に幼児期発症例は進行が速いが，進行速度は患者間でかなり異なり，発症年齢が必ずしも予後規定因子とは限らない．

　初発症状は腰帯筋の筋力低下のため，駆け足，階段の昇り，椅子からの立ち上がりが困難となる．大腿内転筋群と大臀筋が早期から障害されるのに対して，中臀筋は比較的保たれる傾向にある．腓腹筋の肥大はみられても軽度である．歩容はつま先歩きの傾向や動揺性歩行がみられる．通常，肩甲帯は遅れて障害される．広背筋，菱形筋，前鋸筋などが侵されやすく翼状肩甲を呈する．

　顔面筋が侵されないことは，顔面肩甲上腕型筋ジストロフィーとの鑑別のポイントとなる．また，外眼筋や咽頭筋も障害されない．肘関節，足関節などに軽度の関節拘縮が認められる．カルパイン3は心筋や脳には発現していないので，本症では心筋障害や知的障害はみられない．

　非典型的な症例としては以下のような報告がある．

1）肩甲上腕（Erb）型：肩甲帯筋から発症し，腰帯筋へ進行するが，発症年齢が遅く，より軽症なタイプである．

2）偽性代謝性型：筋痛や筋硬直，運動不耐性など代謝性ミオパチー様の症状を呈する．
3）好酸球性筋炎型：筋病理所見で好酸球浸潤を認める症例．
4）高CK血症型：若年者にみられ無症候性高CK血症のみを呈する．

B 検査所見

血清CK値：発症早期には正常の20〜100倍の高値を呈するが，進行期には正常値近くまで低下する．

骨格筋CT/MRI画像：肩甲帯筋，腰帯筋，四肢筋に萎縮所見がみられ，下肢では大腿屈筋群と腸腰筋に障害が強いのに対して，縫工筋は保たれる傾向がある．下腿では腓腹筋よりもヒラメ筋に変化が目立つ（Duchenne型では腓腹筋に変化が強い）（図1）．

骨格筋病理所見：筋線維の大小不同があり，大きい筋線維ではfiber splittingもみられる．間質の線維化，内在核線維の増加を認める．変性，再生線維が散見されるが，壊死線維は極めて少ない．こうした所見は筋変性の進行が緩徐であることを示している．NADH染色で分葉線維（lobulated fiber：図2）を高頻度に認めることが特徴で，その数は進行度に相関して増加すると報告されている．しかし，分葉線維はLGMD2Aに特異な所見ではなく，他の筋ジストロフィーでも観察される．ATPase染色によるfiber typingでは，軽症患者では正常な分布を呈するが，重症例ではtype I predominanceがみられる．好酸球性筋炎と診断される症例でカルパイン3遺伝子変異がみつかることがあり，筋内膜への好酸球の浸潤を伴う場合にはカルパイノパチーも鑑別診断にあげる必要がある．

ジストロフィノパチー　　　　カルパイノパチー

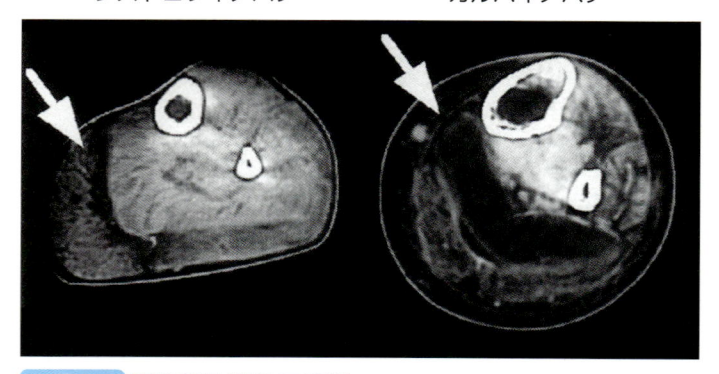

図1　下腿部骨格筋CT画像
ジストロフィノパチーでは腓腹筋，カルパイノパチーではヒラメ筋の障害が強い．
骨格筋CT所見の特徴はジストロフィノパチーが腓腹筋をpredominantに侵すのに対し，カルパイノパチーではヒラメ筋がpredominantに侵される．

（足立克仁，他．神経内科．2000; 53（Suppl. 2）: 119より引用）

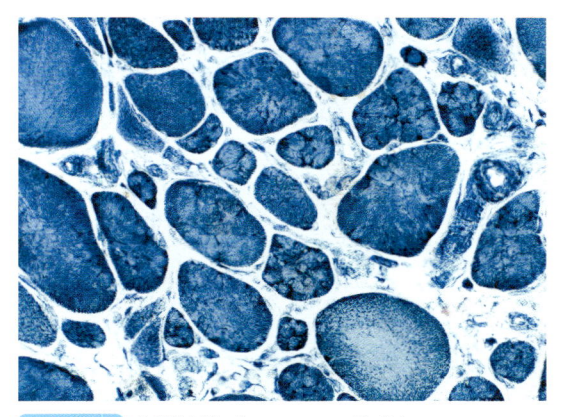

図2 分葉線維（NADH-TR 染色）

C 診断

　臨床的には経過が比較的緩徐な肢帯型筋ジストロフィーで本症を疑うが，臨床像では確定診断には至らない．生検筋試料を用いた，免疫組織染色やウエスタンブロット法でカルパイン3の欠損を検出し，最終的にはカルパイン3遺伝子変異が同定されれば，診断が確定される．

ウエスタンブロット（WB）法：LGMD2A の蛋白レベル診断における gold standard である．カルパイン3は速やかに自己消化を起こす性質があり，凍結生検筋からホモジェネート調整後，速やかに電気泳動する必要がある．正常でも全長カルパイン3に相当する 94 kDa のバンドに加えて，60 kDa あるいは 30 kDa の分解断片が検出される．また，カルパイノパチー以外の筋ジストロフィーでも，二次的にカルパイン3が欠損することがある（false negative）．逆に，カルパイン3遺伝子変異がありながら蛋白発現は欠損しないこともあり（false positive），所見の解釈に注意を要する．

免疫組織染色：N 末端領域を認識する 2C4 抗体は凍結切片の免疫染色にも使用可能で，ほぼ WB と同等の診断精度が得られると報告されている．

カルパイン3遺伝子解析：末梢血白血球から抽出したゲノム DNA または生検筋から調整した mRNA を用いてカルパイン3遺伝子のシークエンス解析を行い，遺伝子変異を同定する．カルパイン3遺伝子（*CAPN3*）は 15q15.1-15.3 に位置し，40 kb に及ぶ領域に 24 個の exon があり，2466 bp の cDNA をコードしている．現在までに，カルパイン3遺伝子の全長にわたり 300 以上の遺伝子変異がみつかっている．人種や地域により頻度の高い異なる変異が知られている．興味深いことに，日本人患者でみつけられた 13 変異のうち 10 変異は他の人種にはみられない日本人特有の変異である．なかでも4つの変異（G233V，R461C，D707G，1796insA）は全体の約 70％を占める major な変異である．ちなみに G233V は重症化，R461C と D707G は軽症化に関与する変異であると報告されている．まずこの4つの変異をスクリーニングし，さらに WB 法を組み合わせると約 80％の症例を診断することができる．それでも診断できない場合には cDNA や全 exon のシークエンスが必要になる．今後さらに診断効率を上げるには，カルパイン3活性測定法の開発や DNA 診断チップの開発などが期待される．

D　カルパイン3の機能と発症メカニズム

　カルパイン3（p94）は細胞質内に存在するCa^{2+}依存性のシステインプロテアーゼであるが，ライソゾームで働く消化酵素ではなく，基質蛋白を限定的に切断することで，その蛋白の機能を制御するモジュレータ・プロテアーゼである．3つのドメイン（II〜IV）をもち，ドメインIIにプロテアーゼ活性がある（図3）．カルパイノパチーの原因変異はコード領域の全長にわたって分布しており，ホットスポットはないが，プロテアーゼ活性不全が発症の根本的な原因であると考えられている．しかし，骨格筋内におけるp94の基質蛋白は未だ同定されていないため，プロテアーゼ活性不全によりどのような蛋白の機能がモジュレートされなくなり，筋ジストロフィーの発症に至るのかその正確な病態は不明である．

　最近の研究で，筋線維が伸長されるとp94の局在がM線上からN2A領域に変化するのに対して，プロテアーゼ活性を欠損した変異p94はN2Aへ移動しないことがわかった．すなわち，骨格筋が進展刺激を受けた時に，p94のプロテアーゼ活性を介したシグナル伝達ネットワークが働きp94の局在が変化するが，カルパイノパチーではこのネットワークが破綻して骨格筋が進展刺激に応答できなくなり発症するのではないかと考えられている．

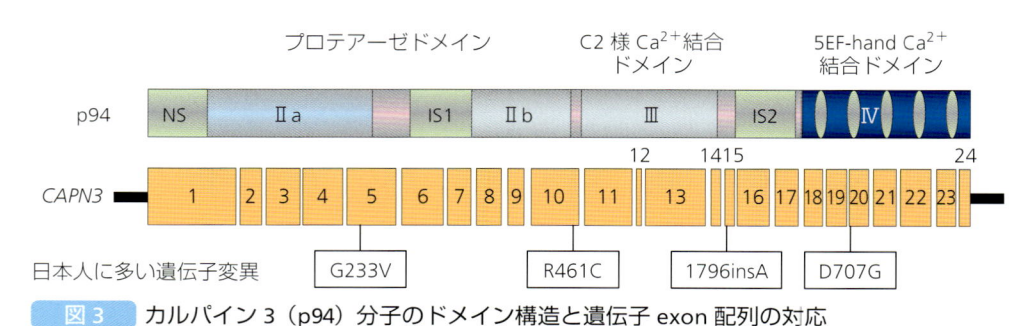

図3　カルパイン3（p94）分子のドメイン構造と遺伝子exon配列の対応
下段には日本人で頻度の高い4つの変異部位を示す．
NS: new sequence, IS: insertion sequence

E　治療

　現時点では根本的な治療法はなく，関節の拘縮予防や不動性を回避する程度の軽い運動療法などリハビリテーションを中心とした支持的ケアが必要である．また，肺炎の予防や呼吸補助療法の適切な導入時期を判断するためにも，注意深い呼吸機能の観察が重要である．実験的な治療研究では，骨格筋特異的なプロモーターの下流にカルパイン3遺伝子を搭載したアデノ随伴ウイルスベクターをモデルマウスに動脈注射で投与することにより，筋病理所見，筋萎縮と筋力の改善効果が報告されている．フランスでは患者への臨床応用に向けた遺伝子治療の第I／II相試験が準備されている．

患者へのアドバイス

- LGMD が疑われる場合，今後の病気の進行や合併症の予測だけではなく，新規に開発される治療法の迅速な適応にも繋がることから，積極的な病型の診断（筋生検や遺伝子検査）を推奨する．
- 適切な遺伝カウンセリングを提供する．
- 同定された遺伝子変異によっては，予後に関する見通しを説明できる．
- 現時点では根本的な治療法はないが，リハビリテーションの重要性（関節拘縮の予防，運動機能の維持）を説明する．

文献

1) Richard I, Broux O, Allamand V, et al. Mutations in the proteolytic enzyme calpain 3 cause limb-girdle muscular dystrophy type 2A. Cell. 1995; 81: 27-40.
2) Beckmann JS, Bushby KM. Advances in the molecular genetics of the limb-girdle type of autosomal recessive progressive muscular dystrophy. Curr Opin Neurol. 1996; 9: 389-93.
3) Gallardo E, Saenz A, Illa I. Limb-girdle muscular dystrophy 2A. Handbook of Clin Neurol. 2011; 101: 97-110.
4) Sorimachi H, Imajoh-Ohi S, Emori Y, et al. Molecular cloning of a novel mammalian calcium-dependent protease distinct from both m- and mu-types. Specific expression of the mRNA in skeletal uscle. J Biol Chem. 1989; 264: 20106-11.
5) Guerard MJ, Sewry CA, Dubowitz V, et al. Lobulated fibers in neuromuscular diseases. J Neurol Sci. 1985; 69: 345-56.
6) Anderson LV, Davison K, Moss JA, et al. Characterization of monoclonal antibodies to calpain 3 and protein expression in muscle from patients with limb-girdle muscular dystrophy type 2A. Am J Pathol. 1998; 153: 1169-79.
7) Charlton R, Henderson M, Richards J, et al. Immunohistochemical analysis of calpain 3: Advantages and limitations in diagnosing LGMD2A. Neuromuscul Disord. 2009; 19: 449-57.
8) Kramerova I, Beckmann JS, Spencer MJ. Molecular and cellular basis of calpainopathy（limb girdle muscular dystrophy type 2A）. Biochem Biophys Acta. 2007; 1772: 128-44.
9) Chae J, Minami N, Jin Y, et al. Calpain 3 gene mutations: genetic and clinic-pathologic findings in limb-girdle muscular dystrophy. Neuromuscul Disord. 2001; 11: 547-55.
10) Ojima K, Ono Y, Doi N, et al. Myogenic stage, sarcomere length, and protease activity modulate localization of muscle-specific calpain. J Biol Chem. 2007; 282: 14493-504.
11) 尾嶋孝一, 反町洋之. カルパイン3異常症（カルパイノパチー）. Clin Neurosci. 2008; 26: 154-5.

＜砂田芳秀＞

8 筋強直性ジストロフィー

> ■ポイント
> - 筋強直性ジストロフィー（DM）は成人で最も頻度の高い遺伝性筋疾患であり，筋強直や筋萎縮以外にも心伝導障害，耐糖能障害，認知機能障害，白内障など多彩な全身症状を呈す．
> - 繰り返し塩基配列の異常伸長が原因で，常染色体優性遺伝形式をとる．
> - 不整脈などによる突然死を防ぐためにも，心機能を含めた定期的なフォローアップが必要である．

A 筋強直性ジストロフィーとは

　筋強直性ジストロフィー（DM）は成人で最も頻度の高い遺伝性筋疾患であり，その有病率は約1万人に1人とされている[1]．骨格筋の症状以外にも多彩な全身症状を呈し，またほとんど症状のない軽症例から寝たきりまで重症度も様々である．軽症例や後述する性格の特徴から未診断のケースも多く，実際にはさらに多くの患者がいることが予想される．DMは常染色体優性遺伝形式をとり，世代を経るごとに重症化する表現促進現象がみられる．DMは原因遺伝子の違いにより，1型（DM1）と，2型（DM2）に分けられる．DM2は本邦で数家系しかみつかっておらず，ここでは主にDM1について概説する．

B 臨床型と遺伝的原因

　本邦のDMの大部分を占めるDM1は，*DMPK*遺伝子の3′非翻訳領域にある（CTG）3塩基繰り返し配列の異常伸長が原因とされている[1]．他方，DM2の原因は，*CNBP*遺伝子イントロン上の（CCTG）4塩基繰り返し配列の異常伸長であることが判明している．

　DM1は発症年齢により，成人型，幼年型，先天型に分けられる．CTGリピート長は発症年齢と逆相関し，成人型，幼年型，先天型の順にリピートが長く，重症となる傾向にある．CTGリピートは，正常では5～37回であるが，成人型では数百，先天型では数千回程度まで伸長がみられる．リピートは世代を経るごとに長くなる傾向があり，表現促進現象の原因となる．先天型は，特に母親患者から遺伝する際に，子のリピートが一気に伸びることにより生じる重症例である．

　また同一患者の組織間でもリピート長は異なり，罹患臓器である骨格筋・心筋で特に伸長している．罹患組織でのリピートは年齢とともに伸長を続け，症状の進行に関与する[2]．

C 臨床症状

　DMの代表的な症状は，その名のごとく筋強直と進行性筋萎縮である．筋強直とは随意的あるいは不随意的な筋収縮の後に，弛緩相においても筋線維の収縮が持続することをいう．具体的には，握った手を開けにくい，などの訴えがある．筋萎縮は頸部の胸鎖乳突筋や，手内筋・前脛骨筋など四肢の遠位部から始まることが多く，ペットボトルを開けにくい，つまずきやすいといった症状がみられる．また顔面筋の萎縮は，左右に細く前後に長い斧様顔貌という，一見してDMを疑わせる所見を呈する．また兎眼・眼瞼下垂もみられる．

　発症年齢はさまざまであり，一般に発症が早いほど重症化する．重症例では症状の進行に伴い，近位筋・体幹筋も侵され最終的には臥床状態となる．さらに呼吸筋や嚥下筋も障害され，呼吸不全や誤嚥性肺炎が死因となることが多い．また，不整脈などによると思われる突然死も多い．

　DMでは骨格筋のほか，心，眼，脳，消化管，内分泌など様々な臓器に異常をきたす（表1）．心症状としては，房室ブロックや心室性頻拍などの不整脈がみられ，頻度は低いが心筋症を起こすこともある．これらは突然死の原因となるので注意が必要である．眼症状としては白内障を高率に合併することが多く，複視を呈する例もみられる．高次脳機能障害としては，無頓着，無気力にみえる性格的特徴や認知機能障害，日中傾眠や睡眠障害といった症状がみられる．また消化管平滑筋の障害から便秘がみられ，イレウスを起こすこともある．内分泌異常としては，インスリン抵抗性による耐糖能障害を高率に合併するほか，甲状腺機能異常，高脂血症，不妊もみられる．また前頭部禿頭も診断に役立つ特徴的所見である．甲状腺・大腸・婦人科領域などの良性・悪性腫瘍の合併が多いことも報告されている[3]．

　DM1（特に母親）の子にみられる先天型は，生下時にはフロッピーインファントの状態で，哺乳・呼吸困難をきたす．成長に伴い，いったん筋力は改善傾向となるが，その後は筋強直や筋萎縮など，成人型同様の症状が進行する．また成人型と比べ脳機能障害が強く，精神発達遅滞を伴う．

　DM2は欧米では頻度は高いものの，本邦を含めたアジアではほとんどみられていない．臨床的

表1　DMの全身症状

臓器	症状
骨格筋	筋強直（ミオトニア），進行性筋萎縮（遠位筋より始まる）
心臓	心伝導障害，致死性不整脈（徐脈，心室頻拍），心筋症
消化管	嚥下障害，便秘，イレウス，巨大結腸，胆石
呼吸器	肺胞低換気，呼吸調節障害（睡眠時無呼吸・中枢性換気障害）
中枢神経系	無気力・無頓着，認知機能障害，日中過眠，白質病変，精神発達遅滞（CDM）
内分泌系	耐糖能障害，高インスリン血症，高脂血症，甲状腺機能障害，性腺ホルモン異常，不妊
眼	白内障，網膜色素変性
耳	感音性難聴
骨格系	頭蓋骨肥厚，後縦靱帯骨化症
腫瘍	大腸がん，甲状腺腫瘍，脳腫瘍などの悪性腫瘍，子宮筋腫などの良性腫瘍
その他	前頭部禿頭，低IgG血症

な特徴としては，DM1 では遠位筋が主に障害されるのに対し，DM2 では大腿など近位筋の障害が主体となる．また筋痛を訴えることが多い．認知機能障害はめだたず，表現促進現象も明らかでなく，先天型もみられない[4]．

D 検査と診断

診察の際，力いっぱい手を握った後に手を開くのに時間がかかる把握ミオトニアや，母指球や舌（舌圧子をのせて）をハンマーにて叩打すると筋が収縮（母指の対立，舌のクローバー状変形）する叩打ミオトニアがみられる．前頭部禿頭や斧様と表せられる特徴的な顔貌は診断の参考になる所見である．頸部や前腕，下腿の筋に注目して筋力を評価する．

血液検査上は CK が高値を示すが，Duchenne 型筋ジストロフィーなどのように数千 IU/L を超えることは珍しい．また筋萎縮が進行すると CK 値は正常化することも多い．

このほか，血糖，HbA1c，血清インスリン値の上昇や，甲状腺機能低下，性腺ホルモン値や IgG の低下などもみられることがある．

針筋電図では刺入時のミオトニア放電が特徴的である．これは針の刺入に伴ってみられる持続性の高頻度放電で，スピーカーでは「急降下爆撃音」あるいは「モーターバイクのふかし音」と称される音が聞かれる．

典型的な症例は臨床症状や家族歴から容易に診断できるが，確定診断は患者血液での遺伝子診断による（保険収載）．ただ，家系内の他のメンバーに与える影響なども考え，発症者であっても遺伝子診断は慎重に行うべきである．

臨床診断が容易な症例が多いため，筋生検まで行われることは少ない．筋病理学的には筋線維の大小不同，内在核線維の増加がみられ，タイプ 1 線維の萎縮が特徴的である．また輪状線維や，小径化した筋線維で核が集合している像（pyknotic nuclear clump）もみられる．

予後に大きく影響する心機能・呼吸機能の評価も重要である．心電図上 PR 間隔が延長しており，I 度房室ブロックがみられることが多い．Holter 心電図で発作性の徐脈や心房細動・粗動，心室性頻拍がみられないか解析する．心エコーでの心機能評価も必要である．また呼吸困難感を訴えることは少なく，無自覚のうちに呼吸不全が進行している場合も多いので肺機能検査や動脈血ガス測定は特に重要である．

このほか，眼科的診察にて白内障がみられる．細隙灯検査での，水晶体の虹色に光る混濁物や後囊下皮質の混濁が特徴的といわれている．また頭部 MRI では主に側頭葉で T2 高信号を示す白質病変や，肥厚した頭蓋骨が観察される．進行例ではビデオ嚥下造影検査による嚥下機能の評価も必要となる場合がある．

E 病態

DM で異常伸長しているリピート（DM1: *DMPK* 遺伝子の CTG リピート，DM2: *CNBP* 遺伝子の CCTG リピート）はいずれも蛋白に翻訳されない領域に位置しており，生成される蛋白自体に異常はない．DM では，これら異常伸長したリピートをもつ遺伝子から転写された異常 RNA が病態の中核をなす[5]．転写された異常 mRNA は，伸長した CUG あるいは CCUG リピートがヘアピン構

CLCN1＝骨格筋型塩化物イオンチャネル

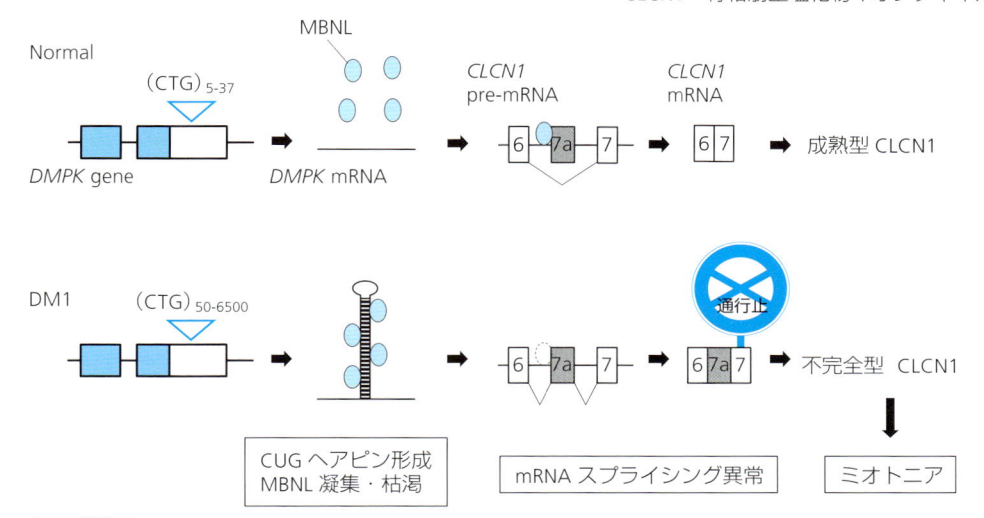

図1 DM1におけるスプライシング異常

DM1ではCTGリピートが異常伸長したDMPK遺伝子から，CUGリピートをもつ異常RNAが転写される．異常RNAはCUGヘアピン構造のため核内に蓄積し，MBNLなどのスプライシング制御蛋白を凝集する．このため核内のMBNLが枯渇し，正常のmRNAスプライシング機構が障害される．骨格筋型塩化物チャネル（CLCN1）のスプライシングでは，正常ではMBNLがエクソン7aの選択を抑制する．DMではMBNLが枯渇しているためエクソン7aを含んだmRNAが産生される．エクソン7aが含んだmRNAでは途中で翻訳が停止するため，DMでは不完全型CLCN1が産生される．このためDM1では静止膜電位の維持に障害をきたし，ミオトニアを引き起こす．DM1では，CLCN1以外にも20余りのスプライシング異常が報告されている．

造をとり，細胞質へは輸送されず核内でRNA凝集体を形成する．こうして核内に蓄積された凝集体により，pre-mRNAの選択的スプライシングを制御しているMBNLなどの蛋白が絡めとられる．その結果，核内で正常に機能するMBNLが枯渇し，様々なmRNAのスプライシング異常が引き起こされる．一例をあげると，筋で静止膜電位維持に重要な役割を担う骨格筋型塩化物イオンチャネル（CLCN1）のスプライシング異常によるチャネル電流の減少があり，このため筋細胞膜の興奮性が高まってミオトニーが引き起こされる[6]（図1）．またインスリン受容体，心筋トロポニンTのスプライシング異常も報告されており，それぞれ耐糖能異常，心伝導障害の原因となる可能性が示唆されている．他にもリアノジン受容体，筋小胞体カルシウムポンプなどの細胞内カルシウム恒常性を担う蛋白，ジストロフィンなどの筋細胞骨格蛋白をはじめ，20あまりのスプライシング異常がDM組織で見出されている．しかしながら，最も重要な症状といえる進行性筋力低下・筋萎縮の原因となるスプライシング異常は確定しておらず，様々なスプライシング異常が複合的に関与している可能性も考えられる．

F 治療・医学的管理

残念ながら，現時点でDMの根治的治療は存在しない．筋強直に対しフェニトインやメキシレチ

ンが用いられることもあるが，患者が筋強直症状に対しそれほど苦痛を感じていないこともあり，実際に処方されている例は少ない．また白内障や糖尿病の合併がある場合は，これらの治療が必要となる．

予後を改善するためには，時期を逸しない NIPPV などの非侵襲的陽圧呼吸補助の開始や，ペースメーカーや埋め込み式除細動器（ICD）の導入が重要となる．そのため呼吸機能・心機能を含めた定期的なフォローアップが必要となる．呼吸筋力低下による拘束性障害に加え，睡眠時無呼吸・中枢性換気障害も早期から認められるので，動脈血ガス分析や夜間経皮動脈血酸素分圧（SpO_2）モニターも積極的に施行する．失神や著明な上室性不整脈はもちろんのこと，心電図で PR 間隔が 240 ms，QRS 幅が 120 ms を超える場合には，心臓電気生理検査，ペースメーカーや ICD 導入を考慮すべきとされているが[7]，本邦では循環器科医の理解は不十分なことが多い．さらに患者自身の性格傾向のため，得てしてこれらの導入に積極的でないことも多いが，それでも必要性を繰り返し説明することが大切である．特に NIPPV については，着用時の不快感などからせっかく導入しても自己中断する例も多く，根気強い対応が必要である．

また，誤嚥を起こすことが多く，胃食道逆流も多いため，食後すぐの臥位を避けるなどの注意が必要である．咬合不全も多く，口腔衛生の不良から齲歯・歯周疾患をきたすこともあるため，口腔内ケアに対する意識を高め，介助により良好な口腔衛生を保つ．また，イレウスの予防のためにも，食事指導や薬剤などで排便コントロールにつとめる．

周術期や周産期の管理も重要となる．麻酔の際，効果遷延による覚醒遅延・抜管困難や無気肺などがしばしばみられる．また妊娠時に筋症状が悪化することもあり，先天型児が生まれる可能性も含め，リスクに対応可能な病院での周産期管理が必要となる．また，切迫早産などに用いられる塩酸リトドリンは，横紋筋融解症を誘発するため避けるべきである．リトドリン投与による横紋筋融解症を呈して初めて診断される軽症女性患者も時折経験される．

なお現在研究段階ではあるが，異常 RNA を分解する治療，MBNL の凝集を抑制する治療，リピートの伸長を抑制する治療法などの効果がモデル動物で確認されており，今後臨床応用への期待がもたれている．

患者へのアドバイス

- 進行性の筋力低下など筋肉の症状だけでなく，不整脈や白内障，耐糖能異常なども起こすことがある．
- 常染色体優性形式をとる遺伝性疾患であり，世代を経るごとに重症化する傾向がある（特に母親が DM の場合）．
- 呼吸不全の進行に対しては，非侵襲的陽圧呼吸で呼吸補助を行う．
- 不整脈による突然死を防ぐために，ペースメーカーなどが必要になることがある．

文献

1) Harper PS. Myotonic Dystrophy. London: W. B. Saunders; 2001.
2) Nakamori M, Thornton C. Epigenetic changes and non-coding expanded repeats. Neurobiol Dis. 2010; 39: 21-7.
3) Gadalla SM, Lund M, Pfeiffer RM, et al. Cancer risk among patients with myotonic muscular dystrophy. JAMA. 2011; 306: 2480-6.
4) Udd B, Krahe R. The myotonic dystrophies: molecular, clinical, and therapeutic challenges. Lancet Neurol. 2012; 11: 891-905.
5) Cooper TA, Wan L, Dreyfuss G. RNA and disease. Cell. 2009; 136: 777-93.
6) Mankodi A, Takahashi MP, Jiang H, et al. Expanded CUG repeats trigger aberrant splicing of ClC-1 chloride channel pre-mRNA and hyperexcitability of skeletal muscle in myotonic dystrophy. Mol Cell. 2002; 10: 35-44.
7) Groh WJ, Groh MR, Saha C, et al. Electrocardiographic abnormalities and sudden death in myotonic dystrophy type 1. N Engl J Med. 2008; 358: 2688-97.

＜中森雅之，高橋正紀＞

9 DMDの診療ガイドライン

序：筋ジストロフィーは医療の恩恵が大きい

　筋ジストロフィーに対するイメージには今でも「治療法のない難病」というものが強い．しかし，現実には筋ジストロフィーは医療の恩恵が大きい疾患である．実際，Duchenne muscular dystrophy (DMD)の平均死亡時年齢は，呼吸管理や心筋保護治療の普及により，かつての20歳未満から30歳を超えるまでに伸び，40代の患者も珍しくなくなった．さらに，ノーマライゼーションの普及で，生活の場も施設（病院）から社会（在宅）へ移り，呼吸器装着患者も多くが在宅で生活する時代となった．今日までの医療効果は主に集学的医療と合併症管理の進歩によるが，基礎的研究の成果が臨床段階を迎えつつあり，疾患自体の治療が可能になる日も近いと期待されている．

　これからの筋ジストロフィー医療は，新規治療の開発・普及を目指した治験・臨床研究推進と，現実に可能な標準的医療の均霑化，safety netとしての長期療養の3段階に分けられよう（図1）．治験・臨床研究の円滑化のためには，Remudy（http://www.remudy.jp）などの患者登録システムが稼働しており，筋ジストロフィー臨床試験ネットワーク（Muscular Dystrophy Clinical Trial Network：MDCTN）も整備されつつある．また，safety netの面では国立病院機構の療養介護病棟が中心的役割をはたしている．一方，外来患者の受療先は多様化しており，標準的医療の均霑化については課題が多い．筋ジストロフィーの医療課題は運動機能障害に加え，呼吸不全・心不全・嚥下機能障害などの合併症，発達障害や教育・子育て，遺伝的問題など多岐にわたる．これらの問題に，一般の医師が十分な経験を積んで対応することは困難で，本症に精通したexpertが現時点でのエビデンスと本邦の実情を踏まえて行う推奨は，有意義な情報をもたらすと期待される．このような目的で，現在，精神・神経疾患研究開発費筋ジストロフィーの治験拠点整備，包括的診療ガイドラインの研究（以下研究班）と日本神経学会，日本神経治療学会が合同でDMDの診療ガイドラインを作成中である．本稿ではこれについて概説する．

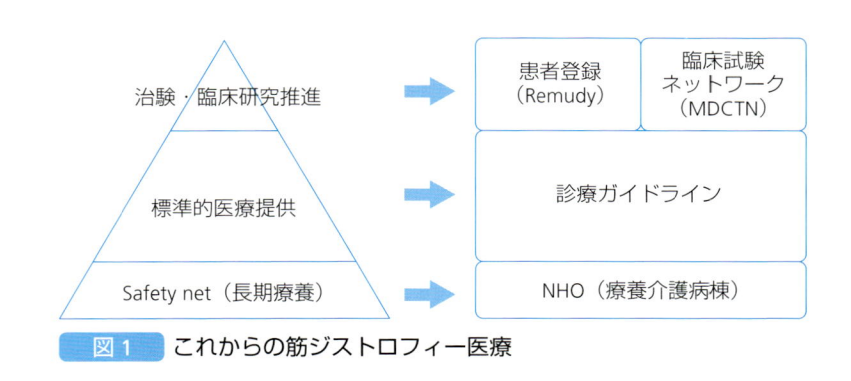

図1 これからの筋ジストロフィー医療

A　診療ガイドライン作成の流れ

　診療ガイドライン作成の概略を図2に示した．診療ガイドラインは科学的根拠に基づき系統的手法で作成されるもので，系統的レビューとガイドライン作成の2段階に大別される．前者では臨床上の疑問（clinical question：CQ）を集積し，重要なものを選別したうえで網羅的文献検索を行い，エビデンスを収集したうえで全体的なエビデンスの質を評価する．後者では，関連する専門家や患者代表が協議し，益と害のバランス，価値観・コストなどを踏まえ推奨を決定しガイドラインを作成する．具体的手順は日本医療機能評価機構（Medical Information Network Distribution Service：Minds）の診療ガイドライン作成の手引き2007[1])を基本に，GRADE システム[2])も参考にして進めている．網羅的検索や文献手配などの事務作業は研究班事務局と財団法人国際医学情報センター（International Medical Information Center：IMIC）が共同で行い，この作業には報酬を支払っている．

　編集委員には，DMD 患者を主に診療する小児神経科医，神経内科医に加え，循環器医，整形外科医，リハビリテーション医，歯科医，遺伝カウンセラー，栄養士，さらに日本筋ジストロフィー協会委員も参加した．編集委員は利益相反についての申告を日本神経学会に行った．会議などへの参加費用は研究班からの研究費で賄ない，報酬は支払われていない．

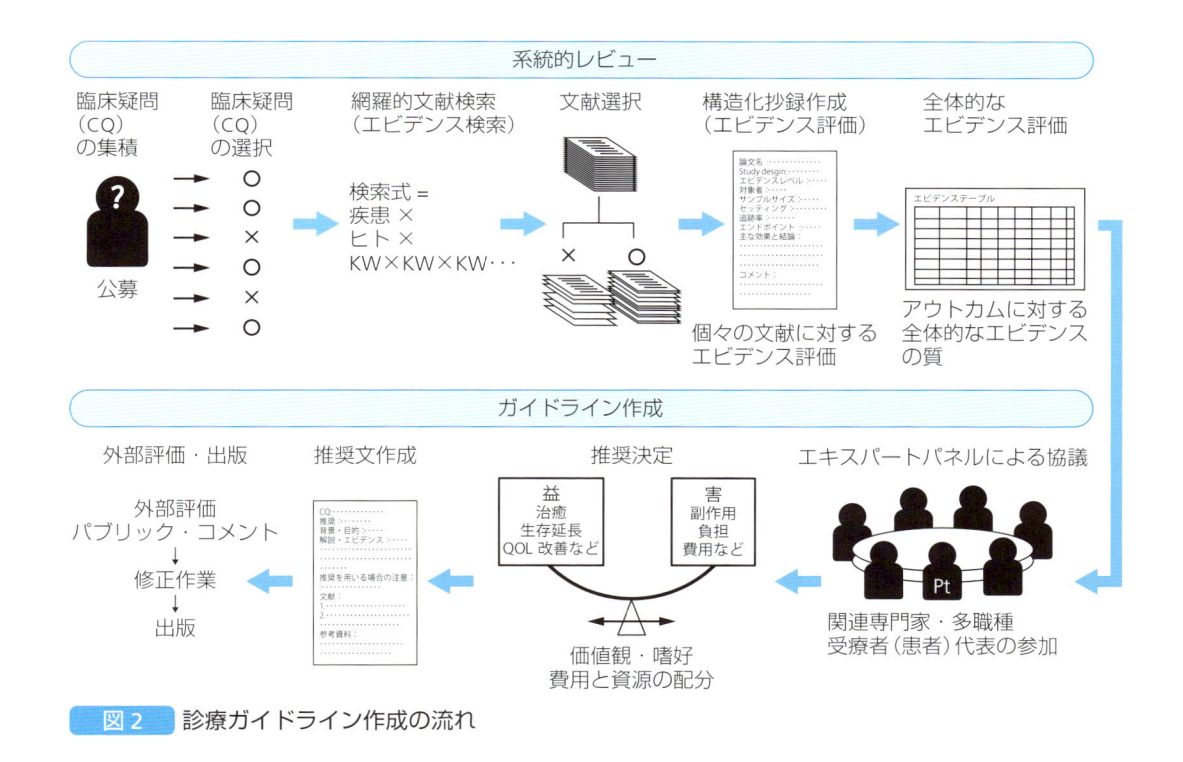

図2　診療ガイドライン作成の流れ

B　CQ の公募

　臨床現場での疑問を広く集めるため，CQ は編集委員に加え，研究班の HP や日本神経学会・日本

小児神経学会のメーリングリストなどで公募した．この結果，1000弱のCQが得られ，これを整理分類したうえで担当委員を決定した．

C 系統的レビュー

担当委員が提出したキーワードを基にIMICが検索式を作成し，MEDLINE，Chochraneデータベース，医学中央雑誌Webの検索データベースに対し1950年1月以降2012年4月までの期間について一次検索を行った．

また，本邦では筋ジストロフィー研究班が長年組織されて成果を報告しているが，これらが電子化されていないために文献検索が困難であった．この問題を解消するため，過去の報告書・抄録をPDF化し研究班のHP（http://www.carecuremd.jp/）にて公開した．

網羅的検索された文献から，CQに関係する文献を一次選択しフルテキストを手配．重要な文献について構造化抄録を作成し，研究デザインや内容に応じてエビデンスレベルを判定した．網羅的検索以外に重要な文献がある場合は，各自で追加検索を行い適宜追加した．本ガイドラインのCQが治療以外の多岐に及ぶため，単一の基準でエビデンスレベルを判断することが困難なため，幅広い領域の評価に対応したOxford Centre for Evidenced-Based Medicine 2011 Levels of Evidence（表1，当ガイドライン委員会で和訳）を用いた．

D 推奨協議

ガイドラインにおけるエビデンスの重要性は論を待たないが，希少疾患では大規模臨床研究や倫理的配慮からランダム化比較試験も困難な場合が多いため，高いエビデンスを有する臨床課題が乏しいのが実情である．このことは，当初からガイドライン作成の障害と懸念された．これに対しては，①一般的知見や他疾患についてのエビデンスが存在しDMDについても応用可能と思われるものは参考資料として積極的に利用する，②エキスパート間の合意があり患者側も了承するものはエビデンスがない場合でもエキスパートパネルとして推奨を出す，③エビデンスがなく重要な課題と判断されるものは未解決臨床課題として提示する，などの対応を取ることとした．ガイドライン作成過程で臨床課題が明確化され，臨床研究が促進されることは，ガイドラインの意義の1つと考えられる．

推奨グレードはエビデンスの質に加え，望ましい効果と望ましくない効果のバランス，患者・家族の価値観や好み，コストや資源利用の容易さなどを総合的に踏まえて，エキスパートパネルの総意で決定することとした．推奨グレードは推奨の方向（行うべき，行わないべき）と強さ（強い推奨，弱い推奨）の組み合わせによる4段階とした．推奨を検討するための編集委員会は，患者会委員も参加の上公開で実施し，受療者側の意見を反映させるよう心がけた．複数回の協議後に，CQ毎に関連委員による評決を実施し，80％以上の委員の賛成により推奨案を採択し，評決の内容はガイドライン上に明記することとした．

今回の推奨決定法では，推奨グレードとエビデンスレベルが乖離する可能性があるため，アウトカムに対する推奨とは別に，エビデンスレベルについても併記することとした．

表1 Oxford Centre for Evidence-Based Medicine 2011 エビデンスのレベル

質問	ステップ1（レベル1*）	ステップ2（レベル2*）	ステップ3（レベル3*）	ステップ4（レベル4*）	ステップ5（レベル5）
その問題はどの程度よくあるのか？	特定の地域かつ最新のランダム化サンプル調査（または全数調査）	特定の地域での照合が担保された調査のシステマティックレビュー**	特定の地域での非ランダム化サンプル**	症例集積研究**	該当なし
この診断検査またはモニタリング検査は正確か？（診断）	一貫した参照基準と盲検化を適用した横断研究のシステマティックレビュー	一貫した参照基準と盲検化を適用した個別の横断的研究	非連続的研究，または一貫した参照基準を適用していない研究**	症例対照研究，または質の低いあるいは非独立的な参照基準が適応されているもの**	メカニズムに基づく推論
治療を追加しなければどうなるか？（予後）	発端コホート研究のシステマティックレビュー	発端コホート研究	コホート研究またはランダム化試験の比較対照群*	症例集積研究または症例対照研究，または質の低い予後コホート研究**	該当なし
この介入は役に立つか？（治療利益）	ランダム化試験またはn-of-1試験のシステマティックレビュー	ランダム化試験または劇的な効果のある観察研究	非ランダム化比較コホート/追跡試験**	症例集積研究または症例対照研究，または歴史的な対照試験**	メカニズムに基づく推論
よくある被害はどのようなものか？（治療被害）	ランダム化試験の体系的レビュー，ネスティッド・ケース・コントロール研究のシステマティックレビュー，問題が提起されている患者でのn-of-1試験，または劇的な効果のある観察研究	個別のランダム化試験または（例外的に）劇的な効果のある観察研究	一般にみられる被害を特定するのに十分な症例数がある場合，非ランダム化比較コホート/追跡試験（市販後調査）（長期的被害については，追跡期間が十分でなければならない）**	症例集積研究または症例対照研究，または既存対照試験**	メカニズムに基づく推論
まれにある被害はどのようなものか？（治療被害）	ランダム化試験またはn-of-1試験のシステマティックレビュー	ランダム化試験または（例外的に）劇的な効果のある観察研究			
この（早期発見）試験は価値があるか？（スクリーニング）	ランダム化試験のシステマティックレビュー	ランダム化試験	非ランダム化比較コホート/追跡試験**	症例集積研究または症例対照研究，または歴史的な対照試験**	メカニズムに基づく推論

*試験間での不一致，また絶対的な効果量がきわめて小さいと，レベルは試験の質，不正確さ，間接性（試験のPICOが質問のPICOに合致していない）に基づいて下がることがある．効果量が大きいか，きわめて大きい場合，レベルは上がることがある．
**従来通り，一般に体系的レビューのほうが個別試験よりも好ましい．
エビデンスレベル一覧表の引用方法
OCEBMエビデンスレベル作業部会*，「The Oxford 2011 Levels of Evidence」
Oxford Centre for Evidence-Based Medicine, http://www.cebm.net/index.aspx?o=5653
 *OCEBMエビデンスレベル作業部会＝Jeremy Howic, Ian Chalmers（James Lind Library）, Paul Glasziou, Trish Greenhalgh, Carl Heneghan, Alessandro Liberati, Ivan Moschetti, Bob Phillips, Hazel Thornton, Olive Goddard, Mary Hodkinson

E　ガイドライン文章作成と公開

　本ガイドラインの対象は一般医家を念頭においているため，簡便さに留意すると共に，アルゴリズム化や図表化が可能なものについては，できるだけ作成するよう心がけている．また，専門的医療機関との連携や社会資源，社会制度の促進，患者登録制度などDMDに関する重要な情報提供も積極的に行いたいと考えている．

　ガイドライン試案作成後，評価委員会による外部審査やパブリックコメントを経て，適切な改訂を加えたうえで2013年度中に公表される予定である．

結語

　臨床経験を積む機会が得にくい希少疾患では，診療ガイドラインの有効性は高いが，エビデンスの乏しさが障害となる．作業開始前は大きな障害が予想されたが，各委員の熱意が大きな推進力となっている．過去の研究班の業績がPDF化され，研究班のHPから検索可能となったことの意義も大きい．DMDについては，新規治療の開発が進みつつあり，今後医療状況も変化していくと期待される．革命的な治療法の出現により，このようなガイドライン自体が不要になる時代が到来することが望まれるが，それまでの間は，地道な臨床研究と改訂作業の繰り返しにより，標準的医療のレベルアップを図ることが重要である．

文献

1) Minds診療ガイドライン選定部会．Minds診療ガイドライン作成の手引き2007．東京：医学書院；2007．
2) GRADEワーキンググループ．診療ガイドラインのためのGRADEシステム．青森：凸版メディア；2010．

<松村　剛>

9 新規治療法の開発

1 エクソン・スキップ

■ポイント

- Duchenne 型筋ジストロフィー（DMD）は，ジストロフィン遺伝子の変異により，骨格筋の筋形質膜直下に存在するジストロフィンが欠損して発症する．
- DMD は X-染色体連鎖性の遺伝形式をとり，新生男児 3,500 人に 1 人の割合で発症する．
- 決定的な治療のない DMD の新治療として，エクソン・スキップ治療の臨床開発が進んでいる．
- 今回はエクソン・スキップの原理，基盤的研究の成果，および治験の現状に触れ，今後の課題を概説する．
- DMD に対するエクソン・スキップに始まった AON を用いた治療に関しては，他の神経・筋疾患への応用も期待されている．

A エクソン・スキップの原理

　ジストロフィン遺伝子はゲノム上で 2.3Mb，メッセンジャー RNA（mRNA）で 14 kb からなり，エクソンの数は 79 もある．ジストロフィンは，N 末端で筋線維内の細胞骨格であるアクチンフィラメントと，C 末端で筋細胞膜蛋白質である β-ジストログリカンに結合して，ジストロフィン糖蛋白質複合体（DGC）を形成する（図 1）．ジストロフィンをはじめとした DGC は，機械的負荷に対して筋細胞膜の安定性に寄与していると考えられており，根幹をなすジストロフィンの欠損は筋線維の変性・壊死を招くと考えられる．本遺伝子の変異によるジストロフィノパチーでは，コドンの読み枠がずれる場合（アウト・オブ・フレーム）はジストロフィンが欠損し，保たれる場合（イン・フレーム）は蛋白質の一部を欠くが機能するジストロフィンが発現する．表現型は一般的に，アウト・オブ・フレームで重症，イン・フレームで軽症となり，臨床的にはそれぞれが DMD およびその軽症型の Becker 型筋ジストロフィー（BMD）に相当する．図 2 に示すように一般的に mRNA 前駆体は，蛋白質の情報を含まない配列（イントロン）を取り除くスプライシングを経て，蛋白質の情報を含

図 1 ジストロフィンの局在

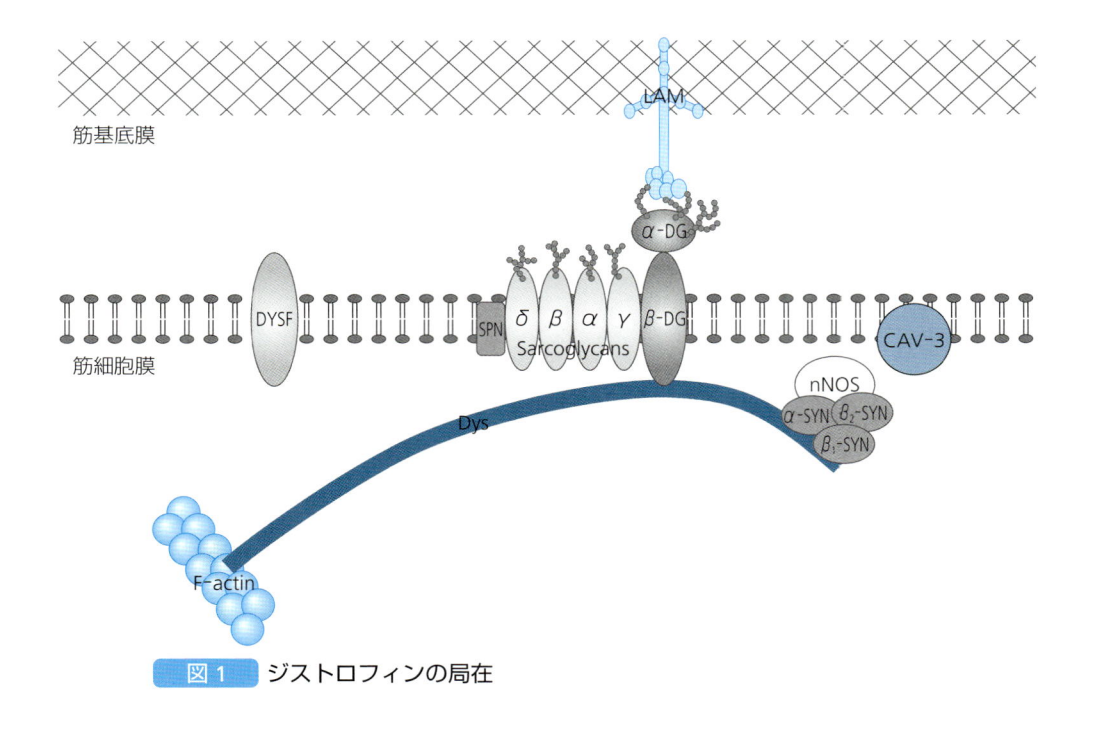

A）エクソン 48-52 欠損 DMD 患者

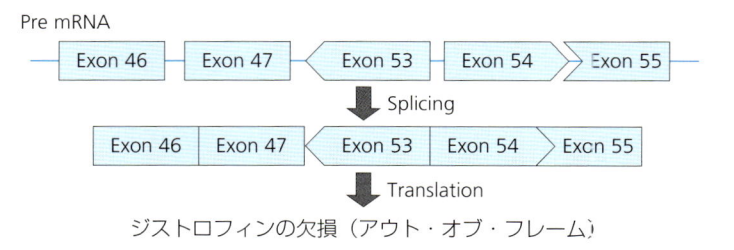

Pre mRNA
― Exon 46 ― Exon 47 ― Exon 53 ― Exon 54 ― Exon 55 ―
↓ Splicing
Exon 46 ― Exon 47 ― Exon 53 ― Exon 54 ― Exon 55
↓ Translation
ジストロフィンの欠損（アウト・オブ・フレーム）

B）エクソン 48-52 欠損 DMD 患者に対する
　エクソン 53 のスキップ

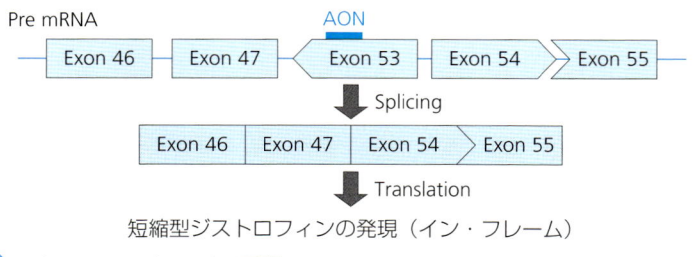

Pre mRNA
　　　　　　　　　　　　　AON
― Exon 46 ― Exon 47 ― Exon 53 ― Exon 54 ― Exon 55 ―
↓ Splicing
Exon 46 ― Exon 47 ― Exon 54 ― Exon 55
↓ Translation
短縮型ジストロフィンの発現（イン・フレーム）

図 2 エクソン・スキップの原理

9. 新規治療法の開発

図3 アンチセンス・オリゴヌクレオチドの構造
A) 2'OMePS 2'-O-methyl phosphorothioate
B) PMO Phosphorodiamidate morpholino oligomer

む配列（エクソン）同士が繋ぎ合わされてmRNAになる．DMD患者では，遺伝子変異があるためにmRNAのアミノ酸読み取り枠にずれが生じる．その結果，途中に停止コドンが生じてジストロフィンが産生されない．エクソン・スキップは，このアミノ酸読み取り枠のズレを修復するために，遺伝子変異をもつエクソンあるいは隣接したエクソンをスプライシングの際に同時にスキップさせる手法でSplice-modulation therapyともよばれる．目標のエクソンに対して配列特異的に設計したアンチセンス・オリゴヌクレオチド（AON）を用いて，スキップさせることにより，蛋白質構造が一部短いが機能を保持するジストロフィンが発現し，結果，筋機能の改善が期待できる．例としてエクソン48-52欠失ではmRNAでエクソン47と53が接続するが，途中にストップコドンができることにより，アウト・オブ・フレームとなる（図2）．しかしエクソン53をスキップさせた場合，エクソン47と54の境界はコドンの境界と一致してイン・フレームとなり，本来のストップコドンまで翻訳される．元来AONは発生学の研究などに用いられてきたが，1990年代になり，様々な細胞親和性，ヌクレアーゼ耐性に優れたAONが開発された．その構造はDNA, RNAと類似しており，有効性と毒性のバランスがとれた2'-O-methyl phosphorothioate（2'OMePS）とphosphorodiamidate morpholino oligomer（PMO）が臨床の研究開発に用いられている（図3A，B）．

B 基盤的研究

1991年以来，DMDモデルマウスである*mdx*やDMD患者由来の細胞を使って，AONを用いたエクソン・スキップの様々な*in vitro*の実証研究が行われ，その有効性が証明された[1,2]．その後に，*in vivo*で前述の*mdx*を用いた研究がさらに進められた．*mdx*はエクソン23にナンセンス変異を有し同エクソンのスキップでイン・フレームとなるが，2003年には同マウスの前脛骨筋への2'OMePSの局所投与で，また2005年と2006年にはそれぞれ2'OMePSとPMOの経静脈投与で，骨格筋でのジストロフィンの回復，筋張力の改善などが報告された[3-5]．

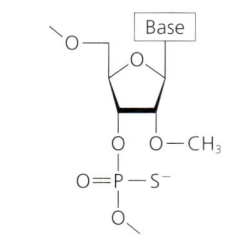

当センターでは，DMDのモデル動物である筋ジストロフィー犬（CXMDj）のコロニーを確立し，系統維持を行っている．CXMDjは，臨床症状や病理組織学的所見がDMDに類似している．ジストロフィン遺伝子のイントロン6のスプライシング調節領域に点変異をもち，エクソン7がスプライシングされず，アウト・オブ・フレームとなりジストロフィンが発現しない．そのためにエクソン

6および8を標的とした3種類のモルフォリノを投与し，イン・フレーム化を試みた．静脈内全身投与（週1回，7週間）で実施し，心筋を除く全身骨格筋においてジストロフィンの発現が広範に回復し，血清CK値の軽減，筋病理所見も改善が認められた．治療後の骨格筋MRIで，筋の変性や壊死の改善が，臨床グレーディングなどで運動機能も改善がみられた[6]．一方でCXMD_jや*mdx*の変異形式はヒトではまれであり，患者データベースによると，エクソン51スキップ対象患者が最も多いことがわかる．そこで我々はエクソン52が欠失したモデルマウスである*mdx52*を用いて，エクソン51スキップの有効性を検討した．*mdx52*はエクソン51をスキップさせることでイン・フレームとなり，PMOを経静脈投与した*mdx52*では，心筋を除く全身の骨格筋においてジストロフィンの発現回復と筋病理所見の改善が認められた．これによりエクソン51スキップによる臨床症状改善が in vivo で証明された[7]．さらに我々は*mdx52*を用いて，エクソン45から55までの10個のエクソンを同時にスキップさせるマルチ・エクソンスキップ治療を試みた．その結果，エクソン45-55がスキップした短縮したジストロフィンが発現し，一部の骨格筋では治療前よりも筋力が回復し，臨床症状も改善することが示された．これまでにエクソン45-55すべてを欠失したBMD患者の骨格筋症状は軽症であることが報告されており，このことは変異集積領域の一部に変異を有するDMD患者にエクソン45-55スキップを誘導すると，症状の改善が期待できることを示唆している[8]．ただし動物モデルを使った研究では，現状のAONでは心筋でのジストロフィン発現のレベルが低いことが知られており，この点が今後の課題となっている．

C DMD患者への応用/臨床試験の状況

前述したように細胞および動物実験の成功から，筋注によるヒトの臨床試験はオランダおよびイギリスのグループにより，最初に行われた．両グループともにヒトで最も対象患者が多いエクソン51を標的とし，最適な配列の探索の結果，オランダではProsensa社が2'OMePSを用いた20 merの配列（PRO051）で，イギリスではAVI BioPharma社がPMOを用いた30 merの配列（AVI-4658）で臨床試験を開始した．Prosensa社は当初単独でPhase Iを行い，患者に筋肉内投与してジストロフィン発現の回復を確認した[9]．その後GlaxoSmithKlein（GSK）社とPRO051の共同開発を進め，現在はGSK2402968/Drisapersenとして治験を継続中である．Phase IIでは皮下投与による5週間の用量漸増試験で用量依存性のジストロフィン発現を認めた．全症例に対して13週間の観察期間を経て，6 mg/kg/週の延長投与が行われているが，一部の被験者で6分間歩行距離の延長を認め，延長試験開始後の24週での筋生検でも充分なジストロフィンの発現を認めている[10]．一方AVI-4658（Eteplirsen®）に関しては，Phase Iとして患者の短趾伸筋に筋肉内投与してジストロフィンの発現を確認し，Phase IIでは最大20 mg/kg/週で12週間の経静脈投与を行い，用量依存性のジストロフィン発現を確認した[11,12]．その後にAVI Biophama社（現Sarepta theraputics）はEteplirsen®を高用量（30，50 mg/kg/週）で24週間投与するPhase IIbを実施した．その結果より，両群とも優位にジストロフィン陽性線維の数は増えており，50 mg/kg投与群では6分間歩行においても改善がみられたが，明らかな副作用は認めていない．

現在GSK社とProsensa社は，2'OMePSを用いたエクソン51スキップの有効性と安全性を評価

するいくつかの臨床試験を計画または実施している．エクソン51に関しては，長期投与と，無作為化二重盲検比較を目的とし，日本も参加中のPhase Ⅲ国際共同試験，投与間隔および投与量の探索を目的としたPhase Ⅱ，ならびに歩行不能患者を対象としたPhase Ⅰが進行中または予定中である．一方，適応症例の拡大を目指すべくProsensa社はエクソン44を標的としたPhase Ⅰ/Ⅱも開始し，さらにエクソン45，52，53および55に関する開発を表明している．Eteplirsenでは前述のPhase Ⅱbの延長試験が行われており，投与開始後62週間でのデータでも6分間歩行で改善がみられたが，明らかな副作用は認めていない．

まとめ

DMDの原因遺伝子が1987年にクローニングされてから四半世紀が経過した．その間，多くの治療法が検討されてきたが，ここにきて治療可能性が現実のものとなってきた．現時点では治療対象となる患者数に限りがあり，投与時期・方法，また長期的な有効性，安全性などが検討課題としてあげられるが，今後の進展が非常に期待される．

文献

1) Takeshima Y, Nishio H, Sakamoto H, et al. Modulation of in vitro splicing of the upstream intron by modifying an intra-exon sequence which is deleted from the dystrophin gene in dystrophin Kobe. J Clin Invest. 1995; 95(2): 515-20.
2) van Deutekom JC, Bremmer-Bout M, Janson AA, et al. Antisense-induced exon skipping restores dystrophin expression in DMD patient derived muscle cells. Hum Mol Genet. 2001; 10(15): 1547-54.
3) Lu QL, Mann CJ, Lou F, et al. Functional amounts of dystrophin produced by skipping the mutated exon in the mdx dystrophic mouse. Nat Med. 2003; 9(8): 1009-14.
4) Lu QL, Rabinowitz A, Chen YC, et al. Systemic delivery of antisense oligoribonucleotide restores dystrophin expression in body-wide skeletal muscles. Proc Natl Acad Sci U S A. 2005; 102(1): 198-203.
5) Alter J, Lou F, Rabinowitz A, et al. Systemic delivery of morpholino oligonucleotide restores dystrophin expression bodywide and improves dystrophic pathology. Nat Med. 2006; 12(2): 175-7.
6) Yokota T, Lu QL, Partridge T, et al. Efficacy of systemic morpholino exon-skipping in Duchenne dystrophy dogs. Ann Neurol. 2009; 65(6): 667-76.
7) Aoki Y, Nakamura A, Yokota T, et al. In-frame dystrophin following exon 51-skipping improves muscle pathology and function in the exon 52-deficient mdx mouse. Mol Ther. 2010; 18(11): 1995-2005.
8) Aoki Y, Yokota T, Nagata T, et al. Bodywide skipping of exons 45-55 in dystrophic mdx52 mice by systemic antisense delivery. Proc Natl Acad Sci U S A. 2012; 109(34): 13763-8.
9) van Deutekom JC, Janson AA, Ginjaar IB, et al. Local dystrophin restoration with antisense oligonucleotide PRO051. N Engl J Med. 2007; 357(26): 2677-86.
10) Goemans NM, Tulinius M, van den Akker JT, et al. Systemic administration of PRO051 in Duchenne's muscular dystrophy. N Engl J Med. 2011; 364(16): 1513-22.
11) Kinali M, Arechavala-Gomeza V, Feng L, et al. Local restoration of dystrophin expression with the morpholino oligomer AVI-4658 in Duchenne muscular dystrophy: a single-blind, placebo-controlled, dose-escalation, proof-of-concept study. Lancet Neurol. 2009; 8(10): 918-28.
12) Cirak S, Arechavala-Gomeza V, Guglieri M, et al. Exon skipping and dystrophin restoration in patients with Duchenne muscular dystrophy after systemic phosphorodiamidate morpholino oligomer treatment: an open-label, phase 2, dose-escalation study. Lancet. 2011; 378(9791): 595-605.

<永田哲也，武田伸一>

2　国際共同開発について

■ポイント
- 医薬品開発は国際化が進んでいる．
- 筋疾患のように患者数の少ない病気の治療薬は希少疾病用医薬品（オーファンドラッグ）とよび，その開発は患者数が少なく，評価指標を含む臨床試験デザインが確立されておらず困難である．
- その克服には国際共同開発が重要であり，国内でもそのための臨床試験基盤整備が必要である．

A　医薬品開発の国際化

　医薬品開発は，世界のある1カ国または1地域のみで全てが行われることはまれであり，複数の国や地域で臨床開発が実施されることが多くなっている[1]．医薬品の開発が盛んな米国も，承認される医薬品の治験は決して米国内のみで行われている訳ではなく，欧州はもちろん，アジア，南アメリカや南アフリカなどが参加している場合も多く，近年インドや中国などアジア地域が増加している．

　医薬品開発が国際化した背景の一つに，日米EU医薬品規制調和国際会議（以下ICH)[2]における医薬品規制の国際的整合化の推進があげられる．ICHでは，主に米国，欧州，日本の3極を中心に医薬品開発における国際的なルール作りを進め，その成果はICHガイドラインとして公表されている．これらは，日米欧のICH地域だけでなく，非ICH地域でも活用され，国際的な基準として認知されている．このICHガイドラインに準じて治験を実施することで，世界の主な規制当局からの承認をうることが可能であり，その結果として医薬品開発の国際化が生じている．

B　日本の状況

　従来は日本人の臨床試験データにより医薬品は承認されてきたが，平成10年に厚生労働省医薬安全局長より「外国で実施された医薬品の臨床試験データの取り扱いについて」[3]が通知され，海外データの受け入れが始まった．ICHで合意されたE5ガイドラインに基づくもので，いわゆるブリッジングとよばれる開発戦略により，海外での検証試験や長期投与の試験を日本で再度実施することなく承認することが可能になった．これまでに数多くの医薬品が，このブリッジングに基づき承認された[4]．その後，医薬品開発の国際化を踏まえて，平成19年に厚生労働省医薬食品局審査管理課長より「国際共同治験における基本的考え方」[5]が通知された．これは，日本における国際共同治験をすすめる上での基本的考え方であり，企業における国際共同治験の検討を促進し積極的な国

際共同治験への参加を推進することが目的であった．これにより，日本での医薬品開発戦略として，日本での単独開発，ブリッジングによる開発の他，国際共同開発という新たなオプションが加わった[6]．

C　オーファンドラッグの国際共同開発

　筋疾患のように非常に患者数が少ない疾患を希少疾患とよび，その治療薬は希少疾病用医薬品（オーファンドラッグ：Orphan Drug, Orphan とは孤児を意味する）[7]とよばれる．希少疾患の多くは有効な治療法がない疾患が多いにもかかわらず，患者さんの疫学が十分にわかっていない問題，患者数が少なく試験に参加する患者が集まらないリクルートの問題，有効性の評価指標自体が確立していない問題などがあり，一般的にオーファンドラッグの開発は非常に困難である．そのため，製薬企業もなかなかその開発に乗り出さないことも問題となる．

　筋疾患の大規模臨床試験を国内だけで開発を完結させることは困難であり，希少疾患の場合こそ早期から国際共同開発を実施する必要性が高く，日本が積極的に国際共同治験に参加し，適切な試験デザインに基づき，質の高いエビデンスを得ることが重要である．海外と常に協調しながら，様々な臨床開発相において，ある時期には国際共同試験，ある時期にはその地域（日本単独，アジアのある地域など）の臨床試験をうまく使い分けながら，民族間での用量反応性や安全性を比較し，同時進行で開発を進めていくことを視野に入れた戦略が必要である（図1）．

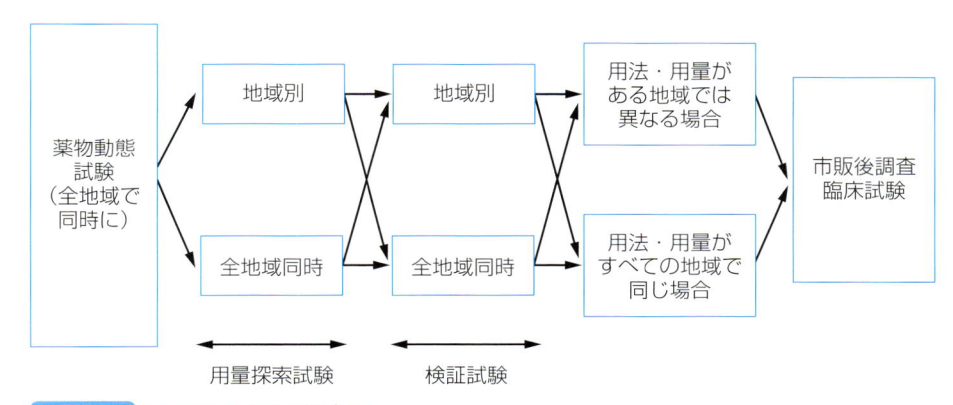

図1　国際共同試験の概念図

薬物動態試験を，各地域（各人種など）で実施ののち，地域別，もしくは全地域同時に試験を行いながら世界同時に開発．各段階で用量反応性などを検討しつつ，最終的には地域により用量が異なることもありうる．市販後には，世界規模での調査を行う．

D　筋疾患における国際共同開発のためにわが国で必要なこと

　日本が国際共同開発の一員となるためには，まず日本国内における医薬品開発のための基盤整備が必要である．その一つとして臨床試験ネットワークの構築は効果的と考えられ，筋ジストロフィー臨床試験ネットワーク（MDCTN）[8]が設立された（詳細は§9-3．筋ジストロフィー治療開発のネットワーク，195頁参照）．また，疾患の疫学情報の収集や患者リクルートの促進，臨床研究推

進のために患者レジストリーの構築も重要である．わが国では，筋ジストロフィー患者登録システム Remudy[9]が構築された（詳細はコラム 神経・筋疾患患者情報登録，200頁参照）．国内では MDCTN と Remudy は連携を取りつつ，海外の開発状況に関心をもち，海外の研究者や開発企業，臨床研究ネットワークと連携して行くことが必要である．

　そして，何より臨床研究の実施に重要であり不足しているのは国際共同開発を見据えた臨床研究に携わる人材の育成であり，大学，学会などでの教育，臨床試験にかかわる医師のキャリアパスの構築が重要である．

最後に

筋疾患の医薬品開発をすすめるためには，日本も国際共同開発の一員として積極的に参加することが重要であり，そのことで日本も世界全体の医薬品開発へ貢献できる．

文献

1) Thiers FA, Sinskey AJ, Berndt ER. Trends in the globalization of clinical trials. Nature Review Drug Discovery. 2008；7：13-5.
2) International Conference on Harmonization of the technical requirement for registration of pharmaceuticals for human use：http：//www.pmda.go.jp/ich/ich_index.html
3) 医薬発第730号平成10年8月11日付，厚生労働省医薬安全局長通知「外国で実施された医薬品の臨床試験データの取り扱いについて」
4) Uyama Y, Shibata T, Nagai N, et al. Successful bridging strategy based on ICH E5 guideline for drugs approved in Japan. Clin Pharmacol Ther. 2005；78(2)：102-13.
5) 薬食審査発第0928010号平成19年9月28日付，厚生労働省医薬食品局審査管理課長通知「国際共同治験における基本的考え方」
6) Ichimaru K, Toyoshima S, Uyama Y. Effective global drug development strategy for obtaining regulatory approval in Japan in the context of ethnicity-related drug response factors. Clin Pharmacol Ther. 2010；87(3)：362-6.
7) 希少疾病用医薬品・希少疾病用医療機器の指定制度の概要：http：//www.mhlw.go.jp/general/seido/iyaku/kisyo/
8) http：//www.mdctn.jp/
9) http：//www.remudy.jp

＜中村治雅＞

3 筋ジストロフィー治療開発のネットワーク

■ポイント
- 希少・難治性疾患である筋ジストロフィーの治療開発を効果的に進めるには，臨床試験実施施設によるネットワークの構築が重要である．
- 本邦では臨床試験の基盤整備と運営支援を目的として，2012年に筋ジストロフィー臨床試験ネットワークが設立された．

A 筋ジストロフィーの治療開発にネットワーク構築が重要なのはなぜか？

　筋ジストロフィーに対する新たな治療薬の開発が進み，ヒトを対象とする臨床試験を実施する段階に到達した．ジストロフィン遺伝子の同定から四半世紀を経て，アンチセンスオリゴヌクレオチドを用いた転写調節やナンセンス変異のリードスルーといった画期的な治療手法が開発され，筋ジストロフィーの治療への応用が図られている．

　希少・難治性疾患は治療開発が進みにくい分野であると指摘されている[1]．希少・難治性疾患の治療開発を促進するためには，臨床試験実施施設のネットワーク形成が効果的であると考えられており，その構築が行政や開発企業から期待されている[2,3]．その理由として，以下の点があげられる．

a）臨床試験のための準備が必要

　対象疾患の症例数，臨床経過や予後などの疫学データといった情報は，治療開発の着手にあたり必要である．遺伝子変異に着目するテーラーメイド医療の開発であれば，治療対象となる患者の実態をあらかじめ把握することが不可欠であり，そのための疾患レジストリー構築が必須である．

b）臨床試験の実施には標準化が必要

　臨床試験における有効性と安全性の評価は，試験実施施設間で標準化されていることが必要である．筋ジストロフィーでは，主要評価指標に採用できるバイオマーカーがなく，おもに運動機能が主要評価指標に用いられているため，その測定手技の統一は試験の成否を左右する．

c）試験運営のゲートウェイ

　治療シーズをもつ研究機関や開発企業には，希少・難治性疾患の診療実態に関する情報が得づらく，試験実施施設選定に困ることが少なくない．また治療開発の実現性や採算性の判断が困難なことがある．

d）国際的ネットワークとの協調

　希少・難治性疾患の病態把握，標準的診療の普及，新たな治療開発のために，国際的なネットワークの構築が進められている[4]．

B 海外における神経筋疾患を対象とする臨床試験ネットワーク

海外で神経筋疾患を対象とする臨床試験ネットワークが設立され，活動している．

1 欧州発祥のネットワーク：TREAT-NMD[5]

TREAT-NMD は Translational Research in Europe Assessment and Treatment of Neuromuscular Diseases の略であり，2007 年に設立された．疾患レジストリー構築，臨床試験ネットワーク形成，バイオバンク運営，診療ガイドライン作成，患者・家族へのガイドブック作成，評価指標の作成，研究開発に関する情報提供といった事業に，先駆的に取り組んでいる．欧州で発足したネットワークであるが，2012 年より TREAT-NMD Alliance として国際的なネットワークの中核として機能し，特に疾患レジストリーでは中核的役割を担っている．

2 米国発祥のネットワーク：CINRG[6]

CINRG は the Cooperative International Neuromuscular Research Group の略であり，1999 年に設立された．前項の TREAT-NMD がおもに臨床試験推進のシステム基盤整備に着目してきたのに対し，CINRG は ICH-GCP に準拠する信頼性が高い国際共同臨床試験を実施できる施設のネットワーク構築に主眼をおいている．CINRG では，年次ミーティングや施設モニタリングにより，有効性評価指標手技や臨床試験運営体制の標準化と水準維持が図られている．米国 13 施設と米国外 13 施設（日本から 2 施設）が加盟している（2012 年 12 月現在）．

3 オセアニアのネットワーク：ANN[7]

ANN は Australasian Neuromuscular Network の略であり，豪州とニュージーランドの神経筋疾患ネットワークとして 2010 年に設立された．臨床試験ネットワーク，疾患レジストリー構築，疫学研究を含む臨床研究運営，神経筋疾患診断，日常診療・ケアに関する分科会を包含する，包括的組織である．大洋州におけるネットワークとして，前述の TREAT-NMD や CINRG と協調する．

C わが国の「筋ジストロフィー臨床試験ネットワーク（MDCTN）」[8]

わが国における筋疾患の治療開発推進を目的として，2012 年に「筋ジストロフィー臨床試験ネットワーク（Muscular Dystrophy Clinical Trial Network, MDCTN）が設立された．症例集積性向上，臨床試験基盤整備，臨床試験の調整と支援，加盟施設の連携を運営の柱とし，ナショナルセンター 1 施設，国立病院機構 16 施設，大学病院 9 施設，県立小児医療機関 1 施設の計 27 施設が加盟する（2013 年 1 月現在）．症例集積性向上のため定期的に加盟施設調査を実施する．有効性評価にあたる理学療法士のネットワークを組織し評価の標準化を図る．臨床試験運営水準の向上に資する教育・研修を企画する．ICH-GCP に準拠する課題の実施を支援する．治療シーズをもつ研究機関や開発企業の相談窓口となり，また行政と連携して，治療開発の促進に貢献する．臨床試験に関する情報の提供，国際的ネットワークとの協調に取り組む．

希少・難治性疾患を対象とするわが国で初の疾患領域特化型治験ネットワークである．また，国をあげて組織する筋ジストロフィー治療開発のナショナルネットワークは海外にはない．筋ジストロフィーの治療開発に"オールジャパン"で取り組む態勢が構築されたといえよう．

D 結語：わが国が希少・難治性疾患の臨床試験に取り組む意義

　希少・難治性疾患の臨床試験では，対象患者が少なく，試験デザインが複雑なため，事前の入念な準備と精確な試験実施が必要である．組入れ基準違反やプロトコール逸脱による脱落は，試験運営に支障をきたし，また治療開発への被験者の協力を無にする．希少な試験対象患者の脱落は，その後の臨床試験の患者組入れに影響を及ぼす．また，ある相で一度試験に組入れられた患者は，以後の相には組入れられなくなるので，開発が進むほど組入れ適格患者が減少する．このように準備と精確さを要するような臨床試験の遂行は，日本人こそ最も得意とするはずである．日本人の特性を活かして国際貢献し，わが国の医療分野でのプレゼンスを高めるため，希少・難治性疾患の臨床試験にわが国が重点的に取り組む意義は大きい．1964年以来半世紀にわたる国の研究班において，基礎から臨床まで横断する臨床研究のネットワークとその成果を培ってきた筋ジストロフィーの領域が，わが国の希少・難治性疾患の治療開発推進における一翼を担うことが期待される．

謝辞
　本項執筆にあたり貴重なご意見を賜りました小牧宏文先生，中村治雅先生，清水玲子先生に深謝申し上げます．

文献
1) 文部科学省，厚生労働省．臨床研究・治験活性化5か年計画2012．
2) 厚生労働省 治験等適正化作業班．治験等の効率化に関する報告書，2011．
3) 日本製薬工業協会．治験の効率的な実施のための方策．第4回 新たな治験活性化5カ年計画の中間見直しに関する検討会，2009．
4) 児玉知子，冨田奈穂子．難病・希少疾患対策の国際的な動向．保健医療科学．2011；60：105-11．
5) http://www.treat-nmd.eu/
6) http://www.cinrgresearch.org/
7) http://www.ann.org.au/
8) http://www.mdctn.jp/

＜尾方克久＞

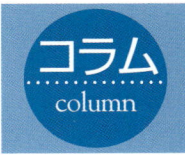

コラム　筋ジストロフィー研究の歴史

1　筋ジストロフィーの臨床病型の確立

　筋ジストロフィーの初めての記載はイタリアにおける1834年のSemmola，1836年のConteとGiojaにさかのぼるといわれている．彼らは8歳ころ近位筋優位の筋力低下で発症した，現在の知識ではDuchenne型あるいはBecker型と思われるナポリの男性2同胞例を報告した．筋力低下は進行性で，関節の屈曲拘縮が現れ，腓腹部，舌，三角筋に肥大がみられたという．今日名前が冠されているDuchenneが13名の患者を記載した論文を発表したのが1968年であるが，その前にイギリスでMeryonが10人の同胞中男子4人のみに発症した家系を剖検所見も含めて記載し，筋疾患であること，筋鞘膜に病変があること，遺伝疾患であることを指摘している．

　他の筋ジストロフィーの臨床的疾患単位としての記載を表1に示す．きわめて患者数の多い筋強直性ジストロフィーの確立は意外にも20世紀になってからであるが，これはJulius Thomsenが自分もその患者であるところの先天性筋強直症を報告し，ドイツの神経学の大家であるErbがこれをとりあげて，先に疾患単位として確立されたので，筋萎縮を伴う非定型の先天性筋強直症として混同されていたことによる．

　なお筋ジストロフィーという名称を論文で初めて使ったのは1891年Wilhelm Erbであるといわれている．

表1　主な筋ジストロフィーの臨床病型の確立

発表年	著者	病型
1834, 1836	Semmola, Conte	Duchenne型？　筋ジストロフィー症例記載
1852	Meryon	Duchenne型　遺伝　筋鞘膜病変
1868	Duchenne	Duchenne型
1884, 1886	Landousy, Dejerine	顔面肩甲上腕型
1909	Steinert	1型筋強直性ジストロフィー
1955	Becker	Becker型
1960	Fukuyama	福山型先天性
1961	Emery, Dreifuss	Emery-Dreifuss型
1962	Victor	眼咽頭型
1994, 1998	Ricker, Ranum	2型筋強直性ジストロフィー

2　筋ジストロフィーの原因解明

　現在もまれな疾患に関しては，次々に筋ジストロフィーの原因遺伝子は報告されつづけており，そのリストは年々増加している．しかし，疾患の頻度を考慮すると，ほとんどの患者にとって自らの病気の遺伝子はすでに解明されているといってよい．その先鞭となったのが1987年のHoffman

らによる Duchenne 型筋ジストロフィーの原因遺伝子である *dystrophin* の発見である．彼らは Duchenne 型筋ジストロフィーに加えて，網膜色素変性症，McLeod 症候群，慢性肉芽腫症を合併する患者の遺伝子欠失部分を解析し，原因遺伝子に到達したものであり，当時 reverse genetics として大きな話題となった．これで治療法の完成も間もないだろうといわれたが，DNA や RNA を介入点とする治療が現実のものとなるにはさらに 20 年を必要とした．しかし，これに引き続いて次々に主な筋ジストロフィーの病型の原因が解明されるようになった．主なものを表 2 に示す．

表 2　主な筋ジストロフィー病型の原因解明

発表年	筆頭著者等	病型	原因遺伝子
1987	Hoffman, Kunkel	Duchenne 型	*dystrophin*
1992	Harley, Buxton, Fu, Aslanidis, Mahadevan	1 型筋強直性	*DMPK*
1992	Wijmenga	1 型顔面肩甲上腕型	*DUX4*
1994	Bione	1 型 Emery-Dreifuss 型	*emerin*
1998	Kobayashi, Toda	福山型先天性	*fukutin*
1998	Liu, Aoki	三好型遠位型 2B 型肢帯型	*dysferlin*
2001	Riquori, Ranum	2 型筋強直性	*ZNF9*
2012	Lemmers	2 型顔面肩甲上腕型	*SMCHD1*

3　日本における筋ジストロフィー研究

　日本の筋ジストロフィー研究は草創期において江橋，杉田によるクレアチンキナーゼの筋疾患マーカーとしての応用に始まり，三好型遠位型ジストロフィーや福山型先天性筋ジストロフィーの発見などめざましいものがあるが，組織的な筋ジストロフィー研究として研究班がはたしてきた役割は大きい．筋ジストロフィーの研究班体制は 1968 年に厚生労働省特別研究費，筋ジストロフィー研究沖中班が組織され時にさかのぼることができる．基礎から臨床まで多いときは 5 つの班が存在し，基礎生物学から患者の QOL 向上まで幅広い領域の研究を，情報を共有し互いに協力しながら推進してきた．ジストロフィンの細胞内局在の発見や，福山型筋ジストロフィーの原因解明など，幾多の重要な研究成果が報告されてきた．一方患者の医学的管理法の進歩も目覚ましく，1980 年代から 1990 年代にかけては呼吸管理の導入と改善により 2000 年ころには Duchenne 型筋ジストロフィーの平均寿命は 27 歳に達し，さらに 1990 年代から 2000 年代にかけては心不全治療の進歩によって 2010 年ころにはさらに 30 歳代半ばまで延長している．現在は国内複数の施設で exon skipping の治験が進行中である．希少疾病である筋ジストロフィーの治験・臨床試験を推進するための患者登録システム Remudy が構築されている．

　　　　　　　　　　　　　　　　　　　　　　　　　　　　　　　　　　　＜川井　充＞

コラム　神経・筋疾患患者情報登録

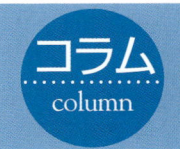

　近年，遺伝性神経筋疾患を含む希少性疾患の治療開発研究は著しく進歩している．分子生物学の発展による原因遺伝子の同定からはじまる病態メカニズムの解明とそれをターゲットにし展開されている多くの優れた研究のたまものである．臨床開発研究に移行していく段階に入り，既存の臨床開発の概念やインフラを計画的に改良していく必要が出てきた．希少疾患の特徴である「患者数が少ないこと」そのものが，臨床試験・治験の計画段階での実施可能性や組み入れ・実施期間の予想，また市販後の採算性などを想定するための情報が不足する大きな要因となっているからである．このために必要な情報を科学的な手法を用いて明らかにする仕組みを作ることが，希少疾患の治療開発研究を円滑に推進するためにきわめて重要な課題となっている．

　一方で，希少疾患のほとんどは治療方法が確立していない「難病」である．患者・家族は療養を続けるために社会的・経済的に大きな負担を強いられる生活を送っている．またこれを支えるための現代社会の負担も決して軽くはない．前述した病態メカニズムの理解に基づく根本的治療法の開発は，患者・家族の療養生活を改善するのみならず，社会システムのあり方をも大きく変革する可能性を孕んでいる．患者・家族の新規治療法に求める期待はきわめて大きく，「生きる希望」であるといっても過言ではない．臨床開発研究を待つ患者数を明確にすることは患者・家族の「声」を結集することであり，これを国内外の研究者・開発企業担当者に届けることは開発へのモチベーションにつながり臨床開発の大きな推進力となる．

　2007年からヨーロッパを中心に遺伝性神経・筋疾患の分野において国際的なネットワークを構築するTREAT-NMDの主導で，基礎研究から臨床開発研究までの新規治療法開発のための研究基盤を整え，臨床試験・治験のための臨床症状評価システム，標準的な診療・ケアのガイドライン作成を統合した活動が行われており，その重要な一つのパートとして患者情報登録が形作られてきた．Duchenne型筋ジストロフィー（DMD），脊髄性筋萎縮症（SMA），筋強直性ジストロフィー（DM）のglobal patient registryの計画・展開がこれにあたる．2009年7月から本邦でも国立精神・神経医療研究センター内の神経・筋疾患患者情報登録Remudyにおいて，Duchenne型・Becker型筋ジストロフィー（DMD/BMD）患者情報登録システムの運用がはじまった．これ自体が，研究者，医療者，医療・研究施設，患者支援団体，さらには開発企業間の調整にチャレンジしていくトランスレーショナルリサーチの実践としての重要な研究である．「筋ジストロフィーの臨床試験実施体制構築に関する研究」班（川井班2008～10年度）において，川井・中村らはTREAT-NMDの登録方法を踏襲しかつ日本のやり方に則した形にアレンジすることで，きわめてむずかしいナショナルレジストリーの構築に成功した．新規創薬開発を主たる目的とし患者自身が登録する正確な臨床情報と遺伝情報を完備する患者情報登録制度であり，日本の希少疾病領域の研究において前例はない．現在進行中もしくは近未来に計画されているDMD/BMDを対象とする臨床試験は，特定の遺伝子変異をもつ患者を対象とする"エクソンスキッピング"や"ストップコドンのリードスルー"など遺伝

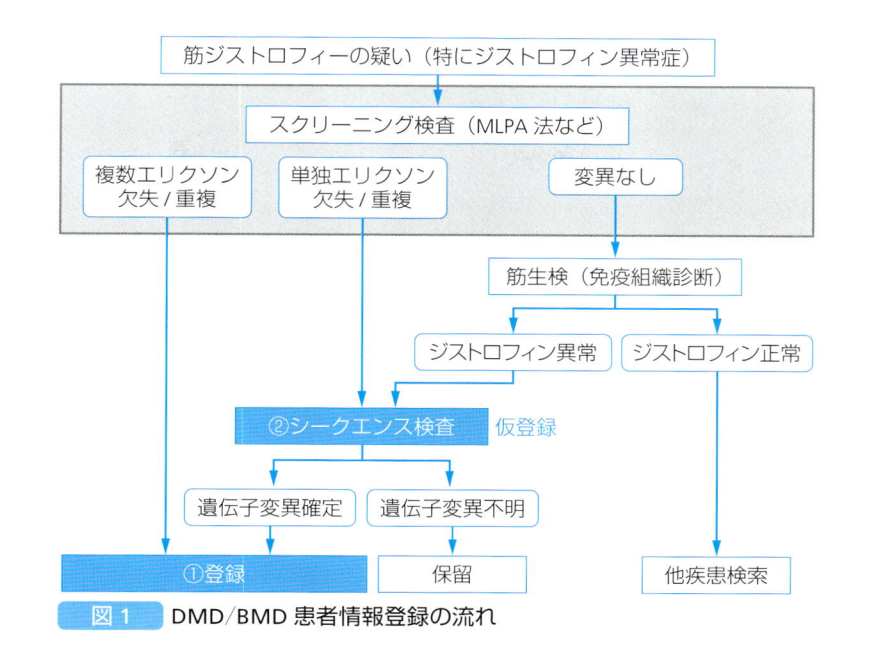

```
                 ┌─────────────────────────────────────┐
                 │ 筋ジストロフィーの疑い（特にジストロフィン異常症）│
                 └─────────────────────────────────────┘
                                    │
  ┌─────────────────────────────────▼──────────────────────────────────┐
  │                     スクリーニング検査（MLPA法など）                    │
  │   ┌──────────┐     ┌──────────┐      ┌──────────┐                   │
  │   │複数エリクソン│     │単独エリクソン│      │ 変異なし │                   │
  │   │ 欠失/重複 │     │ 欠失/重複 │      │          │                   │
  │   └──────────┘     └──────────┘      └──────────┘                   │
  └────────┬────────────────┬──────────────────┬────────────────────────┘
           │                │                  │
           │                │         ┌────────▼────────┐
           │                │         │筋生検（免疫組織診断）│
           │                │         └────┬────────┬───┘
           │                │              │        │
           │                │      ┌───────▼──┐  ┌──▼───────────┐
           │                │      │ジストロフィン異常│  │ジストロフィン正常│
           │                │      └───────┬──┘  └──────────────┘
           │                │              │
           │         ┌──────▼──────────────▼──┐         仮登録
           │         │   ②シークエンス検査        │
           │         └──────┬──────────────┬──┘
           │                │              │
           │         ┌──────▼────┐   ┌─────▼──────┐
           │         │遺伝子変異確定│   │遺伝子変異不明│
           │         └──────┬────┘   └─────┬──────┘
           │                │              │
  ┌────────▼────────────────▼──────┐  ┌────▼───┐            ┌──────────┐
  │           ①登録                │  │  保留  │            │ 他疾患検索 │
  └───────────────────────────────┘  └────────┘            └──────────┘
```

図1 DMD/BMD患者情報登録の流れ

子変異に基づくテーラーメイド創薬である．DMD自体が患者数のきわめて少ない希少疾病であり，組み入れ条件を満たす患者はさらに極少である．このため臨床試験・治験の計画段階での実施可能性を検討し，短期間で対象患者をリクルートし，臨床試験においてその有効性を含む臨床的な評価を正確かつ迅速に行い，円滑な臨床試験を推進するためには，患者情報登録を含めたインフラの整備はきわめて重要である．2012年10月現在，世界では約40カ国で14,000名以上がDMD/BMD患者情報登録へ登録している．わが国でも登録依頼者の数は1,000名を超えている．これは経験豊富な臨床医の見積による概算で日本に4,000人前後といわれる患者数の4分の1程度にあたる．登録者には10歳未満の若年患者が多く，今後数年間で臨床開発研究へ参加しうる患者の多くが登録を済ませているという見方もできる．この動向はDMD/BMDにとどまらない．2012年6月から世界に先駆けてGNEミオパチー（縁取り空胞を伴う遠位型ミオパチー・DMRV/hIBM，埜中ミオパチー）のナショナルレジストリーをスタートし，国際共同臨床開発を見据えた国際登録への発展が期待されている．また2011年10月より筋ジストロフィー協会を中心に福山型先天性筋ジストロフィーの登録が開始され，2012年10月から脊髄性筋萎縮症（SMA）の登録がはじまった．さらに筋強直性ジストロフィー，肢帯型筋ジストロフィー2B型（三好型筋ジストロフィー・肢帯型筋ジストロフィーIIBなど）のレジストリーを準備中である．ヨーロッパ/北米の先進地域やオセアニアなどを中心に進行中もしくは数年以内に国内での実施が予想される様々な神経筋疾患の臨床試験を見据え，対象となりうる疾患の患者情報登録を準備し，臨床試験を円滑に実施するためのシステムを構築することが望まれている．

今後の課題は3点あげたい．1）国際共同臨床試験をさらにわが国で円滑にすすめていくためのインフラの整備と国際的なアピールである．現在，整備中の筋ジストロフィー臨床試験ネットワークがこれにあたる．2）患者登録の認知度がまだ低い地域に対する周知にも力を入れている．情報

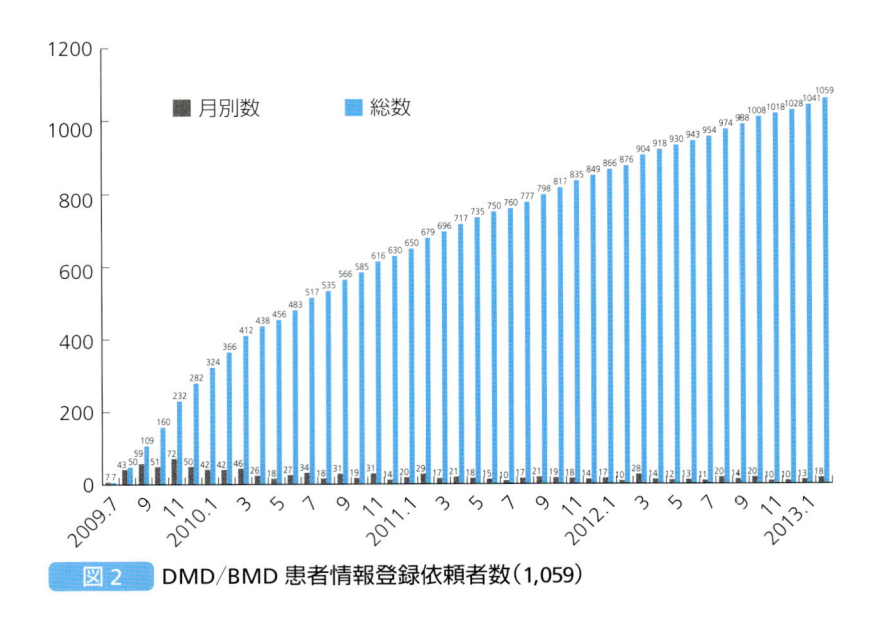

図2 DMD/BMD 患者情報登録依頼者数（1,059）

提供をうける機会が公平に提供されることは患者登録システムの原則である．3) 遺伝子解析システムは遺伝カウンセリングとあわせて臨床診療のツールとなった．きたるべき治療開発研究を目前に，患者・家族・医療者の疾患の理解をそれぞれが深めることが必要である．このためにも遺伝子解析システムの整備は重要である．

　世界的にも，希少疾患の患者登録を行っていくことは一つの大きな流れではある．しかしながら，たとえば登録項目や登録方法，患者情報を集めることの倫理的問題点，生体試料（いわゆるバイオバンクなど）とのかかわりなど，現時点で希少疾患患者登録はどうあるべきなのかの一つの答えはなく，様々な試行錯誤を行いながら世界中で検討されている．今後も，世界的な動向に目を向けつつ，現行のシステムの改良を進めるとともに，対象とする疾患に最良のスタイルを模索し，よりよい患者情報登録システムの構築を進めていくことが望まれている．

文献
1) Remudy ウェブサイト　http://www.remudy.jp
2) TREAT-NMD ウェブサイト　http://www.treat-nmd.eu
3) 筋ジストロフィー臨床試験ネットワーク ウェブサイト　http://www.mdctn.jp

　　　　　　　　　　　　　　　　　　　　　　　　　　　　　　　　　　　　　　＜木村　円＞

索引

あ行

悪性高熱症	52
悪性症候群	52
アデノ随伴ウイルスベクター	174
アミノアシル転写 RNA 合成酵素	66
アミロイドベータ（Aβ）蛋白	77
アルコール性ミオパチー	61
アルドラーゼ	8
アンギオテンシン AT_1 受容体遮断薬	26
アンギオテンシン変換酵素（ACE）阻害薬	25, 125
安静時電位	10
アンチセンス	134
アンチセンス・オリゴヌクレオチド	189
アンチセンス療法	143
イオンチャンネル	31
異常 RNA	180
イデベノン	137
ウエスタンブロット法	173
埋め込み式除細動器	180
ウリジン二リン酸-N-アセチルグルコサミン（UDP-GlcNAc）2-エピメラーゼ-N-アセチルマンノサミンキナーゼ（GNE/MNK）	109
運動単位電位	10
運動不耐	101
エクソン・スキップ	132, 187
エクソン・スキップ療法	134
エクソントラッピング	143
壊死性筋症	70
壊死性ミオパチー	57
壊死線維	15
エメリン	161
塩基繰り返し配列	176
炎症性筋疾患	63
炎症性ミオパチー	57
横紋筋融解症	51, 99, 102
オートファジー	79
オーファンドラッグ	193
斧様顔貌	177

か行

外眼筋麻痺	5
開口制限	125
解離手術	118
拡張型心筋症	125, 161
核膜病	161
下垂足	156
仮性肥大	3
滑脳症	140
カフアシスト	118
カルパイノパチー	171
カルパイン 3	171
眼瞼下垂	5
間質組織の異常	16
患者登録	202
患者登録システム	182
干渉波	10
顔面肩甲上腕型筋ジストロフィー	152, 171
気管腕頭動脈瘻	124
希少疾患	202
希少疾病用医薬品	193
気道出血	124
逆転写酵素阻害剤	61
急性腎不全	53
胸郭変形	124
強直性脊椎症候群	160
巨舌	125
筋委縮の左右差	152, 158
筋委縮の部位差	152, 157, 158
筋炎	15
筋炎特異抗体	66
筋球	152
筋強直性ジストロフィー	11, 176
筋原線維ミオパチー	59
筋ジストロフィー	15
臨床試験ネットワーク	182, 196
筋生検	14, 41, 102
筋線維	
壊死・再生	15
タイプ群化	20
タイプ分別	18
筋束周辺萎縮	16
筋把握痛	4
筋膜炎	59
群萎縮	15
結合組織	17
血漿脳性ナトリウム利尿ペプチド	118
血清クレアチンキナーゼ値	7
原発性カルニチン欠損症	45
抗 CADM-140 抗体	66
高 CK 血症	54
高 K 血性周期性四肢麻痺	22
抗 Mi-2 抗体	66
抗 SRP 抗体	67
抗 SRP 抗体陽性筋症	68, 70
抗 TIF-1γ 抗体	66
抗アミノアシル tRNA 合成抗体	64
咬合不全	125
好酸球性筋炎	172
甲状腺機能亢進	23, 35
甲状腺機能低下	23, 34
甲状腺刺激ホルモン受容体	36
甲状腺性眼症	35
酵素補充療法	107
コエンザイム Q10	137
誤嚥性肺炎	76
呼吸不全	110

国際共同開発	192	
国際共同試験	193	
国際共同治験	134	
告知時期	119	
骨格筋 MRI	40	
コンパートメント症候群	53	

さ行

細胞内空胞	16
細胞内封入体	17
サルコイドーシス	39
酸性 α-グルコシダーゼ	104
酸性フォスファターゼ染色	105
酸性マルターゼ欠損症	13
脂質蓄積ミオパチー	16, 45
システインプロテアーゼ	174
ジストロフィン	187
ジストロフィン遺伝子	115, 122, 127
ジストロフィン蛋白	128
肢帯型筋ジストロフィー	145, 161, 171
疾患レジストリー	195
刺入時電位	10
周期性四肢麻痺	22
終止コドン	135
出生前診断	132, 143
腫瘤型サルコイドーシス	39
小角化線維	15
人工呼吸器	110
進行性筋ジストロフィー	12
心室性不整脈	161
腎障害	102
スタチン誘発性ミオパチー	59
ステロイド治療	117
ステロイドミオパチー	29, 37, 60, 71
ステロイド薬	24
スプライシング	187
スプライシング異常	139, 179
正常筋の構造	14
正常骨格筋の筋線維タイプ	20
性腺モザイク	132
赤色ぼろ線維	17, 93

脊椎変形	123
線維自発電位	9
先天性筋線維タイプ不均等症	87
先天性ミオパチー	83
セントラルコア病	20, 84
組織学的 PM	68

た行

大腿四頭筋	75, 110
耐糖能障害	177
タイプ 1 線維萎縮	18
タイプ 2C 線維	20
タイプ 2 線維萎縮	19, 58
多臓器不全	54
脱分極性ブロック	32
多発筋炎	11, 63
チャネロパチー	29
中心核ミオパチー	86
中性脂肪蓄積症	45
直接塩基配列解析法	129
治療開発	195
低 K 血性周期性四肢麻痺	22
ディープイントロン変異	129
低カリウム性ミオパチー	13
テーラーメイド治療	137
動員	10
糖原病	99
糖原病 II 型	16, 104
糖転移酵素	142
登攀性起立	4
動揺性歩行	3, 116
徒手筋力テスト	2

な行

ナショナルレジストリー	201
ナンセンス変異リードスルー	132
肉芽腫	42
日米 EU 医薬品規制調和国際会議	192
認知機能障害	177
熱ショック蛋白誘導剤	81
ネマリン小体	17
ネマリンミオパチー	83

は行

ハプトグロブリン	100
パラミオトニア	34
微小管障害性ミオパチー	59
非侵襲的陽圧換気療法	118
非侵襲的陽圧呼吸補助	180
ヒト T 細胞白血病ウイルス	76
ヒト化抗 CD52 抗体	80
皮膚筋炎	11, 16, 63
表現促進現象	176
フィラメント状封入体	78
封入体筋炎	12, 75
フクチン	139, 140
福山型先天性筋ジストロフィー	139
縁取り空胞	18, 77
縁取り空胞を伴う遠位型ミオパチー	109
船漕ぎ呼吸	122
ブリッジング	192
フレームシフト則	127
フロッピーインファント	83
分葉線維	172
ペースメーカー	180
ベスレムミオパチー	165
ヘリオトロープ疹	64
保因者診断	132
房室ブロック	177
ホスホジエステラーゼ	26
補体複合体 C5b-9	68

ま行

マイオスタチン	80, 136
マクロ CK	8
末梢神経	17
ミオグロビン尿	54
ミオグロビン尿症	51, 99
ミオシン消失性ミオパチー	57
ミオチュブラーミオパチー	86
ミオトニア	4, 32
ミオトニア放電	178
ミオパチー	2

ミオパチー型サルコイドーシス 40
ミトコンドリア障害性ミオパチー 58
ミトコンドリア病 90
三好型遠位型筋ジストロフィー 145
無症候性高CK血症 128, 132
免疫グロブリン大量静注（IVIg）療法 24
免疫組織化学染色 20
免疫組織染色 173
免疫抑制薬 24

や行

ユビキチンE3リガーゼ 79
陽性棘波 9
腰椎前弯 154, 156
翼状肩甲 3, 153, 155
横笑い 154

ら行

ライソゾーム蓄積ミオパチー 58
ラパマイシン 81
リード・スルー療法 135
輪状咽頭部拡張法 80
臨床試験 201

A

αジストログリカノパチー 141
ACE阻害薬 25, 125
ANN 196
ARB 26
A型ラミン 161

B

β遮断薬 125
β受容体遮断薬 26
Becker型筋ジストロフィー 122
Beevor徴候 156
BNP 118

C

CINRG 196
clinically ADM（CADM） 65
collagen VI関連筋疾患 166
Conte 198
CPEO 97
CPT II欠損症 47
creatine kinase（CK） 99
CTGリピート 178
Cushing症候群 23
Cushing病 36
cytoplasmic body 17
C型肝炎ウイルス 76

D

dermatomyositis（DM） 63
distal myopathy with rimmed vacuoles（DMRV） 109
DMDの診療ガイドライン 182
Duchenne型筋ジストロフィー（DMD） 25, 115, 122, 182, 187, 200
dysferlin 145
dysferlinopathy 145

E・F

Emery-Dreifuss型筋ジストロフィー 160
exercise intolerance 101
fiber type grouping 20
fukutin 139, 140

G

Gioja 198
GNE遺伝子 109
GNEミオパチー 201
Gomoriトリクローム変法 16
Gottron徴候 64
Gowers徴候 4, 116
group atrophy 15

H・K

hematoxylin and eosin（HE）染色 14
KSS 97

L

LCHAD欠損症 48
Leigh脳症 95
LGMD2B 145
lipid storage myopathy 16
lobulated fiber 172

M

MAD欠損症 47
magnetic resonance spectroscopy（MRS） 93
MBNL 179
MDCTN 196
MELAS 94
membrane attack complex（MAC） 68
Meryon 198
MLPA（multiplex ligation-dependent probe amplification）法 129
modified Gomori trichrome染色 16
mounding現象 35
muscle-eye-brain（MEB）病 141
myofibrillar myopathy 17

N

NADH-tetrazolium reductase（TR）染色 17
NeuAc 113
noninvasive positive pressure ventilation（NPPV） 118, 180
nuclear envelopathy 161

P

p62 79
PDE 26
PDHc欠損症 97

perifascicular atrophy（PFA）	16, 68
polymyositis（PM）	11, 63
Pompe 病	13, 16, 104

R

ragged-red fiber	17, 93
Remudy	199, 200
reverse transcriptase（RT）- PCR 法	129
rigid spine syndrome	6, 160
rimmed vacuole 型遠位型ミオパチー	12
RNA 凝集体	179
ryanodine 受容体	84
RYR1 関連ミオパチー	84

S

Semmola	198
sick sinus 症候群	161
signal recognition particle（SRP）	67
small angular fiber	15
spheroid body	17

T

TFP 欠損症	48
TREAT-NMD	196, 200
tubular aggregates	17

U・V・W・X

Ullrich 病	165
valocin-containing protein（VCP）	77
VLCAD 欠損症	48
Walker-Warburg 症候群（WWS）	141
X 染色体不活化の偏り	132

筋疾患診療ハンドブック		ⓒ
発　行	2013年6月1日　1版1刷	
監　修	内　野　　誠	
編　集	青　木　正　志	
発行者	株式会社　中外医学社	
	代表取締役　青　木　　滋	

〒162-0805　東京都新宿区矢来町62
電　話　（03）3268—2701（代）
振替口座　　00190-1-98814番

印刷・製本/三報社印刷(株)　　　〈HI・YT〉
ISBN 978-4-498-22808-5　　　Printed in Japan

JCOPY ＜(社)出版者著作権管理機構 委託出版物＞

本書の無断複写は著作権法上での例外を除き禁じられています．複写される場合は，そのつど事前に，(社)出版者著作権管理機構（電話 03-3513-6969，FAX 03-3513-6979, e-mail: info@jcopy.or.jp）の許諾を得てください．